皮絡《ひらく》調整術と無意識領域の運動

触れるだけでカラダの奥が動き出す！

サムライメソッドやわらぎ

平 直行
Naoyuki Taira

BAB JAPAN

前書き　この本がお勧めな理由　天動説の身体革命

この本に書いてある内容は天動説と地動説の違いほどに、今まで存在した体に関する本と内容が違っている。現代のスポーツや体に関する本、そして医学でさえ、意識で動く体の部分しか見えていない。残念な事に武術に関する本でさえ意識で体を動かして武術を行なうように書いてある。ところが実際にはそうではない。人が体を動かす司令は2つ。1つは意識で動かす、もう1つは無意識に動く。この2つの運動司令によって人の動きは完成する。本書の主な内容はこの発見によるものだ。これは医学でも認知されているものであり、そして全ては解明されていない。特に無意識が担う体の動きに関してはほぼ未知の領域になる。2つあるものの片方だけでは、全体を知る事は到底できない。これが現代の身体論の限界を作っているのだ。

ところが東洋では紀元前からこの2つの存在を知り実用してきた。東洋では全ての事象を陰陽で指し示す。心も陰陽であり、ここは西洋でも潜在意識と顕在意識に分けて考えられる。体を動かす筋肉も随意筋と不随意筋の2つに分かれる。だったら当然動きの司令にも意識と無意識の2つが存在する。西洋では実証されないものは存在しないとする傾向がある。東洋では大切な物は目には見えないものとされている。体を動かす2つの司令はその存在を西洋でも知っている。とっさに動いてしまうような動き、あくびやくしゃみなどももう1つの運動司令が行なうとされている。にも関わらず、正確な情報を持たないので、21世紀ではまだ実用されていないのが現実だ。

現代で実用されていない、この原理が紀元前からの東洋の身体論の中枢になっている。この事に気がつくと、天動説と地動説の前後のように全てが変わる。今までどんなに努力しても届かなかった事がいとも簡単に手に入る。この本で紹介するのは、0秒で体を変える事ができる内容だ。一体なぜこのような素晴らしい内容に気がついたのか？　それは自分でも分からないのだ。日々稽古を重ねながら体の奥から勝手に動きが出て来る。おそらくその理由は生まれてからの全ての経験とご縁が運んでくれたんだと思う。

特に柳生心眼流の島津先生とのご縁が大きかった。先生は正当な流れの心眼流の継承者だ。武術とは発見でも発明でもなく発掘だと私は考えている。元々ある、歴史のあるものを発掘すれば良い。稽古で作るのではなく、先人の知恵を稽古により体から引き出すのだ。島津先生のお陰で、始めから自分で穴を掘らねばならないような事にはならなかった。広くて大きな穴の途中から作業を始めた感じだ。そして発掘するための道具も、格闘技プロの経験、そしてそれ以外の全てのご縁と経験によってとてつもなく効率の良い高性能の機械を与えられた。

だから誰も行く事のできなかった深い場所の素晴らしい宝物を私は発掘した。ぜひ最後まで、そして何度も読み返して欲しい。今まで見えなかった素晴らしい体の世界が見えてくるはずだ。この素晴らしい宝物はいくら分けても減らないのだ。

２０１９年４月

平　直行

CONTENTS

前書き……2
目次……4

序章 第2の司令塔……9
1 新しい身体理論の発見……10
2 格闘技時代の間違った努力……11
3 皮膚は第2の情報器官……20
4 〝もう1つの指令〟を働かせると体が簡単に変わる……24

第1章 人の動きは2つの指令により行なう……29
1 意識と無意識の動きは、陰陽の関係……30
2 無意識の動きは地球と繋がる司令塔……34

3 無意識的運動が正常に機能しない事で起こる問題……36
4 危険と身体の可能性……39

第2章 無意識的運動の発見への過程……47

1 出会いとご縁……48
2 呼吸は意識と無意識を繋ぐ……51
3 無意識の呼吸を拡大する運動……53
4 指先は体の水先案内人……56
5 動きを向上させるテーピング……59

第3章 無意識的運動の引き出し方……63

1 無意識的運動を引き出す条件……64
2 生命と地球の関係……71
3 歩くという運動の間違い……77
4 人工芝の発見……81

CONTENTS

第4章 無意識的運動でストレッチを向上させる……87
1 暗闇で稽古を行なうもう1つの理由……88
2 開脚ストレッチを無意識的運動で向上させる……91
3 腰痛と肩凝りに効果が高いストレッチ……95
4 ストレッチとマッサージへの応用……99

第5章 無意識的運動による力の拡大……107
1 グレイシー柔術と柳生心眼流からの気付き……108
2 体の動きを集約すれば前後と左右そして捻転……114
3 無意識的運動で力を強くする6方向の運動……117
4 1人で行なう6方向の運動……119
5 空手と引き手……121

第6章 手指の動きによる無意識的運動……129

1 腕の動きは手指によって決まる……130
2 手捕り……134
3 活殺は手捕りから始まる……138
4 ビー玉を使って手指を覚醒する……145
5 格闘技と武術の原理で体を強靭に変える……151

第7章 さらに向上させる鍵 そして東洋の身体論……159

1 顕在意識は潜在意識と繋がる……160
2 食に関する実験……163
3 ビクトル古賀先生……167
4 キックボクシングとムエタイ……175
5 スポンジを使った無意識的運動術……180
6 武術を現代に活かす……190

後書き……194

第2の司令塔

1　新しい身体理論の発見

人の体を動かす指令は、実は2箇所から出ている。通常体を動かそうと思い鍛えたり整えたりする時には1箇所にしか目を向けていない。これはあまり聞いたことのない話だと思う。体の問題や悩みの隠れた原因とは、通常気にかけていない、〝もう1つの司令塔〟の存在を無視して体を動かすからなのだ。もう1つの体を動かす司令塔が実は体を詳細に精密に動かす指令を出している。では、通常行なう、自分で考えた結果としての動きは、実はとても浅く雑にしかできないような体の構造になっているとしたら？

古い時代の東洋の武術そしてヨガや健康法は〝もう1つの司令塔〟を発見しそこに知恵を集約していたと考えられる。〝もう1つの司令塔〟の存在を知らなければ東洋の身体理論の本質は解明できないのだ。東洋の身体理論を紐解き、〝もう1つの司令塔〟を正しく使う事で体が劇的に変わり、健康で良く動く体を手に入れることができる。

〝もう1つの司令塔〟とは何なのか？　それはこの本を読めばすぐに理解できると思う。〝もう1つの司令塔〟は医学的に知られていて、それを実用している人がほぼいないだけで、実はとても簡単な事なのだ。この本を読んで実際に試していただきたい。効果の素晴らしさに驚くと思う。

現代人を悩ませる腰痛や肩凝りは、本当は存在しないのだ。そして人は誰でも野生動物のような素晴らしい身体能力を苦労せずに手に入れる事が本当はできる。そのために必要なのは、〝もう1つの司令塔〟から出る、体を動かす指令なのだ。この指令がなぜ出ないのか？　出ない理由を解明し、もう1つの指令による動きを行なえば体は簡単に変わる。この発見はいきなり来た訳ではない。色々と学び、体を使って学びを磨いた日々とご縁による出会いが色々な経験をさせてくれて、少しずつ教えてくれた。

個体発生は系統発生を繰り返すという学説がある。人が産まれる際には始めから人の形ではなく、進化の過程をお母さんのお腹の中で繰り返す。お腹の中で魚のような形になり、両生類のような形になって徐々に人の形になっていくのだ。いきなり人の形にならないのは何かの理由があるのだろう。この新しい理論を理解するには、ここに至るまでの発見も理解しながら進んだ方がより理解が深まると思う。

序章では私の経験を書こうと思う。第1章からは新しい身体理論とは何か？　なぜそうなるのか？　新しい身体理論の具体的なやり方を順番に書いていきたい。

2　格闘技時代の間違った努力

中学2年生でプロレスラーに憧れてから、空手を始めて道場に通いながら、家でも毎日体を鍛えた。高校を卒業して上京し、夢に向かい道を歩んできた。上京してからは、更に強くなるために気持ちを新たに格闘技に打ち込み、トレーニングもストレッチも毎日やった。その努力が実り、22歳でシュートボクシングでプロとしてデビューして、メーンイベンターとして、中学生の頃に憧れたプロのリングで試合をしてきた。

メーンイベンターとして成功し始めた28歳くらいから、どんなに努力しても体は辛くなる一方になってしまったのだ。格闘技雑誌にも毎回出るようになって世の中にようやく格闘家として認知してもらえるようになった頃、実は私の体はプロでやっていくにはきつい状態になってしまっていた。

その頃は、格闘技のプロとして上に行くことができたので色々な方に相談した。格闘技だけでなく一流のトレーナーから教わって体も鍛えてきた。一流の医者にも診てもらった。それでも体は良くなるどころか日を重ねる毎に悪くなっていくのだ。強くなるためにやっている格闘技でも、体を良くするはずのトレーニングでも体は良くならなかった。

始めた頃にはそれこそ毎日強くなり、体も良くなって朝起きるのが楽しい日々だった。14歳から28歳までその日は続き、ある日を境に、手の平を返したように別の結果がやってくるようになった。一体全体同じ事をやっているのに、なぜなんだろう？　どういった理由で別の結果になってしまうのか？　当時は全く分からなかった。当時の私はそれが年齢によるものだと諦め、騙し騙し練習と試合を続けるしかなかった。

私の体はついに耐え切れなくなり、38歳で引退試合を行なった。結局、何かが欠けていたのだ。同じ事をやっても別の結果になる。欠けている何かを無視して運動をすれば、大切なものが失われてゆくのだろう。

始めは順調に伸びた格闘技の時間を経て、やって来てしまった辛い時間。その理由が、本来持っているものの1つが間違った努力によって欠けてしまったからだと、今なら分かる。その1つこそが、体を動かす際に指令を出す〝もう1つの司令塔〟だったのだ。

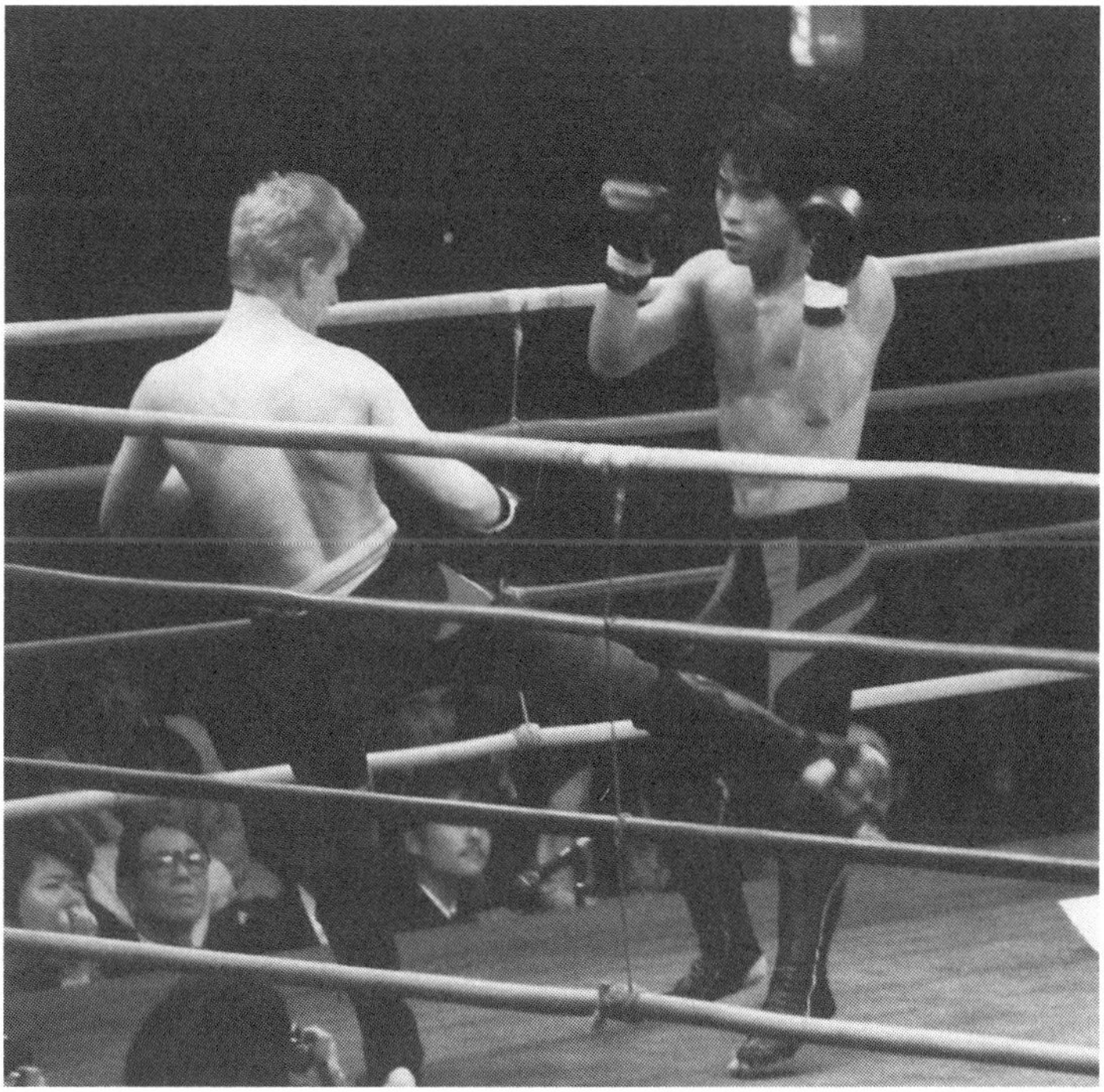

プロ格闘技の世界は過酷だった。（シュートボクシングのリングにて）

引退試合を行なう頃には、格闘技のプロ選手なのに、普通の人よりも体の辛さに悩まされた。何しろいつも体中が痛くて悲鳴をあげているのだ。起きている時だけでなく、夜寝ていても体の違和感で目が覚める事がよくあった。

プロの練習はとても厳しい。よく血と汗と涙の努力などと言うが、実際に追い込むプロの練習では、血と汗と涙というレベルではなく、汗が出なくなっても練習を続ける。血を流すような下手な練習をするようでは上に行くまで体がもたないので、そんな事はできないし、涙なんか流すような弱い気持ちでも上には行けない。

汗が出なくなっても練習を続け

ると本当によだれや鼻水が出てくる。体はもう動かない状態になっているのに動き続けると、体の何かが緩んでしまうのかもしれない。口を閉じることができなくなり、目の前がボーっとしてくる。そうなるとよだれが出て、鼻水も出たりする。

力を抜く一番効果的な練習は、力が出なくなってもやり続ける事だ。疲れて動けなくなるまでは練習ではなく準備体操。体が動かなくなってからがプロの練習の始まりだった。

人の動きは大脳から指令が発せられ、小脳が具体的に動きの指令を出す。大脳で考えた動きは小脳に送られてから具体的に体が動き始める。

はじめから自転車に上手く乗れる人はいない。初めて自転車に乗る時には頭（大脳）で自転車の乗り方を考えながら乗る。この頃は考えと体の動作がまだ合わないので、自転車には上手く乗れない。頭と体の動きに誤差があるからだ。

大脳で考えた動きはすぐに動作にならない。なんでもかんでもすぐに動けてしまうと良くない事もあるからだ。例えば、頭で思った事が即、言葉になってしまったら困った事が起きる可能性もある。食べたいと思った瞬間に目の前の他人のお皿に手を出しても困ったことになるだろう。人は頭で考えてワンクッション置いて動作を行うような体の仕組みを持っている。だから大脳で考えて小脳が具体的に体を動かすのだ。

日常でよく使う動作は、動きとして洗練される。大脳と小脳の関係が密接になった動作は洗練される訳だ。はじめは考えても上手く乗れなかった自転車は、繰り返し練習するとスイスイ乗れるようになる。この時には、初めて自転車に乗った時とは違う感覚になる。大脳と小脳の関係が磨かれると考えなくとも体が自然に動くようになるのだ。

これは格闘技でも、他の体を使う事の全てでも同じだ。はじめはいくら考えても上手くできない事が、時間を重ね練習を重ねれば、考えなくとも上手にできるようになる。体が動かなくなって何も考えられなくなった状態で練習を重ねれば、考えないで動く動作は更に磨かれる。

格闘技は相手と試合をするので、相手の動きに合わせて技を繰り出す練習を積み重ねる。考えて動いているうちは、どうしても相手の動きの後追いになってしまう。それが、相手が動く瞬間に考えないで体が動くようになり、そういう動きが試合で出る時がある。プロの試合を重ねた中で、何度かそんな経験をした。

試合では極度に緊張する。過度な緊張は体を固めて動けなくしてしまうが、適度な緊張は、時に体に反応力を産み出してくれることがある。

頭で考えないで技が無意識に出た試合は、鮮やかに勝てた試合だ。自分でも知らないうちに相手は倒れていた。そんな試合は自分の思いも寄らない技で勝ったりする。当時はこれが強くなる全てだと思って練習をしていた。体が動かなくなって、何も考えられなくなってから更に練習する。大脳と小脳の関係を磨くことが強くなるための最高の練習だった。ほとんどのスポーツの上達のシステムも似ていると思う。

最高の練習をやっていれば、体が壊れる事はないはずだ。ところが私の体は28歳からどんどん壊れていった。色々な人に協力してもらい、教えてもらって色々な運動をやったが、結局体は元に戻らなかった。引退して休養して、同じ運動をやってても体は元に戻らなかった。

ところが、新しいご縁で始めた、それまでやった事のなかった運動をやると少しずつ体が良くなっていった。そのうちに何が原因で壊れてしまったのかが見えてきた。今まで知らなかった事が、引退してから学んだ操体法、太氣拳、柳生心眼流によって見えてきた。はじめはボーっと靄《もや》がかかったような見え方で、少しずつ靄が消えるように見えるようになっていく、その度に体は良くなっていった。

靄の向こう側から見えてきた始まりは古流武術、柳生心眼流の骨絡《こつらく》（骨の繋がり）だった。心眼流と私は相性が良いのだろう。心眼流以前に学んだ操体法と太氣拳では気がつけなかったことを心眼流を通じて学び、気がついたのだ。

人の体は骨が支え、体が動く時には骨も一緒に動く。動きに繋がりが少なければ、筋肉だけが動こうとし、体の奥にある骨は上手に動かない。本来一緒に動くはずの２つの動きに誤差が生じれば、体の動き、そして健康にも問題が生じる。力を出す時に、そして歪んだ体を元に戻す時には、骨格に着目して、骨格を動かす運動をすると効果が高まる。筋肉だけを意識するより遥かに高い効果がある。でも、骨格を意識して運動しているという人は、きっと少数派だろうと思う。

武術とは言葉で教えてもらい、それを繰り返すものだが、ただ教わった形ができても何も学んだことにはならない。教わった動き（型）を繰り返すことで体が変わり、感覚が変わってくるのだ。繰り返す時に師から頂く口伝が気付きのヒントになる。武術の答えとは頭で考えただけでは決して出ては来ない。頭で考えながら体を日々動かす。そこに師から頂いた口伝というヒントを加え、更に日々繰り返す。そうする

骨絡
＝骨の繋がり

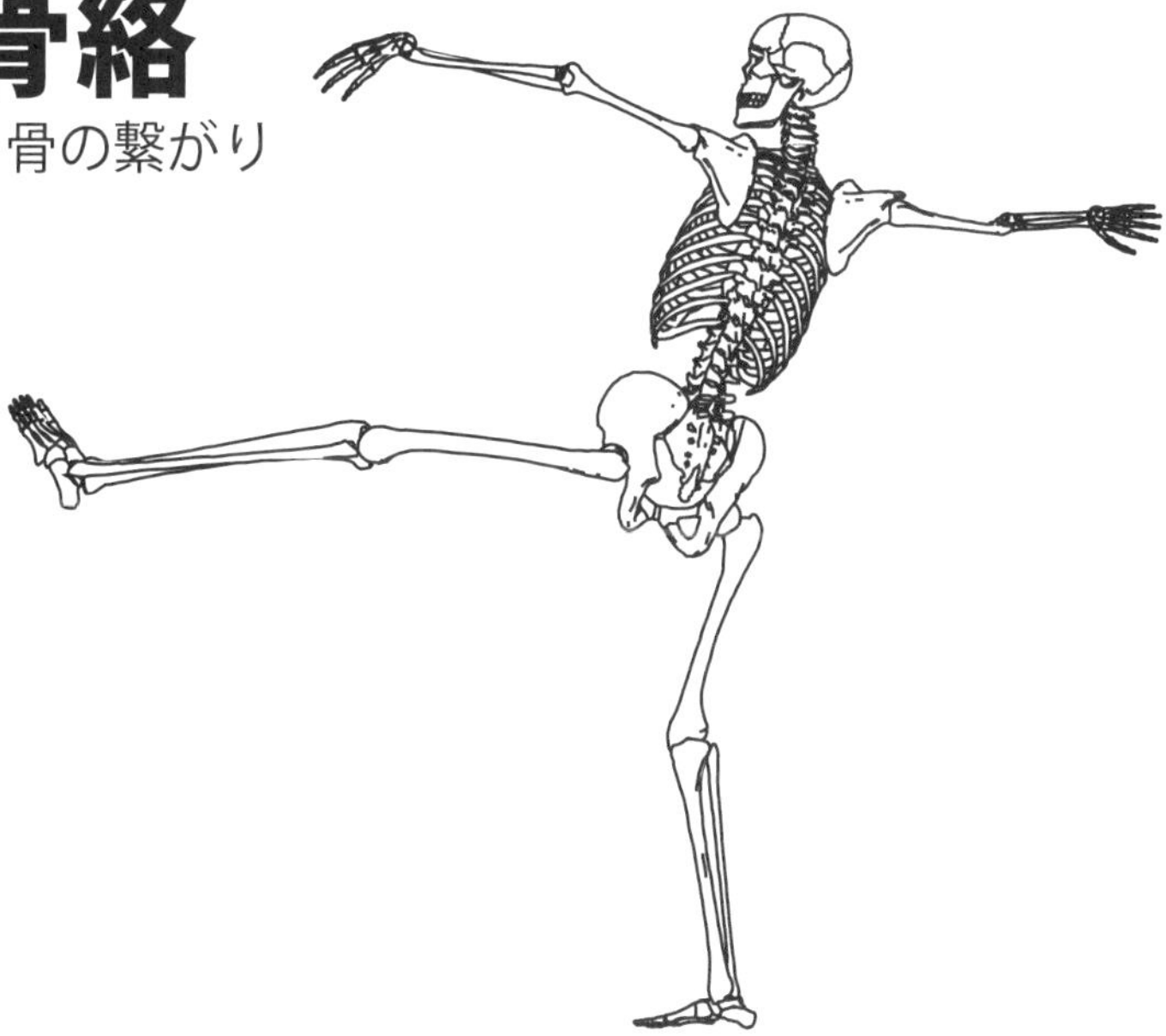

と不思議な事が起こる。体の中から、答えがある日突然涌き起こってくるのだ。あっ、先生が言っていたのはこの事なのだと。

　出て来た感覚を師に質問する、それが合っていれば黙って微笑んでくれる。そして次のヒントの口伝をくれる。これが私の武術の学び方であり、それをもう10年以上繰り返してきた。

　骨絡が体の内側からやって来て体が整ってくると、今度は筋絡《きんらく》（筋肉の繋がり）がやってきた。人の筋肉は動く目的によって色々な形にまとまって動く。動く際には必ず動きの中心線が生まれる。この中心線が筋絡だ。動きの中心線が綺麗に繋がると、筋肉は目的に沿って最適の動きができる。だから

筋絡

＝筋肉の繋がり

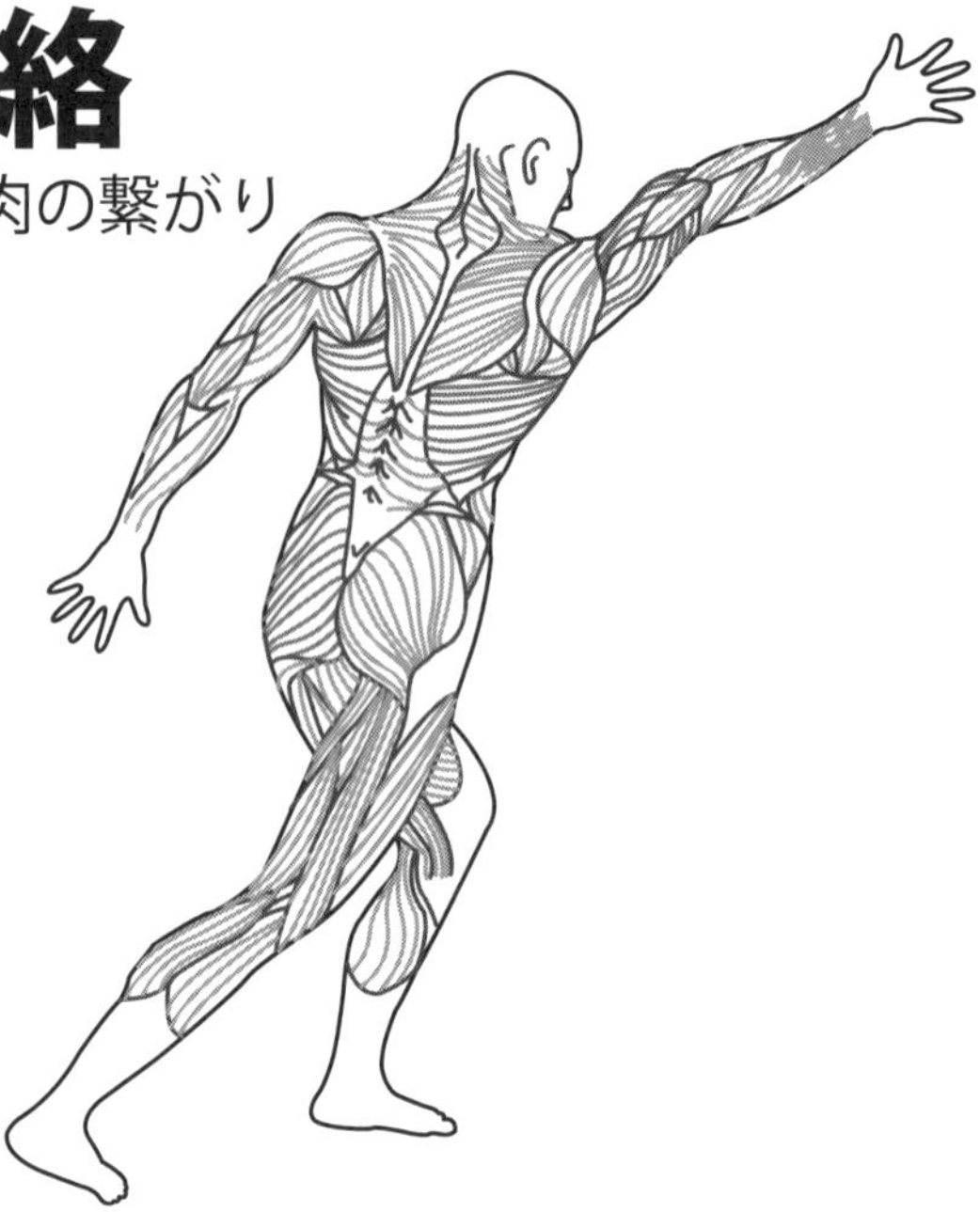

古来から日本では筋《すじ》が良いと言う言葉が存在した。筋《すじ》がずれれば体に不調が出て来る。だから筋《すじ》を違えたという言葉も日本に古くから存在している。

骨絡～筋絡と進むと次に皮絡《ひらく》（皮膚の繋がり）という口伝がある。皮絡を理解するにあたっては、心眼流だけでなく操体法と太氣拳が助けてくれた。心眼流で骨絡～筋絡と学びの気付きが進むと、それまでの２つが頼りなく思えた時期があった。頼りなく思えた時期は実はまだ自分の理解が浅かった時期なのに、そんな風に感じてしまった時期があったのだ。学びが進んだある日気が付いた。物事には無駄はないのだと。無駄にしているのは自分がそれを使いこなすまでに至らないからなの

皮絡
＝皮膚の繋がり

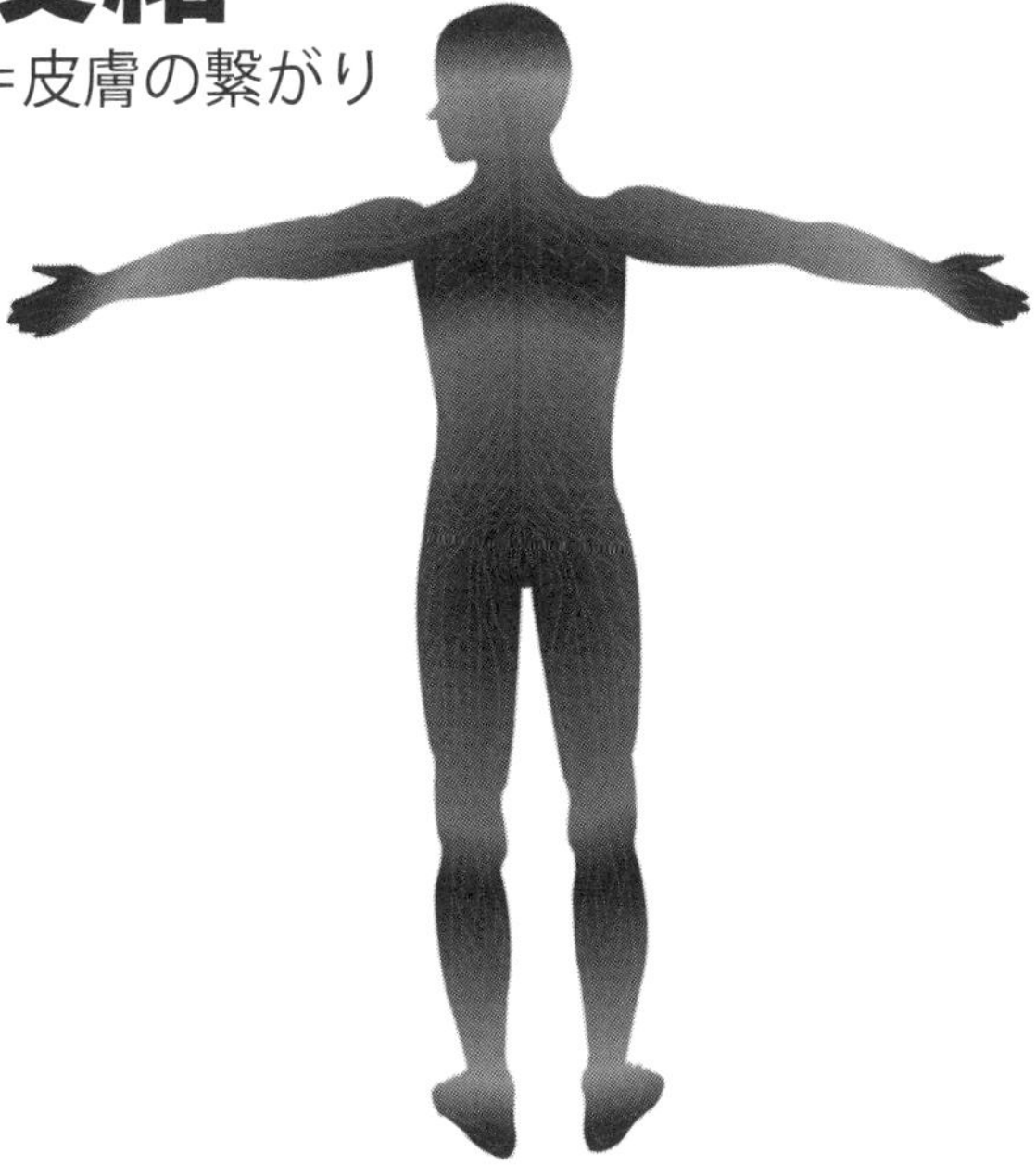

だと。

　操体法も太氣拳も皮膚に関する口伝が沢山ある。理解の薄かった私は骨絡と筋絡を体で理解することでようやく皮膚に関する口伝の意味を少しずつ理解できるようになった。心眼流の口伝に2つを合わせてようやく見えてきたのが皮絡。操体法も太氣拳も皮膚の感覚を大切にする。骨格と筋肉が整うことで初めて敏感な皮膚感覚が産まれるのだろう。そしてこの皮膚感覚こそが、〝第2の司令塔〟に大きく関与していたのだ。

3　皮膚は第2の情報器官

皮膚は第2の情報器官とも呼ばれる。皮膚は体全体を覆い体全体で外部を感じる。体を動かす時には必ず外部と接触する。外部からの情報は目で見る以外に皮膚で常に感じている。拙著前2作（『骨絡調整術』『筋絡調整術』）で繰り返し書いた、体を動かす事と自分を取り巻く環境との関係は、目で見るよりも実際に触れている皮膚を通じての情報量の方が圧倒的に多い。人が動く時、確かに目で見て動く方向や早さや強さを決める。ところが、詳細な情報は実は皮膚を通じて得ているのだ。

裸足で自然の中を歩くと、それこそ自然な動きになる。靴を履いて舗装道路を歩くと不自然な歩き方になる。それは目で見た情報がそうさせるのではない。足裏の皮膚を通じて得る情報が、体の動きを決めるのだ。この事に気が付くと色々な事が見えてくるようになった。

人の動きを決める器官は実は2つある。この気付きこそが次の段階に進む鍵だった。人が頭で考える動きは実はそれ程精密に働きはしない。動きの方向や強さ早さは頭で決め、目で見た情報などから頭で決めた指令によって人の動きは始まる。ところが目で見ただけでは実際の詳細な情報を得ることは実は不可能だ。舗装道路ではない、自然の起伏に富んだ大地の詳細な情報は、目で見ても到底把握することはできない。だからもう1つの動きの指令を出す器官が必要になる。前2作でも書いたように、人は環境に応じた最適の動きを行なう。その動きを自分の頭の考えで変更することはできない。できないからこそ人は頭で考え

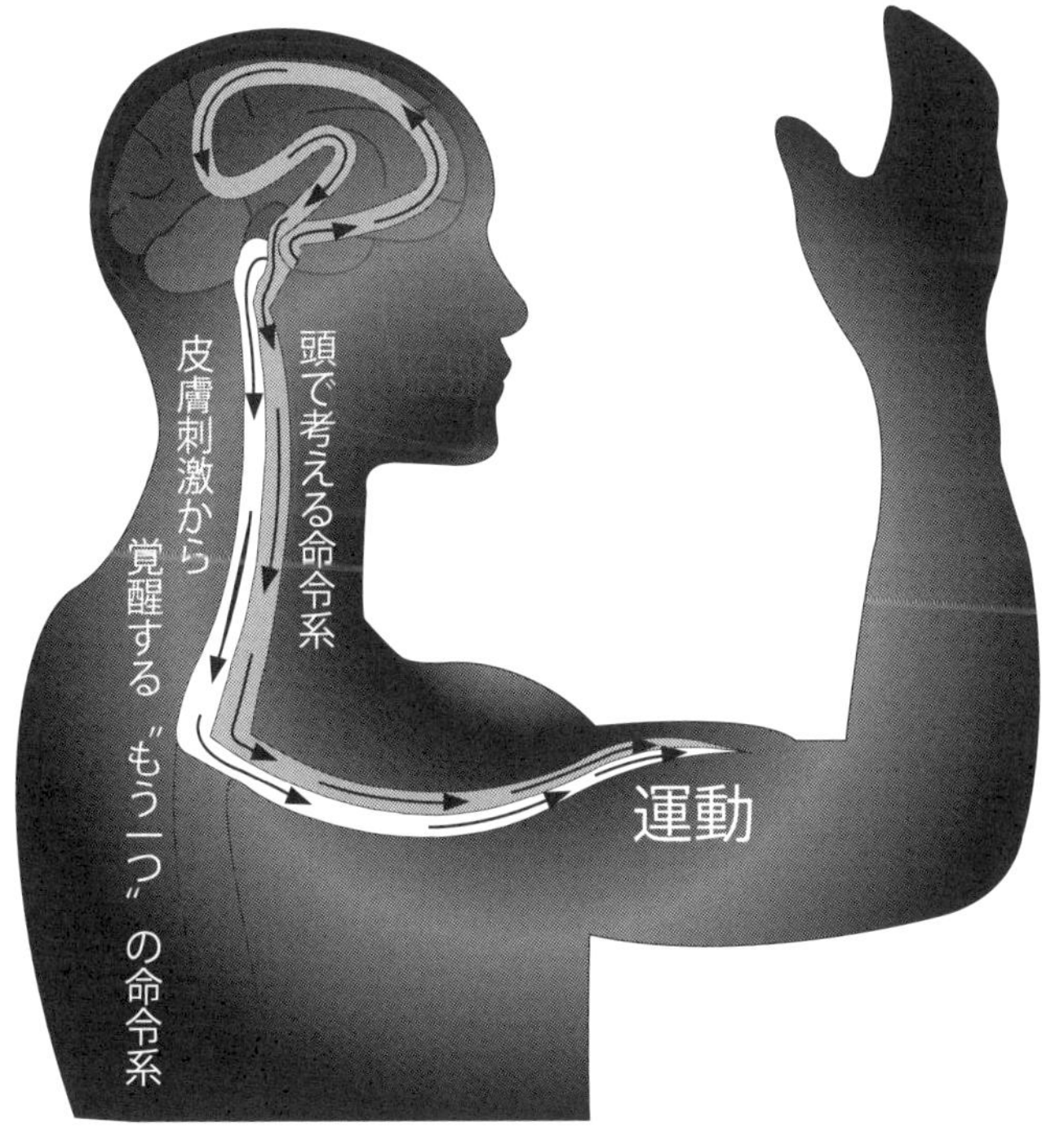

た動きを、頭で考えた内容よりはるかに詳細に体で実現できるのだ。

頭で考えた動きが始まると、足裏から得た詳細な地面の情報が届けられ、頭で考えた動きを追い越して、地面の詳細な情報に合わせた最適な動きの指令を出す。だから人は地面の情報を間違えないでどんな場所でも歩く事ができる。歩き方を間違えてバランスを崩してもそのままロボットのように倒れたりせず、人は勝手にバランスを回復する。この動きも頭で考えて行なうのではない動きになる。

人が体を動かす指令は２箇所から発せられている。頭で考える動きが全てだと考えても上手く行かないように人の体はできている。武術の伝える素早さや力強さは頭で考えても理解はできない。頭で理解できたつもりでも、実現できない。当たり前だったのだ、頭で考える動きの指令以外に人の体を動かす指令があり、そこに東洋の身体論の鍵が隠れていたのだから。

人の体を動かす指令は2箇所から発せられる。この事に気がつくと今まで届かなかった動きが簡単に手に入り、体の問題も改善する。頭で考えた動きを繰り返しても到底届かない場所に行くには、もう1つの動きの指令を使えば簡単になるのだ。格闘技のプロの時代、〝無意識に動く〟とはとことん追い込んで考えないでも動くようになる事だと思っていたが、それは勘違いだった。確かに頭で考える動きを実現する速度はそれによって早くなる。ところが人が行なう無意識の動きとは、頭ではなく体が無意識に実行する動きなのだ。

歩く時、物を持つ時には、その触れる地面や物が思いのほか複雑なものであっても、体は無意識に最適の動きを行なう指令を出す。

頭で考えた動きを無意識に行なえるまで体に染み込ませれば、動きの精度は高まり、素晴らしい動きに変わる。ただし体の奥から起こる、詳細な動きを無意識下に決めて実行する動きは置き去りにされる。

頭で考えて動く筋肉は表面のごく少ない繋がりでしか動かない。そこに皮膚を通じて得られる情報を加味した〝第2の指令〟が加わって、状況により体のどこまで繋げるのかが決定され、体全体の動きが決まる。なだらかな草原で動く時には比較的繋がりは浅く、険しい山道では奥まで深く繋がり、崖を登る時にはさらに体の奥から深く繋がり全身が協力し合って力を出すようになる。それが最適最善であるゆえの必然的作用だ。

全ての生命は余計な力を使わないような体の仕組みを持っている。余計な力を使えば体の消耗が早くなり生命的に早く衰えるからだ。ローギアが最適な場面で、ハイギアに入れる必要はない。

体力がなくなっても動くことを繰り返すと、頭の出す動きの指令は変わらないのに動きが洗練されていく。本当に限界まで体を動かすと余計な考えや余計な力が抜けるから動きが洗練されて出てくる。その結果として無意識に、頭から出る指令が洗練された動きとして出てくる。無意識に自転車に乗るように格闘技の技が出るようになる。おそらくこれが格闘技を始めてどんどん強くなっていった時期なんだと考えられる。同じ事をやっても上手く行かなくなった時期は洗練された動きをリングやジムの床という動きやすい場所で行なったからなんだろう。必要ない場所で自分の意思で表面の筋肉だけを意思で鍛え抜けば、体はバランスを崩してゆく。体の動きは２種類。それが東洋の体に関する陰陽の隠れた秘密の１つなのだろう。

体を動かす指令を1箇所からだけだと勘違いしたまま、体を苛めるように鍛える時間が続けば、やがて体は悲鳴を上げ出し、言うことを聞かなくなる。本当は体の方が良く知っているので、そんなことは止めてくれと訴えかけていたのだろう。体は喋ることができないので感覚で訴え、それでも伝わらなければ、体が良く動けないように制御をかけて守ってくれていたのだ。

この事が分かると、どんなに頑張っても動かなかった体の奥が動き始め、体の辛い箇所が楽になり消えていく。

4 〝もう1つの指令〟を働かせると体が簡単に変わる

動きの〝もう1つの指令〟、頭でなく体が発する指令は、頭で考える動きの何倍も早く力強く体の奥から動かす指令であり、ここから発する指令で体を動かすと、様々な問題の解決の近道になる。ストレッチは簡単に効果が上がり、驚く程柔軟性が高まる。〝頭で考える〟レベルでは動き出さなかった部分が稼働し始めるためだ。筋トレをしないでも力は大きくしなやかにまとまる。自然の中で動けばこの指令と頭で考える動きは常に調和して働く。どんな場所でも最適な動きを行なえるようなしくみが人の体にはある。そのシステムが発動していない人がほとんどなだけだ。

人も本当は野生動物と同じ体のしくみを持って、野生動物のような優れた身体能力を発揮できるのだが、生活する環境を人工的に作り変えたことが原因で、〝もう1つの指令〟が上手く機能しなくなったために、本来の機能が狂った体で暮らしている訳なのだ。

不自然な人工的な環境では、動きの指令が狂っている。古い時代の東洋の身体論はこの事実に気がつき、それを意図的に実用していたと考えられる。環境により体の奥の動きは変わる。武術で体の奥を鍛えるというのは体の奥を動かす知恵だ。体の奥を意識的に動かすことは非常に難しい。それを行なうために絞られた知恵に、更に工夫を加えたものが本書で紹介する運動だ。

この運動は、自然の中で動く時に加わる外部からの刺激を、人工的な刺激によって再現する。これには

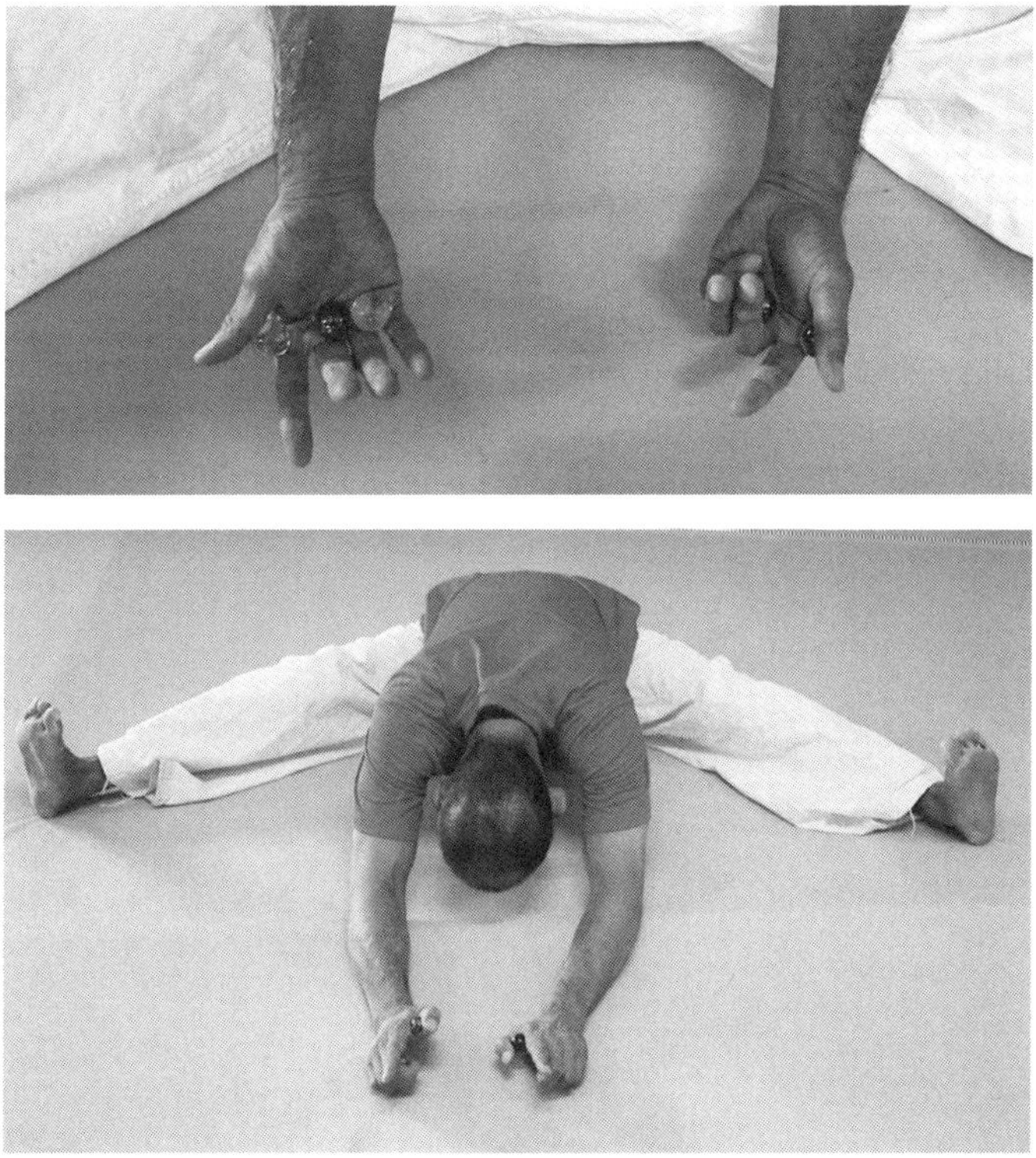

〝もう1つの指令〟を発動させて体の奥を動かす例。ビー玉を手に握って手に皮膚刺激を与えながら開脚をすると劇的に深く動くようになる。

道具を使う。足からの刺激は〝人工芝〟、指から伝わる手の刺激は〝テーピング〟や〝ビー玉〟を使う。この工夫によって、もう1つある、体を動かす指令を引き出せば、体は何の努力もしないのに劇的に変わるのだ。

　これによって前屈も開脚も格段に深くなる。〝体が柔らかくなる〟という事の意味が、あなたの中で革命的に変わることになる。驚くべきは、変えるために必要な時間が「0秒」だという事だ。体内システムの発動の話なので、刺激が加わった瞬間に、体は変わる。

　ストレッチだけでなく、力も0秒で大きくなる。「驚くべき」

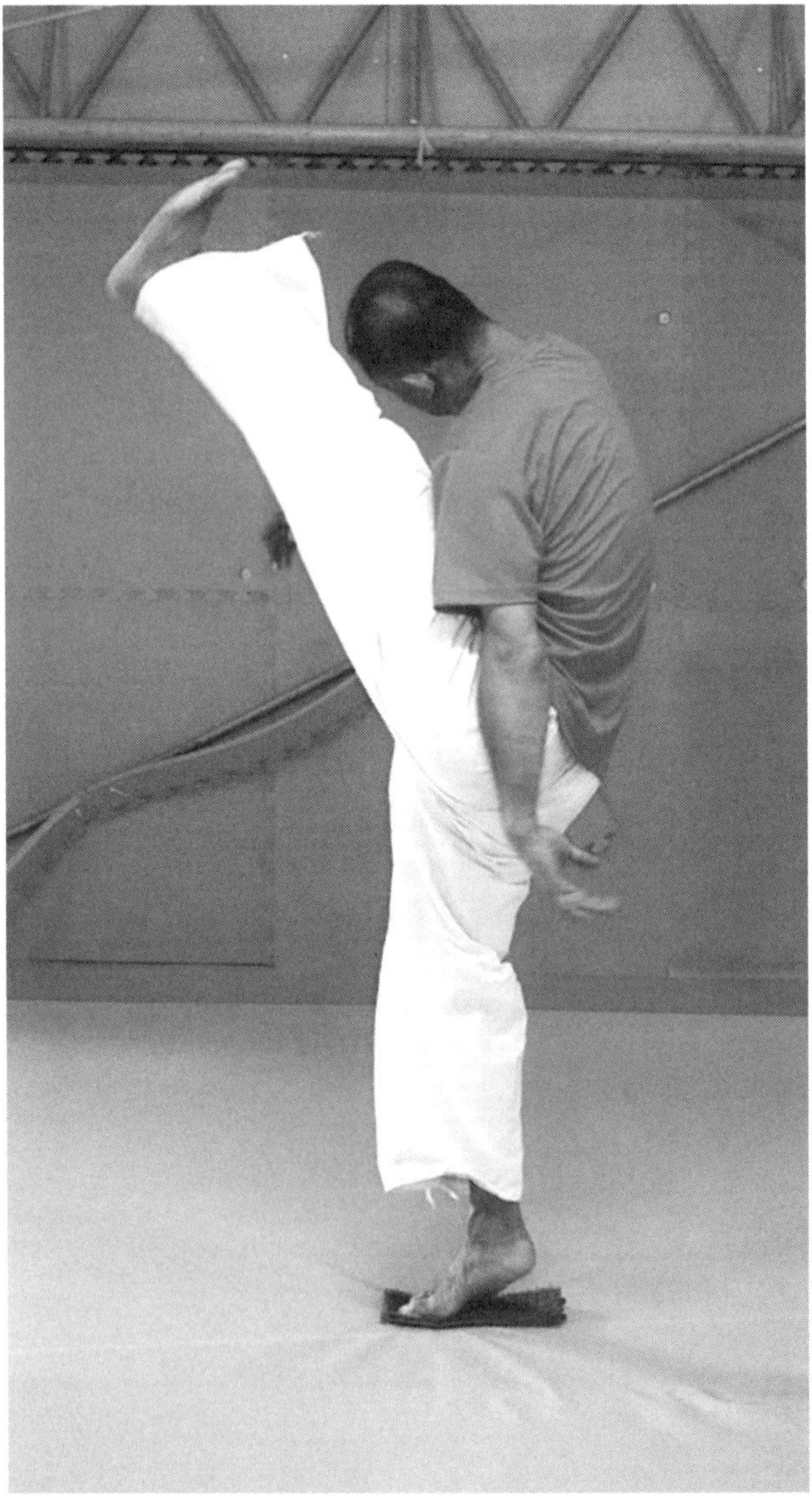

小さな人工芝を敷いて、足裏に皮膚刺激を与えながら蹴上げ動作を行なうと……

足指で地面を捕らえる感覚だけで、すぐに力が大きくなる。本書で紹介するのは、「鍛える」「体の使い方をだんだん改善していく」というものではなく、0秒で効果が出る、体の〝覚醒〟なのだ。

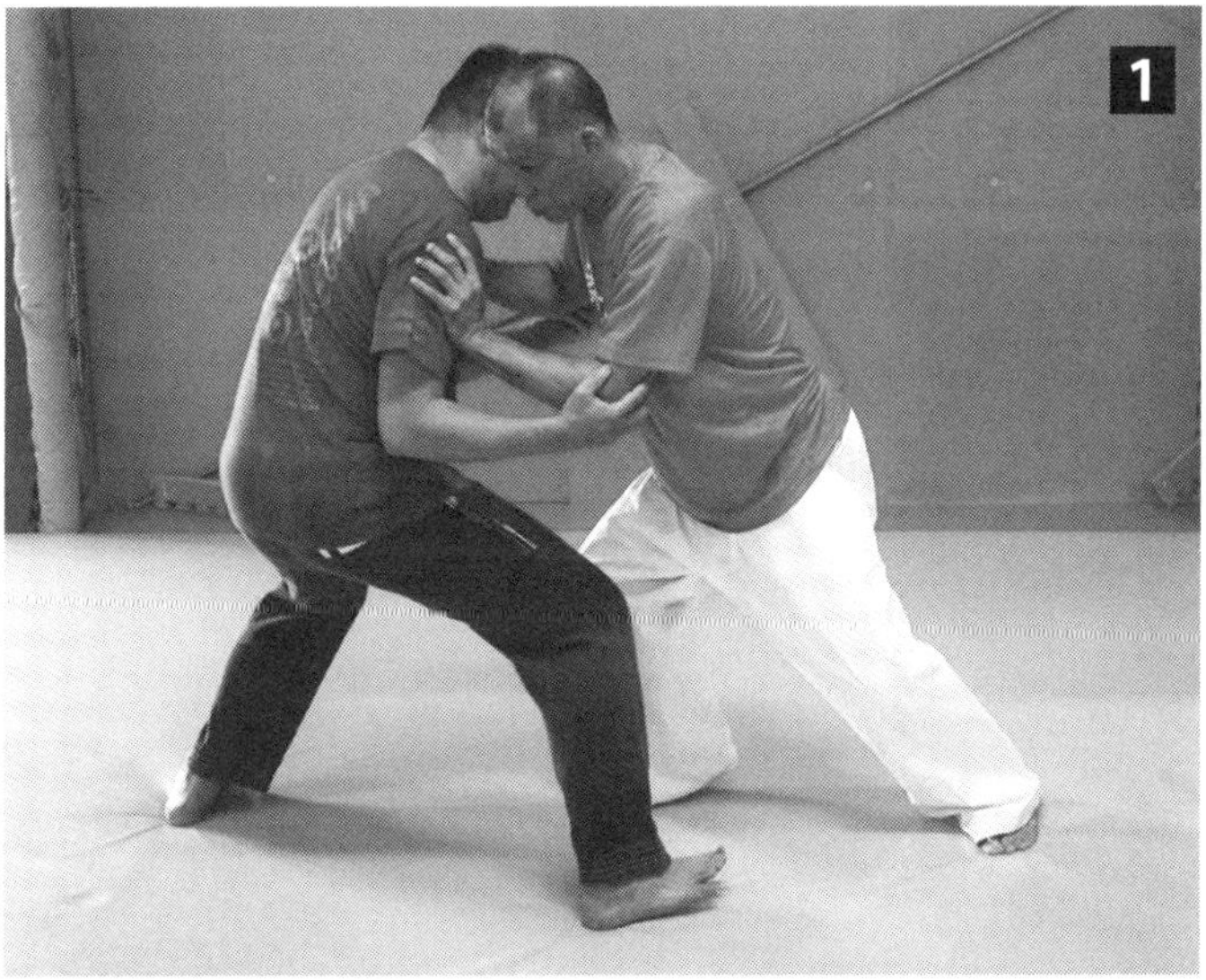

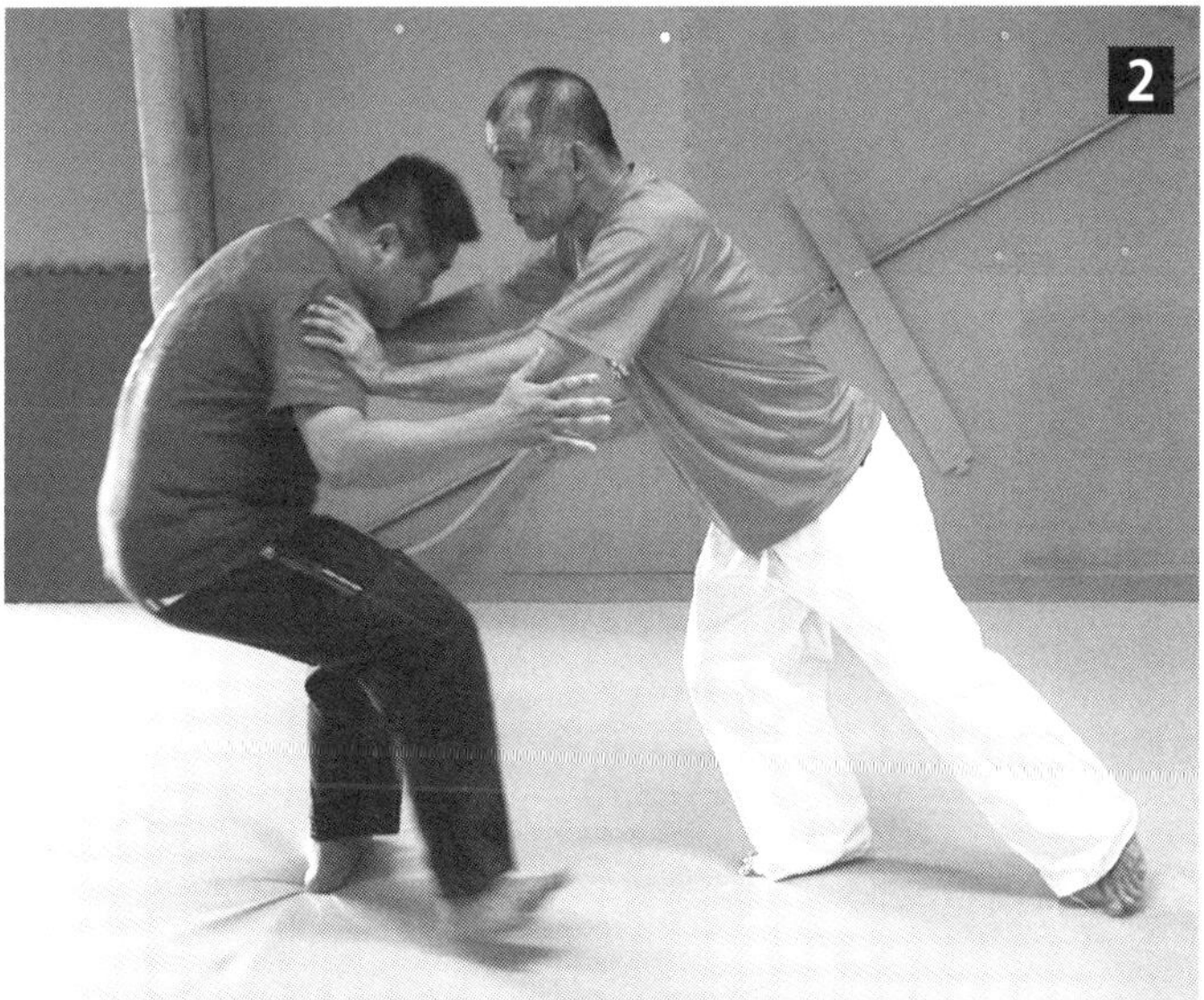

と言っておきながらなんだが、これは実は驚くような事ではない。誰もが、環境によって、体が無意識に動きの調整を行なっているのだ。その時に起こる事を再現しさえすれば、体は勝手に良くなる。だから野生動物は、トレーニングもしないのに、ただ自然の中で暮らしているだけで、人を遥かに凌ぐ運動能力を発揮できるのだ。

足を蹴り上げる力も、相撲のような動きも、0秒で力強く変わる。

多くの場合、体の動きは手足の指で捕らえた接地面との関係によって決まるので、足指から動かすだけで全身が繋がり、奥から動くようになる。

普段動かせない体の奥から繋がった動きを行なうことで、筋肉は覚醒してゆく。体の調子が良くなると、人はとても嬉しく、体の調子以外に心の調子が良くなり、その結果、人との関係も良くなったりする。元気だと人の事を考える余裕が生まれるし優しくもなれるのだろう。体の調子が悪ければ、人を思いやれたりもしない。

格闘技は〝一番〟を目指すものだ。〝一番〟になるために物凄い努力をする。しかし〝一番〟になれるのはたった1人だけだ。健康は誰が〝一番〟と決める必要もなく、皆が〝最適〟であればよい。皆が元気で健康な方が楽しい。皆で分け合っても減ることがない、むしろ分け合うことで健康と一緒に笑顔も増えていく。

新しい世界は私に新しい大きな希望とやる気をくれた。本著を手にしてくださった皆さんの健康と笑顔が大きく膨らみ繋がってゆくと、本当に嬉しい。

第1章

人の動きは2つの指令により行なう

1 意識と無意識の動きは、陰陽の関係

人の動きは2系統の指令によって完成する。この聞き慣れない言葉が武術や東洋の身体理論の原理であり、これを適切に発動させられないでいる事が、体の不調やスポーツ障害の隠れた原因になっている。

東洋の武術でも用いられる〝太極〟マークは、陰陽を示している。このマークのごとく、体を動かす指令も、2つの系統があざなわれる縄のごとく、調和しながら存在している。

筋肉にも2つの種類がある。随意筋と不随意筋と呼ばれているものだ。

自分の意思で動かすことができる筋肉は随意筋と呼ばれ、とても量が多い。もう1つの指令、無意識で動く筋肉は不随意筋と呼ばれ、量的には少ない。ところが体全体を考えると、意識的に動かすことができる随意筋が司る動きはごくごく一部だけなのだ。表面の筋肉以外のほとんど、体の内側の動きである内臓や呼吸や血液の流れなど、そのほとんどが無意識に管理され動いてるのだ。

陰陽のマークのように体全体は調和しながら、役割分担が分かれ、役割の量の割合も常に変化する。随意筋と不随意筋の関係も陰陽のマークのようになっている。意識的に動く筋肉は、何もなければそれ程詳細に奥からは繋がって動かない。無意識の反応が必要と感じた時に、体は奥から繋がって大きな力を勝手に出すようになる。熱い物に触れてしまった時には意識的な運動は働かずに、無意識の不随意筋が反応する。この時の動きは自分で考えるよりも遥かに素早く、しかも体の奥からの大きな力が出る。頭で考えて

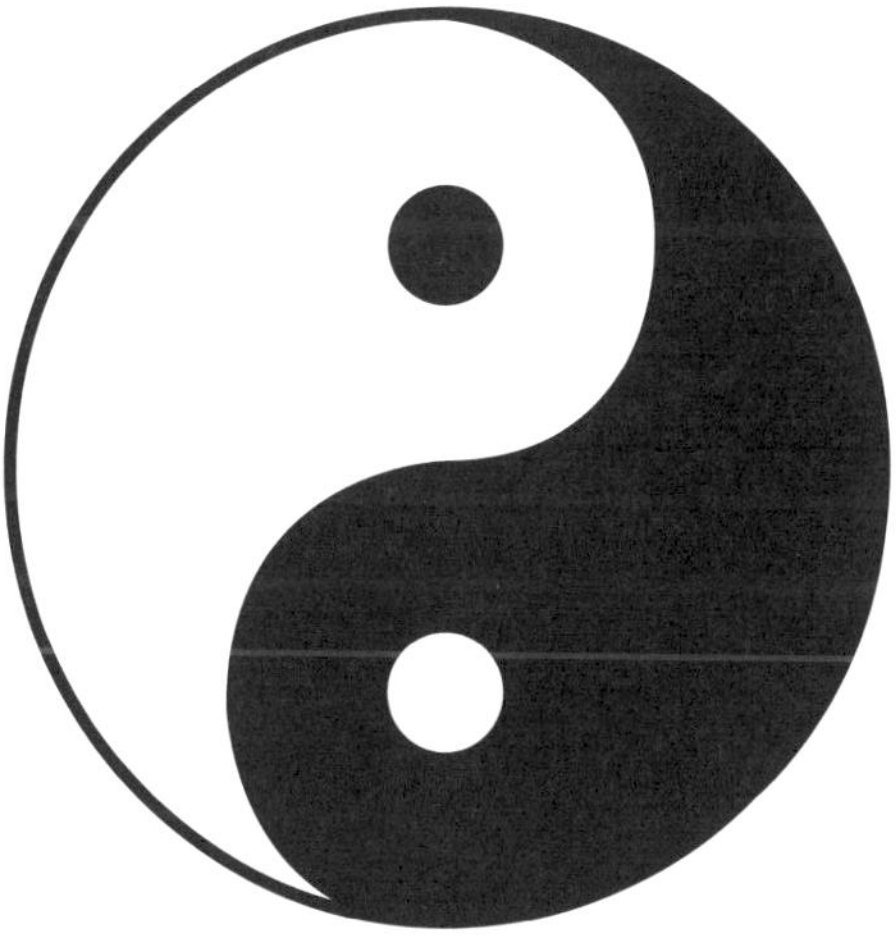

も間に合わない時には無意識に体が動いて守ってくれるのだ。この働きは、咄嗟の反応だけでなく、実は人が行なう全ての動作になる。例えば歩く時に、考えて間に合うのは方向や早さを決める事位のもので、ちょっと乱れたバランスを回復させる動きも、体が無意識に行なっている。

普段歩く場所の状態を把握して、体全体の状態を最適に調整して人は歩いている。転びそうな時だけでなく、歩くという行為は常にバランスを崩して回復させる事の繰り返しだ。地面の状態を詳細に把握して最適な歩き方を実行する事を、バランスを変化させながら意識的に行なうのは不可能なので、無意識にそれは行なわれる。無意識だから、それを意識する事はないだけなのだ。人は常に自分の意思で体を動かしながら、実際には、その動作を完成させるもう1つの指令、無意識の動きを行なっているのだ。

随意筋は大きな筋肉で、自分の意思で動く範囲は

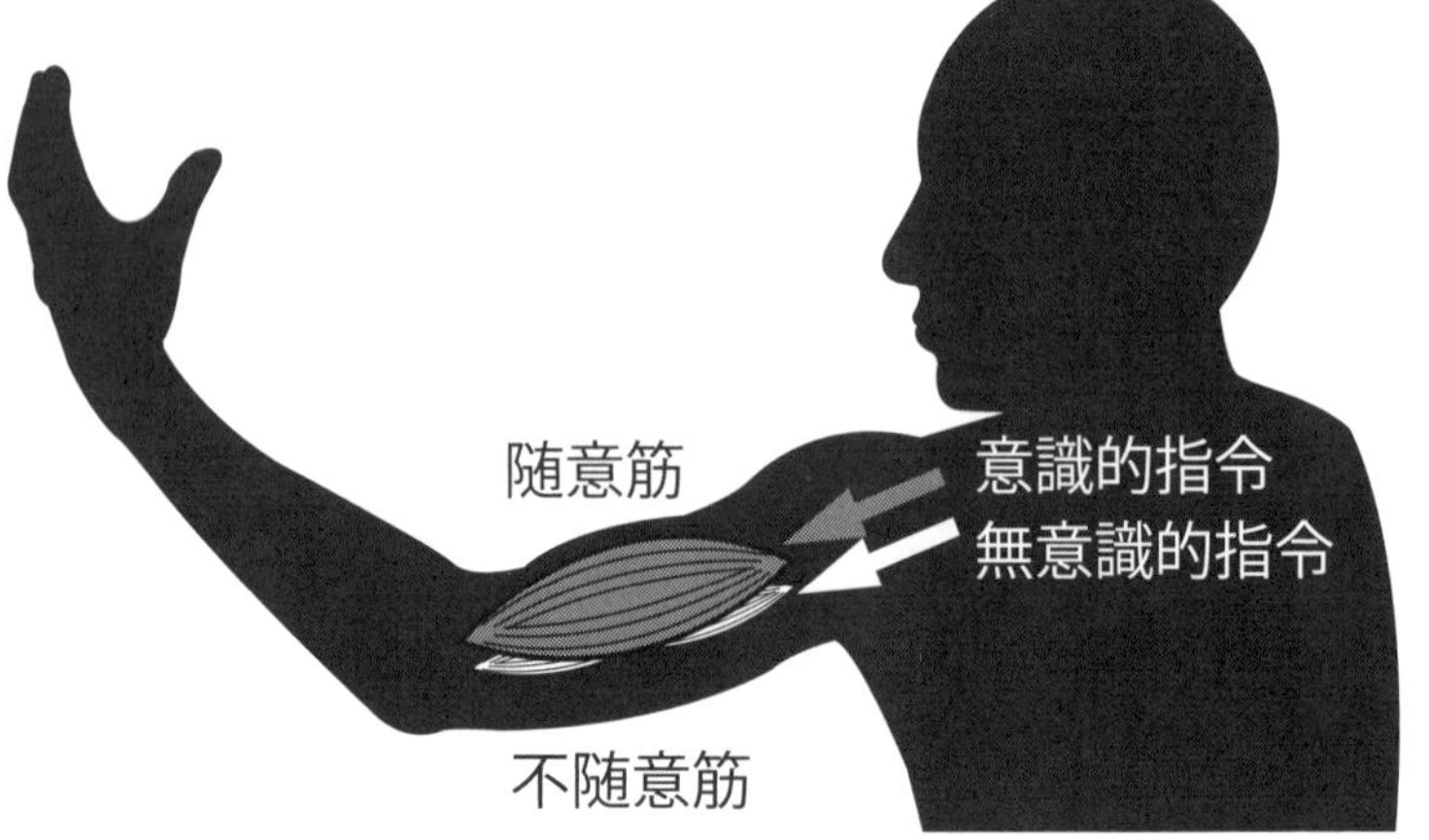

とても狭く小さい。不随意筋はとても小さく、必要があれば随意筋に指令を出して、自由自在に能力を拡大する能力を持っている筋肉だ。随意筋と不随意筋は陰と陽の関係だ。どちらかだけでは成り立たず、常に影響を与え合い、動きの変化毎にお互いの量は変化する。

脳から出される動きの指令は、大きな筋肉に対し、大雑把なものとして出される。体を動かす際に接触する部分の情報は皮膚を通じて得られる。その情報は不随意筋を通じて必要な指令を出し、体の奥から詳細な情報を伝え動かす。この2つの〝体を動かす指令〟が重なって、初めて体は正常に動くことが可能になる。随意筋は大きく、不随意筋は小さい。筋肉の量に反比例するかのように、体を動かす時に出す指令は逆転する。随意筋の性能を上げるのは不随意筋の動きなのだ。2つは1つで常にお互いの関係を調和させながら体を最適に動かす指令をお互いに出し合っている。頭で考えた動きは意識できるので、そこに全てがあると勘違いしやすいのだが、無意識に出ているもう1つの指令の役割こそが体を最適な動きに導くもう1つの指令なのだ。

本来の自然の環境ならば、動きの設定が全て用意してあるので、草原でも険しい山でも人は2つの運動指令が正しく働いて無意識に最適な状態で歩いたり、走ったりと自由に移動することができる。

人の体は地球で暮らすのに最適に設計されている。地球の空気、地球に降り注ぐ太陽の光、地球の水。すべてそのままで最適な状態だ。空気や太陽の光、水が他の物に変わってしまえば生命の維持は不可能になる。

操体法の橋本敬三先生はこんなことを言っていた。

「まず一番先に頭に入れておいていただきたいことは、大自然の原理として人間は誰でも健康で幸福に一生を送れるように、チャンと設計されているのだ、ということです。もしそうでなかったら、病気になったら治る見込みはないわけです。治るということは元に戻ることです。設計通りの元の体に戻ればいい。」

(『万病を治せる妙療法』(農山漁村文化協会)より)

学びを重ねて、私はこんなことを思う。大自然の原理を司る原則である、本来の自然の中での暮らしというものが、21世紀に大分ズレてしまったのではないだろうか？　現在我々が暮らす環境を便利に作り変え過ぎた事が、実は体の問題の原因ではないのだろうかと。

人は動物なので、動く事によって生命活動を行なっている。人の体は、地球の引力と地球本来の自然の変化に合わせて最適の動きをするように設計されている。最適な物に、余計な手を加えれば狂いが生じる。原理を司る大自然に変化が起これば、新しい運動が必要になるのだ。筋肉のみにスポットをあてた運動ではもはや間に合わないのが21世紀における運動なのだ。必要なのは、原理に従い、変化した環境に合わせて再編纂した身体運動だ。本書では、頭で考えて動かす指令による動きを意識的運動と呼び、体が感じて出す無意識に出す指令による動きを無意識的運動と呼ぶ事にしたい。

2　無意識の動きは地球と繋がる指令塔

意識的運動は自分の頭で考えた動き、どのように動こうかという指令に対する動きになる。無意識的運動は、歩く場所や持つ物、触れた物などの情報を処理し、正しい動きの指令を送る、それに対しての動きになる。無意識の司令塔が送る情報は、人が地球で健康に暮らすための情報とも考えられる。

無意識の司令塔が対応できる範囲は、人が地球で活動をしても良い範囲に限られる。これ以上行ったら危ない場所に臨めば、無意識に体の動きを止めることになる。行ったら危ない所には身体能力的に行けないようにはじめからできているのだ。場所だけでなく、危険な状態にも行けないようになっている。

火のそばに行くには限度がある。無意識的運動はそれを的確に指示して動きを止めてくれる。頭（意識）でここまでは大丈夫と判断してもそれが必ずしも適確でなく、火傷をしてしまう可能性は低くないからだ。火のそばに自分の意思で無理やり近付いても、熱く危険な場所まで行けば無意識に勝手に体は止まり、遠くに逃げるようになっている。

危険な場所の反対は、楽で安全な場所。そんな場所で暮らしても、体が錆び付かないような適度な使い方も、おそらく無意識が勝手に出してくれて、人は機能を保てるしくみになっているはずだ。例えば、人が暮らす本来の空間で考えられる〝楽で安全な場所〟とは、草原のような場所ではないかと思う。

今、私たちが暮らす空間は、草原よりも遥かに楽で安全に作り変えられている。そういう、産まれながらに設定されている一番楽な動きよりも、遥かに楽な動きを行ない、暮らす日々が体に何かの悪影響を与えているのではないだろうか。その問題は筋肉の動きではなく、筋肉の動きの詳細を決める無意識の動きに顕著に現れるのだ。現代に起こっている体の問題は、実は単純な運動不足ではない。健康のために多少スポーツをやる、程度の事では解決しないのだ。

人が頭で考えて作った場所で器具を使って、意識的な運動で鍛えた筋肉では崖や樹は登れない。意識的な運動でなど全く鍛えていない南の島の住人は自由自在に樹に登り、山岳に暮らす人なら鍛えなくとも険しい山を軽々と登る事ができる。この能力は意識的運動では鍛える事はできないのだ。筋肉の動き（方向や早さや強さではない）は、接触する部分との関係を詳細に決めなければ目的に沿った動きにならないように設定されている。無意識的運動が起こる環境であれば、鍛えなくとも、設定にあった筋肉の動きが起こる。だから、そこで暮らすだけで勝手に必要な能力は得られる。詳細な動きまで自分で考えて動く事はそもそも不可能なのだ。頭で考えても間に合わないものは、無意識が担ってくれるようになっているのだ。

武術には〝地球の力を借りる〟という口伝がある。地球の力といえば引力を想像しがちだが、引力が効力を発揮するためには、引力の影響を受ける地表や持つ物との関係が欠かせない。地球に存在する物は全て多様な変化を持っている。地球本来の環境の変化に適切に対応して、体の奥から多様な変化ある動きを、本来は日常的に2つの指令が調和して行なうのが人の体の動きなのだ。

本来の環境を作り変えた事が、体の動きから調和を奪ってしまったのだ。これが、現代の解決しきれない体の問題の原因になっている。野生動物はただ暮らすだけで、人を遥かに凌ぐ身体能力を持ち健康に一生を暮らす。人も衣食住を野性に戻せば同じ能力を持っているはずだ。しかし、衣食住を快適に営みながら、人ならではの知恵で、失うはずの身体能力と健康を同時に手にする事は可能だ。先人の知恵は素晴らしいものだったのだと感嘆する。

3　無意識的運動が正常に機能しない事で起こる問題

無意識的運動を充分に使わないで体を動かすと、一体どのような問題が生じるのだろうか？

体の問題は〝使われるべきなのに使われない部分〟が生じる事によって起こる。体全体を繋げて動かせば、疲れたら休むことで体全体が十分休養を取って元気に回復する。体全体が調和して休養すれば綺麗に体は回復するのだ。しかし、一部だけが疲れると体の回復に歪みが生じる。翌日、体の一部だけに疲れが残ったりする訳だ。

草原のような場所でも、人は一番楽な状態で体全体を無理なく使い動かす。つまり体全体で楽に立ったり歩いたりを行なう。

体全体が無理なく繋がり、動く状態が自然な状態だ。この状態は地面の状態を足指と足裏から把握して、体全体の動きを決める無意識の指令と、意識的な歩く指令の2つによって行なわれる。

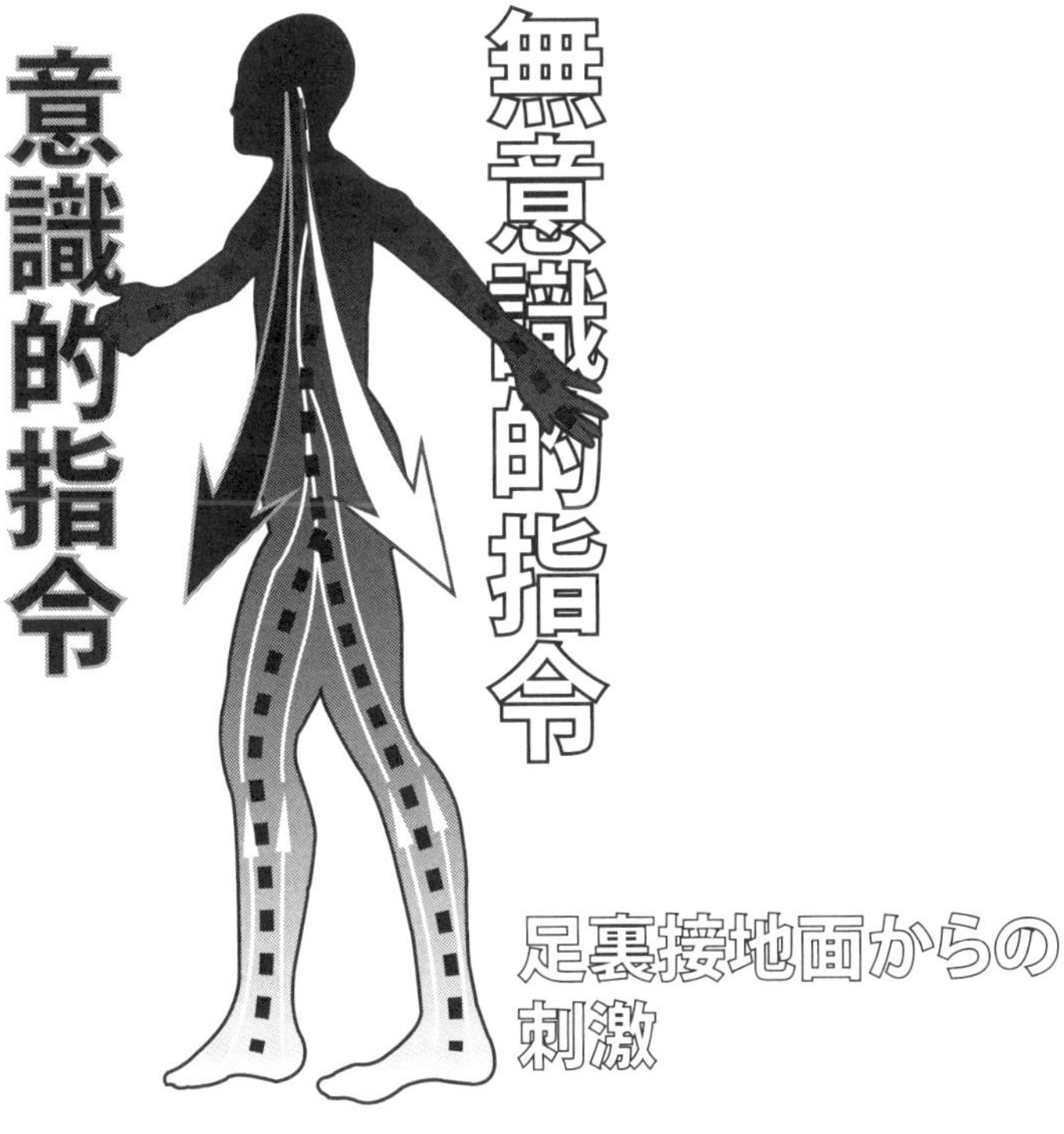

21世紀に人が暮らす場所の大半は、人の手が入った舗装道路や不自然に平坦に作り替えた場所だ。そこを靴などを履いて立ったり歩いたりする時、その地面と接触する足指や足裏との関係は不自然になる。この時には、意識上は〝歩きやすい〟場所、しかし無意識下では、判断ができないような、困った状態になっている。無意識は言葉を持っていないので、体の辛さでそれは違うよと訴えかけているのかもしれない。

これは手に関しても同じだ。人の手も自然の中で持つ物を基準に最高と最低の無意

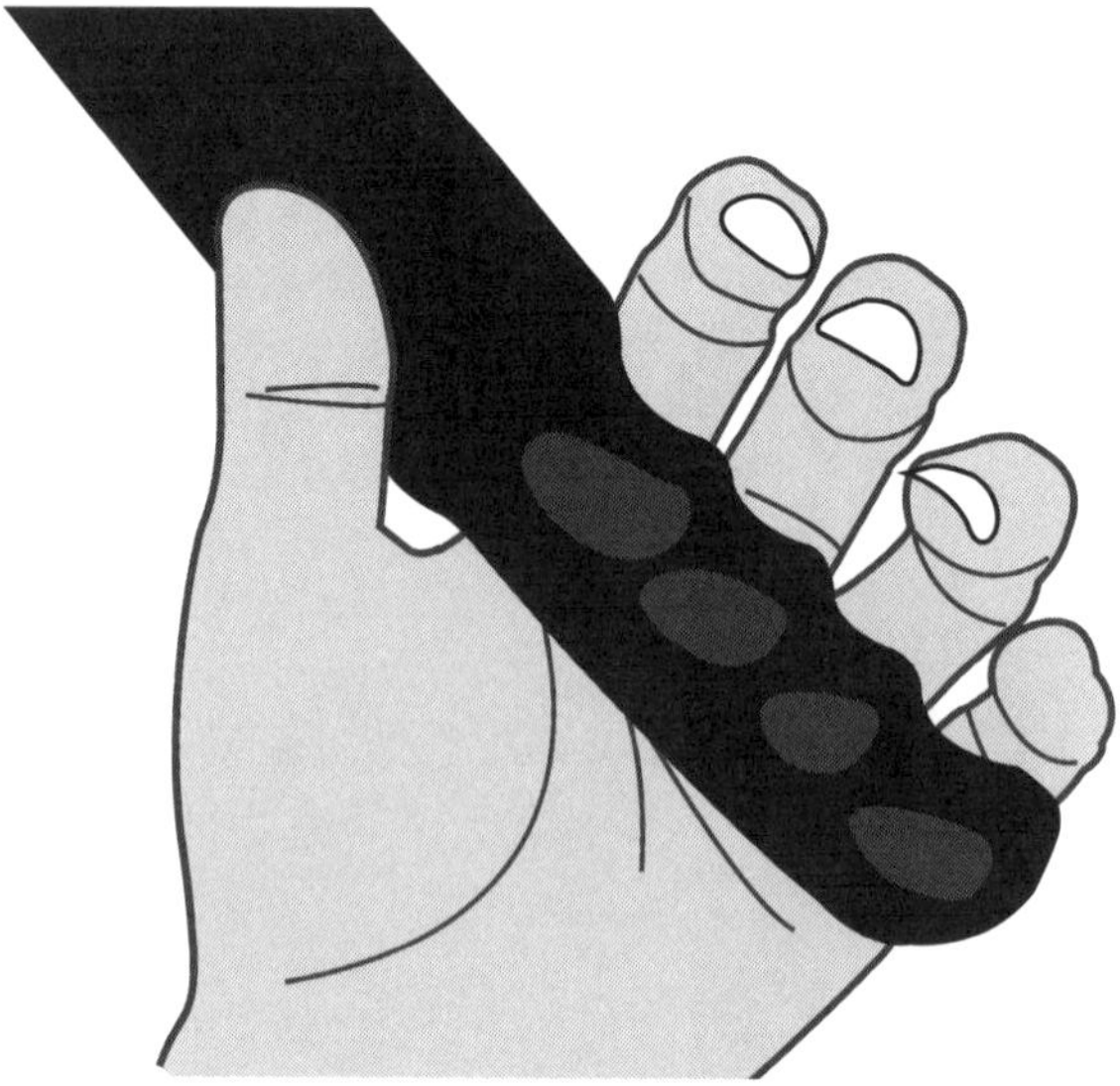

識の指令が起きるようにプログラミングされている。実際の動きは手足の指先が目的に沿って接触した状態から始まる。手足が動くことで胴体も体全体も動きだす。手足からの情報が不自然になれば、体全体に間違った無意識の指令が出る事になる。自然にないほどの持ちやすい物を持つと、本来あり得ない体を動かす無意識の情報が流れ、体は混乱してしまう。その結果、体が繋がっていないバラバラな状態で動いてしまうのだ。

人がトレーニングをしても、野性の動物を遥かに下回る運動能力と健康しか手に入らないのは、機能を活かす環境を自ら放棄した事によって、無意識的運動の指令が狂ったために起こった、当たり前の事なのだ。

無意識的運動の恩恵を受けられない場所で生活し、体を動かせば、自然の中では起こり得ない、体の中で〝繋がらない〟箇所が出て来る。繋がっていない場所は、体を動かすたびに弱くなり、硬くなる。これは、21世紀の住環境では、意識的運動では動かせない箇所だ。

これが不定愁訴やスポーツ障害の原因だと考えると、問題の解決の糸口が見えてくる。筋肉を意識的に鍛えても、意識的に行なうストレッチでも解消しない。解決しないどころか悪化させることもある。この運動の問題は、体の一部が動かせない異常な空間に潜んでいるのだ。

つまり、筋トレや巧妙なストレッチなどせずとも、動かせない場所さえ動かせれば問題は解決する。肩凝りや腰痛の原因も、運動不足だけではない。無理矢理な運動を体に強いるよりも、別の解決法を目指すべきだ。

努力してもいまひとつ届かない結果の原因は、もう1つの運動指令を無視した結果なのだ。第2章で意識的運動と無意識的運動を繋げる方法を具体的にご紹介したい。

4　危険と身体の可能性

蛇は楽々と樹を登る。蛇には手も足もないのに、なぜ物凄い速さで楽々と樹を登れたりするのだろうか。樹の表面はザラザラしている。蛇の表面もザラザラしている。触れる部分と体の表面の関係で、おそらく樹に接した時に、無意識的運動の指令によって、体が樹に登れる力を勝手に出すのだと考えられる。そもそも蛇は樹に登りたいと願ったから樹に登れるようになったのだろうか？　おそらくそんな事はないだろう。無意識は潜在意識と繋がっている。意識では理解ができない、学習しきれない物凄い情報量が潜在意識に詰まっている。蛇は潜在意識に樹に登れるという情報があるから、樹に登ってしまうのだろう。潜在意識が知っている事は実現可能だから、樹と蛇の体の関係によって、蛇は生まれながらに樹に登れるのだ。

潜在意識は地球と繋がり、潜在的な能力を引き出してくれる。しかし人間は、人工的に便利な暮らしを手にする度に、どんどん潜在的な能力を失っているのだろう。赤ん坊は無意識の力、潜在意識の力を沢山持っている。赤ん坊は産まれた瞬間からきちんと呼吸をし、成長の度合いに応じて寝返り~ハイハイ~つかまり立ちと的確に段階を踏んで成長する。誰に教わる事もなく。頭で考えるよりも遥かに素晴らしい知識を潜在意識は持っているのだ。赤ん坊を見て大人は感じる。赤ん坊の頃はこんなに動けたんだと。この点、本来ならば、動物で一番動きが悪いのは赤ん坊の頃だ。動物は成長するに従い能力が高まってゆく。

子供はバランスを取るのが苦手だそうだ。バランスを上手く取れないから、子供はベッドから落ちたりするのだ。

全ての事には理由がある。バランスが上手く取れないのは、将来に備えて、バランスを完成させる余地を残しているのだ。人は同じ体を持って産まれる。人の暮らす場所は千差万別で、海沿いや山沿い、平地や谷間や川の近くと、地球の多様な地形に暮らす。移動手段が発達した現代とは違い、人は本来、歩いて半日移動して戻ってこれる範囲が、住居を持った際の行動範囲になる。

同じ体を持って産まれた人間は、それぞれの暮らす場所で、ハイハイをしてヨチヨチ歩いて成長する。

はじめから完全なバランスを持っていれば、それぞれの環境に応じた修正が利かない。暮らす環境と成長過程における関係は、産まれて一生暮らす環境に最適な体を、成長と共に手に入れるためなのかもしれない。

子供は好奇心の塊だ。成長ごとに行動範囲が広がってゆく。広がる行動範囲は幼い頃に行けなかった場所だ。バランスがまだ成長しきっていないので、大きくなるごとに遠くへ、そして険しい場所へと行動範囲が広がることで、そこで動くのに最適な筋肉を手に入れてゆく。子供は無意識下で知っているのだろう。子供の好奇心にも意味があるのだ。

山で暮らせば成長と共に山を楽々と登れる体に、樹が近くに沢山あれば、樹に軽々と登れる体になる。産まれた場所で体を使って成長し暮らせば、人はそこで健康に一生を過ごし、生き生きと自由に体を動かす事ができるのだ。

現代の子供は頭（意識）で安全と考えた場所で成長し暮らす。頭で考えた世界である意識的世界の住環境は、無意識の環境である大自然に比べると快適で安全に思える。ところが、無意識の動きが働かない環境で体を動かす事で、体の潜在能力を手に入れないまま成長しているので、体の可能性が著しく消えてしまっている。この方がよほど危険だ。小学生の肩凝りや腰痛は運動不足だけが原因ではない。スポーツクラブに入って熱心に運動をする小学生にも腰痛や肩凝りは存在し、スポーツを熱心にやる子供は膝などにも障害が出たりしている。

運動をする場所を整備すると安全で快適にスポーツができる。これは頭（意識）が考えた事で、体（無意識）では否定しているのだろう。体を動かす環境と運動の関係には、もっと考慮の余地がある。

大相撲は巨体同士がぶつかり押し合い、投げ合う。力士には２００キロを超える巨漢もいる。２００キロを超えた力士に投げられ、押し出され、時には突っ張りで土俵の外に落ちたりもする。常人では考えられない厳しい稽古がそれでも怪我をしない体を作り上げてくれた結果、土俵で勝負を15日間も連続でできるのだろう。しかしそれだけではない。もう1つの理由があることに私は気が付いた。

以前「巌流島」という格闘技イベントで元幕内力士の旭道山さんと一緒に仕事をして話を聞かせてもらった事がある。「巌流島」というのは、土俵のような競技場を作り、パンチやキックや投げ技、そして時間制限の寝技を認めて闘う新しいルールの格闘技だ。土俵のように少し高くなった競技場から相手を場外に出してもポイントが付き、１Ｒに３回場外に転落させれば1本勝ちで勝負が決まる。

旗揚げ興行で「巌流島」の競技場を見て、関係者全員が危ないなと感じた。土俵を模した競技場は案外高いのだ。腰の辺りの高さから落ちるのは、椅子よりも高い場所から立って落ちるのと一緒で、場外に押し出されるという事は、見えない状態でその高さから背中向きに落ちる可能性もあるのだ。

旗揚げ興行では、急遽場外に落ちた時に体を守る安全マットを沢山用意して試合に備えた。関係者が考える危険とは、高い場所から落ちたら危険で、硬い場所に落ちるのも危険。だから競技場を低くして安全マットをでるだけ厚くしよう、という安全策だった。

その時に、旭道山さんだけが別の意見を言った。「低くするとかえって危ない。」「柔らかい物を敷くと怪我が増えますよ。」と。

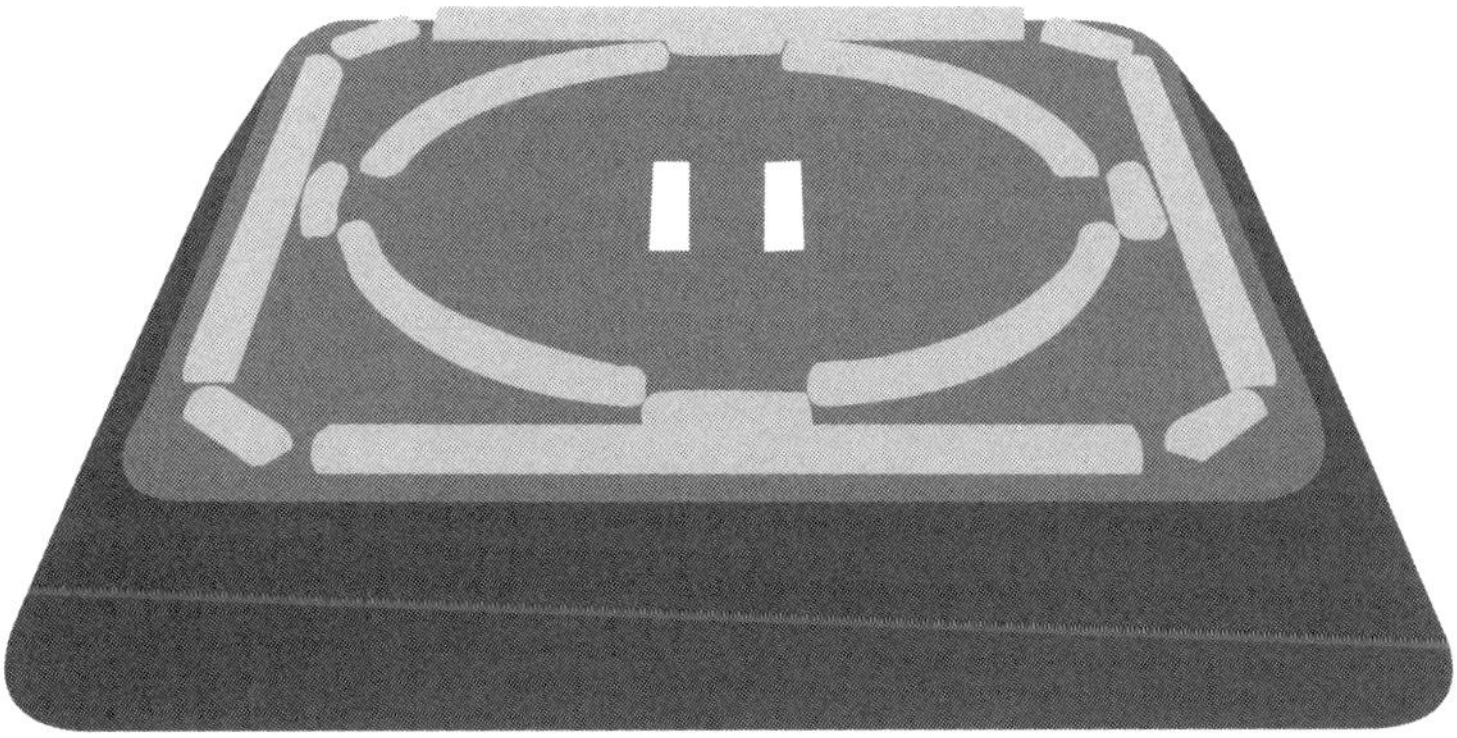

その時には全くわからなかった意味が今ならわかる。旭道山さんとは何度も仕事でご一緒して色々と相撲に関して質問させていただいた、その度に嫌な顔もせずに、笑顔でお話を聞かせて下さった事が、学びの時間が重なるにつれ、体の内側からじんわりと滲み出るように教えてくれた。

土俵の高さは、人間が〝あっ〟と思って体が固まる時間に合わせてできているそうだ。土俵から落ちて〝あっ〟と思う。その瞬間に体を丸めて受身を取れると最適な受身になるそうだ。土俵を低くすれば〝あっ〟と思ってまだ体が反応する前に落ちてしまうので受身が取りにくいのだ。大相撲という長い歴史を持つ国技だからこそ持っている知恵には驚かされた。

人の体は皮膚を通じて外部との接触の情報を得て、最適な指令を体から発して無意識に最適な動きを行なう。土俵は土だから、自然に転んだ時に最適な体の状態を引き出してくれるのだ。柔らかいマットだと意識では体を完全に守ろうと思っているのに、皮膚を通じた情報が安全だと判断して、受身をとる体の状態を完全にしてくれなくなる。頭で考えた安全とは案外もろいものなのだ。

旭道山さんと会ってから、歴史ある大相撲を見る目が変わった。土俵入りや取り組み前のテレビに映る力士の動きに目が奪われるようになったのだ。実際の取り組みとは違った動きを、力士はする。

武術の型は、そのまま使えないようになっている。わざと大袈裟に作って、体を良くする事こそが型に秘められた本当の意味だと何度も聞かせていただいた。これも武術の口伝だ。

大相撲を見ているうちにその意味が見えてきた。600年の歴史を持つ世界最強の立ち技格闘技と呼ばれるムエタイ。ムエタイも試合前にワイクルーという踊りのような動きをリング上で行なう。試合で使う動きとは関係ない動作でワイクルーは構成されている。ムエタイは選手の勝敗で賭けを行なう。試合の前にリングで行なうワイクルーを見て、観客はどちらの選手にお金を賭けるのかを決めたりする。ムエタイの技術とは全く関係ないように見える、ワイクルーの上手な選手は強いのだ。ワイクルーの動きは武術に似ている。これも、もしかしたらムエタイの型のようなものなのかもしれない。ムエタイの選手はワイクルーをやらないと調子が出ないと言う。

武術の型と、実際に戦う動きとの関係も一緒だ。型で戦う事はなく、型をやらずに強くなる事もないのだ。この気付きが武術の原理原則の理解を深めさせてくれた。武術の型に秘められた意味とは、体の中の無意識の動きの覚醒だ。便利過ぎる環境を作り出した末に人が失った物は、意識的に動く筋肉の単純な運動不足よりも、無意識に筋肉を覚醒させるもう1つの司令塔が発する動きなのだ。

それを覚醒させるためには、わざとやりにくい動きを行なう必要がある。武術の型も大相撲の土俵入りもムエタイのワイクルーも、実際に使う動きよりもややこしく、動きにくいようにできている。安全ではなく危険な方向にこそ体の可能性を引き出す鍵がある。適度な危険を作り出すのが、体の可能性を引き出す、現代にない運動法で、それこそが武術の秘伝なのだ。

子供が成長毎に適度に危険な場所に行きたがるのも、成長過程で体の可能性を引き出す本能的な行動なのだ。本能とは無意識だ。無意識は潜在意識と繋がり、人の知らない可能性とも繋がっている。

意識的な空間、頭で考えた快適な環境は無意識を汚染し、体の問題を引き起こしてしまっているのかもしれない。意識は無意識を超えることはできない。人が作り出す意識的な物は、自然が産み出す無意識的な物を超えることはできない。超えるどころか同じ物さえ作り出す事もできないのだ。

第2章

無意識的運動の発見への過程

1　出会いとご縁

植物は種が芽を出して成長する。植物の種は自分では移動することができない。勝手に飛んでゆくのか、それとも何かの意思が働くのか？　確実な事は、同じ花から実った植物の種はそれぞれ別々の場所に落ちてそこで命を営むということ。それぞれの落ちた場所によって芽が出る種もあれば、出せない種もある。芽が出て花を咲かせ実ることができる植物は、種の全体の数から見ればとても少ない。それでも植物は命を繋ぎ続ける。〝それでも〟というのは人が頭で考えた勘違いで、もしかしたらそのやり方が一番正しい方法なのかもしれない。人の考えとは別の場所で植物は延々と芽を出し花を咲かせ、種になり命を育み繋ぎ続けている。

植物の種はみんな同じように見える。同じように見える種の落ちる場所は全て違った場所。種が落ちる場所には日当たりが良い場所もあれば、日陰もある。風が強い場所もあるし、水が豊富な場所も、干乾びた場所もある。同じに見える種はそれぞれの場所で別々の姿に成長する。

茎の長さや根の張り方、葉っぱの数や付き方。同じ植物でもまったく同じ姿はいない。根を張るには時間がかかるが、秋に来る台風に備え、植物は事前に最適な根の張り方をする。春から秋に至る時間にその時期その場所での最適な姿になって台風に備える。人知を超えた不思議な生命力を植物は持っている。これもまた無意識の力なのかもしれない。無意識は潜在意識と繋がり、地球と繋がり、時空を越えた何かとも繋がっているのかもしれない。

人は産まれる時間と場所を選べない。産まれた時間と場所にはおそらく意味がある。その場所と時間にはそこにだけのご縁があり、産まれた時間と場所でのご縁で、それぞれの姿になり実を結ぶことが人が命を営む意味なのかもしれない。体を動かし移動する人のご縁の数は植物の比ではない。人が生きる時には人とのご縁が何かを導き教えてくれるのかもしれない。

心眼流との出会い、島津先生との出会いは本当に不思議なものだった。当時の武道誌『月刊秘伝』の編集者からある日連絡が来た。格闘技の世界から武術の世界にやって来た初心者の私にとって、とても有難い企画の連絡だった。振り返るとこれもまたご縁だったのだ。「これから武術の道を進むにあたり、お力になってくれそうな先生方を紹介しますよ。」「色々な先生方がいます。」「対談を組みますから、色々な先生方に会って話を聞かれると良いと思います。」

対談の2回目が島津先生だった。当時の先生は70歳を迎えられて、周囲にこんな事を言われていたそうだ。「先生、このまま秘伝を隠したまま歳を重ね隠居するつもりですか？」と。

周囲の哀願もあり、先生は70歳にしてそれまで隠してきた秘伝を公開することを決意されたそうだ。ちょうど私との対談と時期が重なる。先生が振り返るようにして話してくれた事がある。「ちょうどそのタイミングでお前さんと会った。」「秘伝を隠さずに教えたのはお前さんが第1号だよ。」と。

心眼流を始める時に先生はこう言って下さった。

「これから10年ですべてを伝える。」「体で見せて、体で技をかけて教えられるのは80歳までだ。」「それまでに全てを伝える。」と。

あれから10年が過ぎ、不肖の弟子はまだすべてを学んだと言えるには程遠い場所にいる。それでも武術の学び方が少しはわかり、体の奥から答えがやって来るようになって来た。

島津先生以外にも、この時代だからこそ出会い育むことができるご縁が沢山あった。中にはたった一度だけのご縁なのに、素晴らしい気付きのヒントをいただいた方もいる。一生懸命に考え抜いても出なかった答は、それを理解できるようになったタイミングで答えが出て来る。それは自分自身の中からやって来る事もあれば、時には全く関係のない場所と時間に、偶然出会った人から聞いた一言がヒントになってやって来る事もある。

古い時代の日本ではこういったことを、〝神うつし〟と呼んだと聞いた事がある。一生懸命に何かに取り組むと、ほどよいタイミングで神様が姿を変えて、あるいは何かの姿を借りて一言大切なことを聞かせてくれるのだそうだ。学び考え抜いても辿り着けない最後の一歩、そこに至った時には、意外な事がヒントになって完成する。

音楽や芸術、小説や科学、医学全ての発見にこういった逸話が沢山ある。寝ている時に夢に出て来たとか、どうやっても答えが見つからないで、疲れて他のことをやったらパッと答えが出て来たとか、こういった逸話は数え切れないほどにある。武術ではこういった現象を〝夢想拳〟と呼ぶと学びの途中で聞かせていただいた。

2　呼吸は意識と無意識を繋ぐ

無意識的な運動に気が付くまでに出て来た閃きを、この章では書いていこうと思う。気付きは順序良く段階を踏んでやって来るのかもしれない。いきなり飛び越しても、そこにある物は同じように見えて、内側はスカスカのような物だったりする。無意識の運動に気が付く前に骨格があり筋絡があって、その間にもいくつかの気付きがあった。この章の気付きの運動を行なうと、本書の運動に芯が一本入ると思う。

呼吸も普段無意識に行なっている。ダイエットを気にする人でも、呼吸は案外気にしていないのではないだろうか？　食事は何日も食べないでも死なない。食事よりも水の方が実は大切で、水を飲まなければ食事を抜く何倍も早く人は死んでしまう。呼吸は10分も止めたら死んでしまう。無意識に行ない、タダだから、普段気にかけないだけで、呼吸は生命を維持するのに大切で一番頻繁に摂取する栄養なのだ。

人には無意識の動きと意識の動きがあり、無意識の動きは常に体に働いている。立っている時には、立つという意思と共に立つ場所を無意識に把握した体の指令が常に出て、体のバランスを取っている。そうでなければ、人は常に立つということを意識し続けなければ立っていられないのだ。歩く時にも、常に変化する場所に合わせて無意識の指令が体のバランスを維持しながら歩き続けている。この無意識の指令がなければ人が正しく体を動かすことは不可能だ。
無意識にバランスを取っている体は常に呼吸をしている。無意識に行なわれている呼吸は体のバランスとも緻密に関わりあっている。呼吸が乱れれば体を上手に動かせなくなる。息が詰まるような緊張状態では思考も上手く働かなくなる。呼吸は無意識に行なうので日常でそれを感じることができないだけなのだ。

日常で体を動かす空間は不自然に楽なので、呼吸も無意識に不自然に楽な呼吸になっている可能性が高い。栄養が偏った食事のような状態に、呼吸も実は常になっているのだ。呼吸と同じように無意識に行なわれている、内臓の動きや血液の動き。体の内側で行なわれている無意識の生命の営みにも呼吸は大きく関係していて、全て無意識ゆえに自分で感じる事ができないだけなのだ。ストレスは呼吸に関係し、ストレスは病気にも関係する。
呼吸は、無意識に行ないながら自分の意識でも動かすことができる運動だ。呼吸は意識と無意識の2つの動きができる。呼吸は意識と無意識を繋ぐ運動だとも考えられる。だからなのだろう、古今東西健康のために考えられ、実践されている呼吸法が数多く存在する。

呼吸を意識的に動かしながら、無意識的運動に繋げる呼吸法を発見した。ある日パッと閃いたのだ。自然な動きは現代の日常の動きよりも窮屈な場所での動きになる。呼吸は大切な栄養を運ぶ運動。そんな事を日常で考えていると、ある日パッと繋がったのだ。そうだ、呼吸を窮屈にしたら何か体が変わるんじゃないか？

大きく体を捻じって、両腕を外側に捻じりながら深呼吸をする。捻じって体が呼吸しにくい状態になっているので、横隔膜が自然に、より動くようになって、呼吸が深くなる。

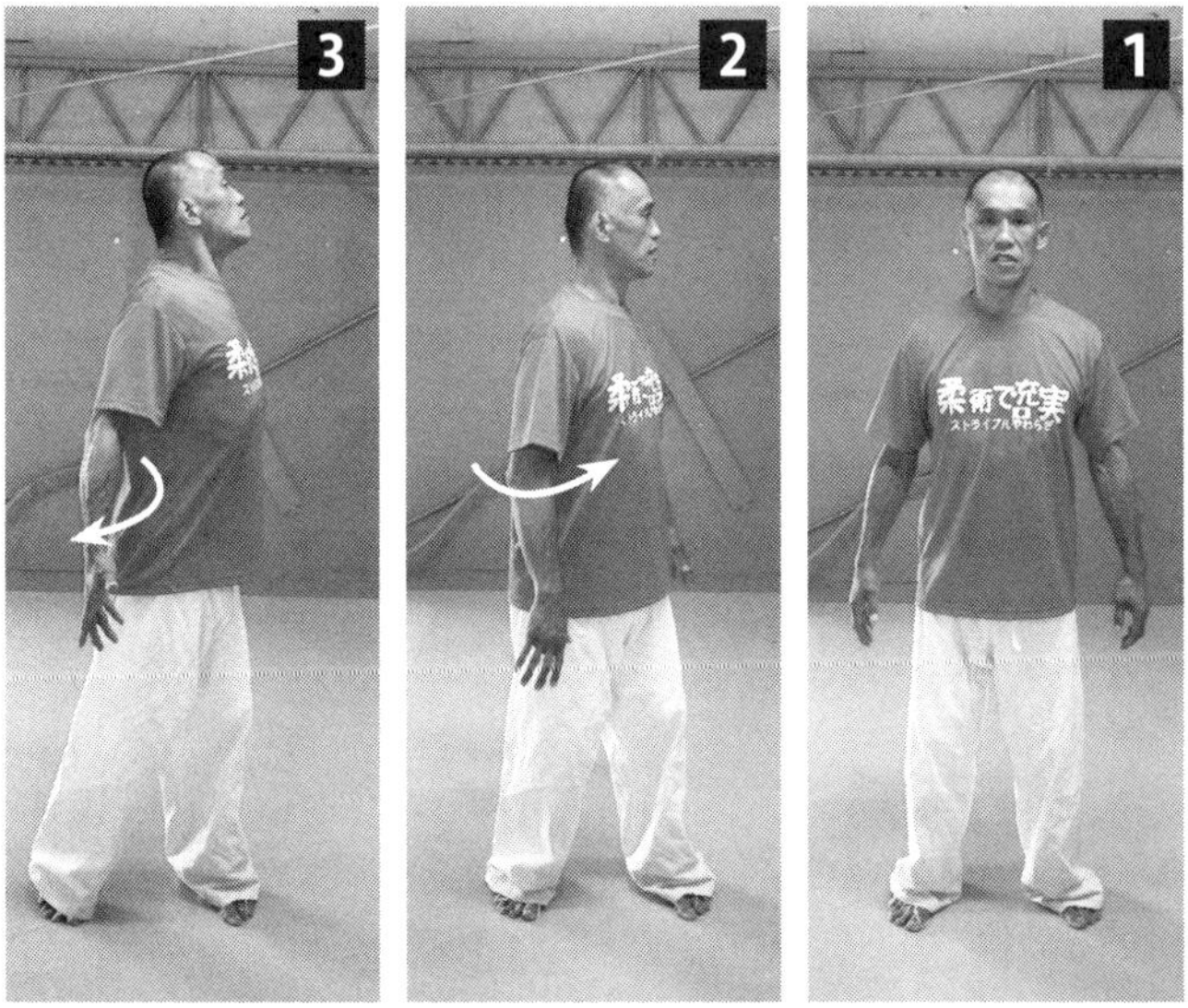

閃きのままに体を捻じってみる。そのまま深呼吸をしてみた。何かが変わったようなそのままのような感じがした。無意識の動きは意識することができないので、やっても効果を感じにくいのだ。数日してまた閃きが来た。あれっ、前屈の前後で変化しそうだなと。それで変化すれば本当なのかが目に見えて分かるぞと。

3　無意識の呼吸を拡大する運動

さっそく試してみた。大きく体を捻じって深呼吸をする。体を捻じりながら両腕も外側に捻じる。

呼吸は横隔膜の動きで行なう。横隔膜は体の周りの360度についている。普段の楽な場所では無意識に全体を使わないで呼吸をしているため、背中の部分の横隔膜が上手く動いていない状態だと考えられる。体を捻じることで呼吸横隔膜は体の周り360度すべての方向についているが、現代人は背中側の動きが悪くなっている事が多い。

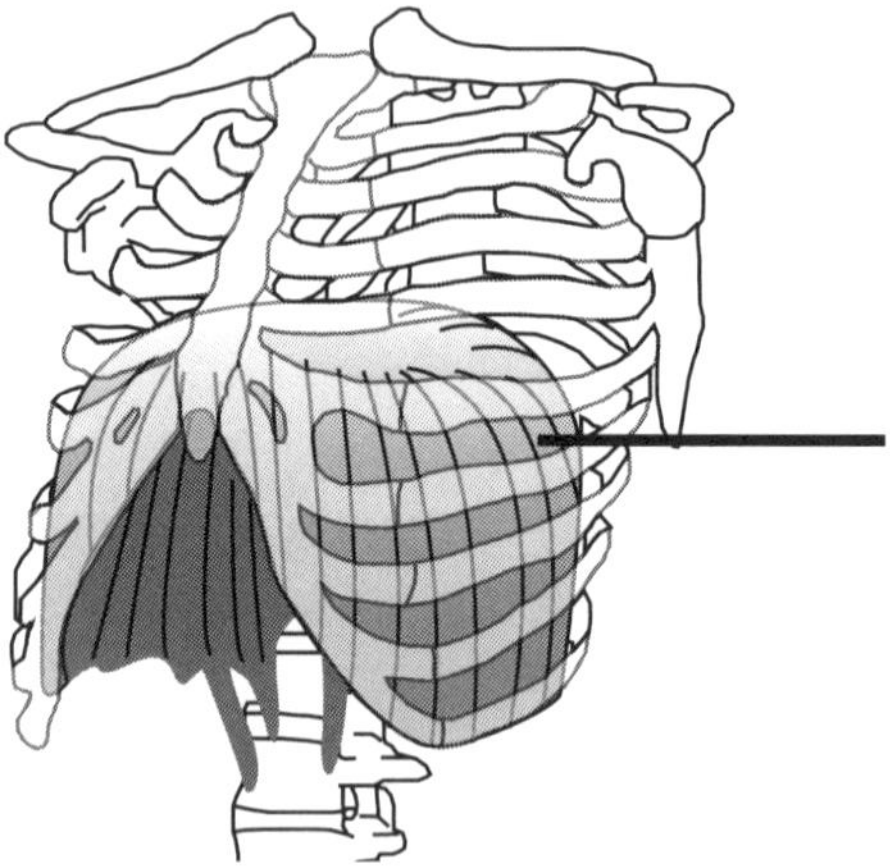

がやりにくくなったので、背中の横隔膜が無意識に動いて呼吸を大きくしようとした結果、呼吸が自然により高い状態になり、その結果、体の動いていない箇所が横隔膜から始まった動きで繋がり動いて、体が普段よりも奥から動いた。その結果、柔軟性が一瞬で変化したのだ。

自然の中で〝厳しい動き〟とは、早く走ったり重い物を持つよりも、日常的に、険しい場所で移動したり体を動かす事だ。険しい場所では体を捻じる動きが多くなる。その動作を行なう際には普段よりもエネルギーが必要だから、捻じった時にこそ呼吸は奥から繋がり、より効率が高いものに無意識に変化するのだ。

新しい発見をすると、すぐに道場で生徒に教えてみる。これもご縁なのだろう。生徒の中にはドクターもいたりする。私がレフェリーを務めている格闘技の会場にもドクターがいる。色々な閃きをドクターにすぐに聞いてみて、医学的にあたっているのか?それを検証できるのはなかなかないご縁だ。

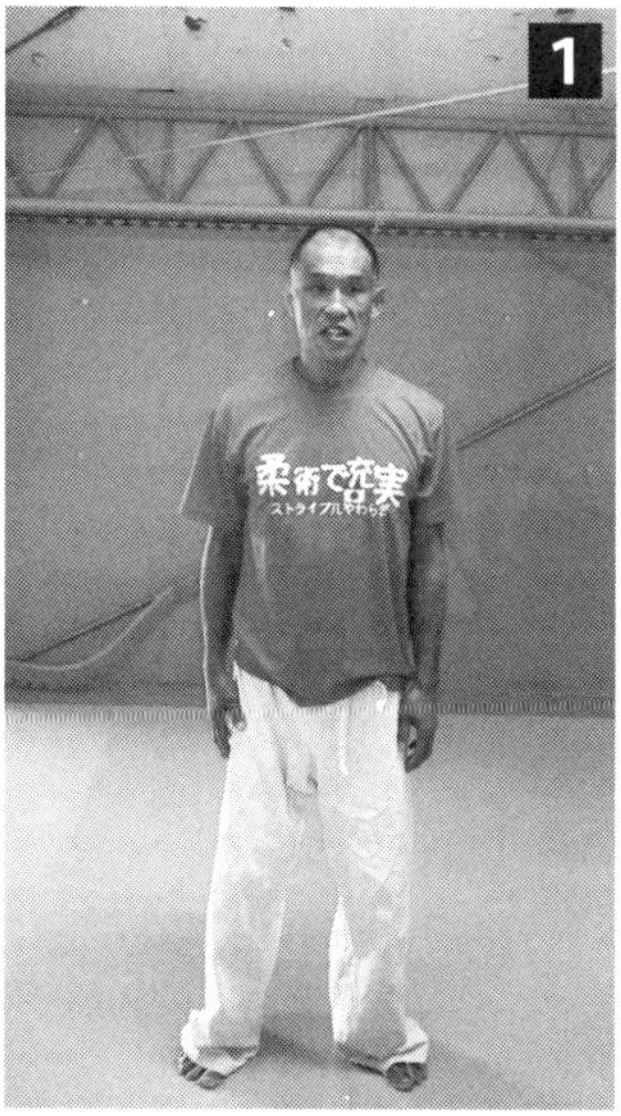

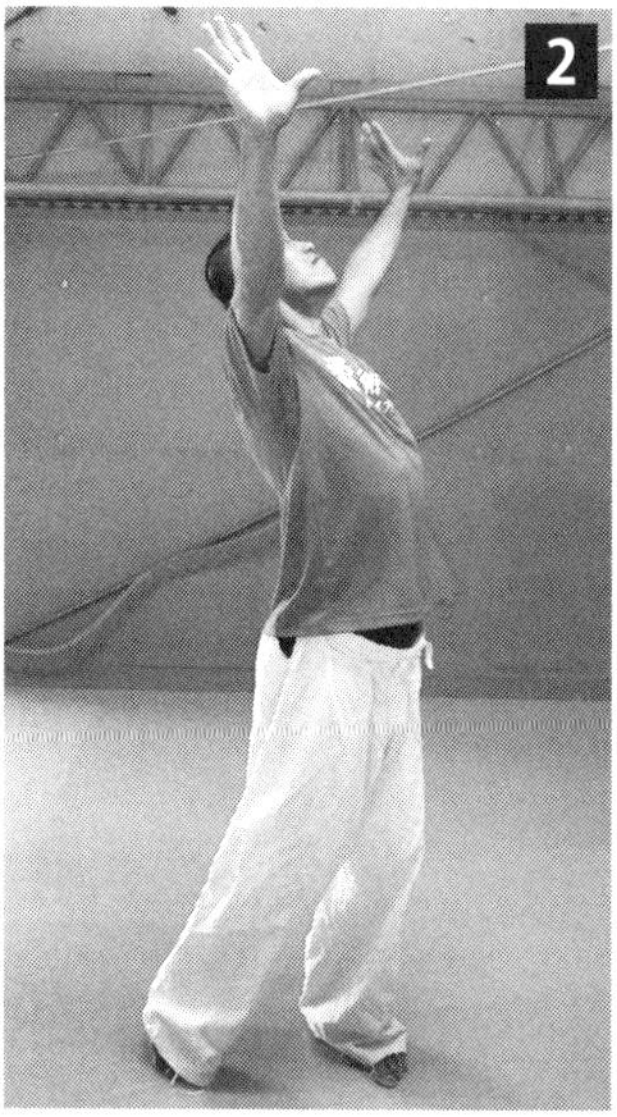

背伸びを、体を捻じりながら行なってみると、やはり普段動かないでいる部分が動き、捻じらないで行なう背伸びよりも格段に気持ち良く感じる。

ドクターとの会話では、次の閃きのヒントも得られたりする。生徒に教えて反応を見て、更に考えるとまた閃きが来る。生徒は私ほど稽古はしていないので、反応が出る生徒と出ない生徒がいた。なぜそうなるのか？　色々と考えると、捻じる呼吸のしくみ、どこを動かすと体に変化が起きるのかのデータが集まって来る。データが集まり整理されると次の閃きが来て、その繰り返しが無意識的運動の発見に繋がっていったのだ。すべてご縁が運んでくれたようなものだ。生まれた場所と時間、そこで出会うご縁、どれか1つが欠ければ見つからない可能性があったのだから、人生は不思議で豊かで面白いものだと思う。

深呼吸をやっていると、次の閃きが来た。あれっ、これ背伸びしながらやったら凄く気持ち良さそうだな？

実際にやってみると普通の背伸びの何倍も気持ちが良い。そして終わった後、体が楽になるのだ。

意識的運動と無意識的運動は反比例の関係にあるのだろう。意識的運動がやりやすいと無意識的運動は窮屈に動く。必要ないから少しだけ動く訳だ。意識的運動が窮屈だと無意識的運動はノビノビと自由に動く。無意識的運動が筋肉の動きを奥から決めて動かすので、意識的に不自由で窮屈な動きをすると実際には体は奥からノビノビ自由に動き出す。無意識の動きなので気がつかないだけなのだ。この発見に色々な発見が重なり、ある日パッと出て来たのが無意識的運動だ。

4 指先は体の水先案内人

東洋の武術には指に関しての口伝が数多く存在している。心眼流の口伝にも指に関してのものがある。普段の暮らしやトレーニングでは気が付かないが、自然の中での暮らしでは、足が裸足で接する地面はゴツゴツしている。一歩踏み込む毎に足指の形は地面に合わせて変化し、そこに体重を乗せて歩く。足指の形は常に変化し、その形に合わせた無意識の体の指令が出る事で歩く動作を完成させる。手で物を持つ時にも、自然の物は持ちにくいので、動かしながら指の形が微妙に変化する。

そもそも自然の物は人が作った物の何倍も持ちにくい構造だ。人の体は1つの無駄もないようにできている。使わないもの、必要がないものは本当は1つもないのだ。人が作った物は便利に持ちやすくできていたりする。コップを持つ時、小指が伸びている持ち方をする人がほとんどではないだろうか？　コップは持ちやすいので、コップの状況を把握する必要がなく、不自然な持ち方になってしまう。決してコップ

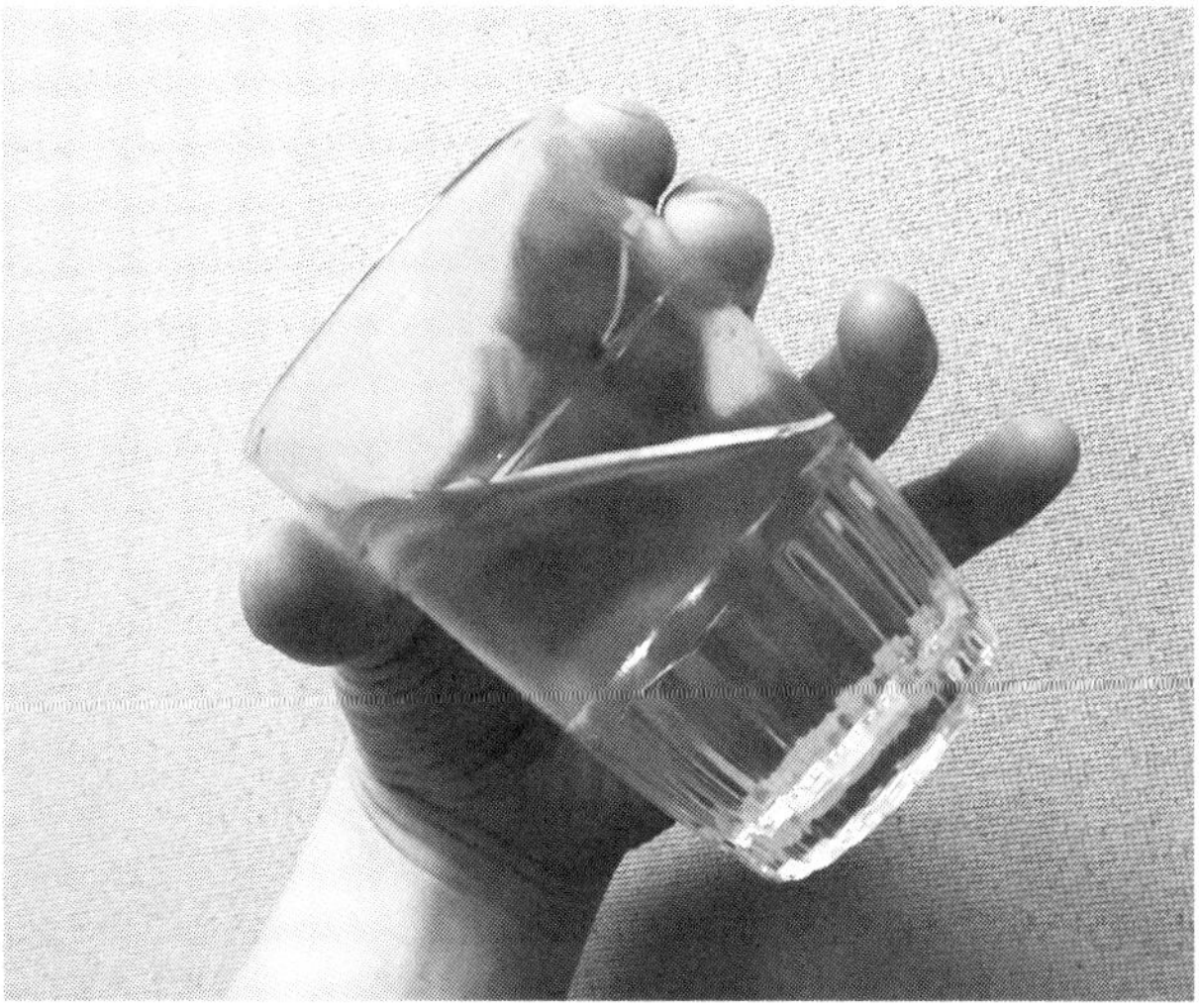

コップを扱う時、小指を伸ばした状態で持ってしまいがち。実はこれは、きちんと持てていない。人工的に持ちやすくできている物を扱う時は得てしてこういう事が起きている。

が軽いからではないのだ。

雑草を抜く時には小指を立てても簡単に抜けそうに思える。頭で考えるとそうなる。ところが現実には抜けない。雑草はコップと違い、自然が作った物だからだ。薬指には交感神経と副交感神経が一緒に通っている。5本の指で薬指だけがそうなっている。

薬指と小指は根元で一緒になっている。手指の一番外側にある小指は体全体の動きをまとめる役割がある。交感神経と副交感神経が一緒に通っている薬指は、感覚の受信とそれに伴う正しい力の動かし方を同時に働かせる機能を持つ、唯一の指なのだ。

体をまとめる器官と接触の感覚が一番敏感な器官である小指と薬指は一緒に動かすようになっている。こういった現代の知識を数百年も前から知って実用していたのが、武術における指に関する口伝だ。

コップを持つように、小指を使わないで雑草を抜くと、雑草は途中で切れてしまう。雑草を抜くだけなら親指と人差し指の力で充分だ。ところが、雑草

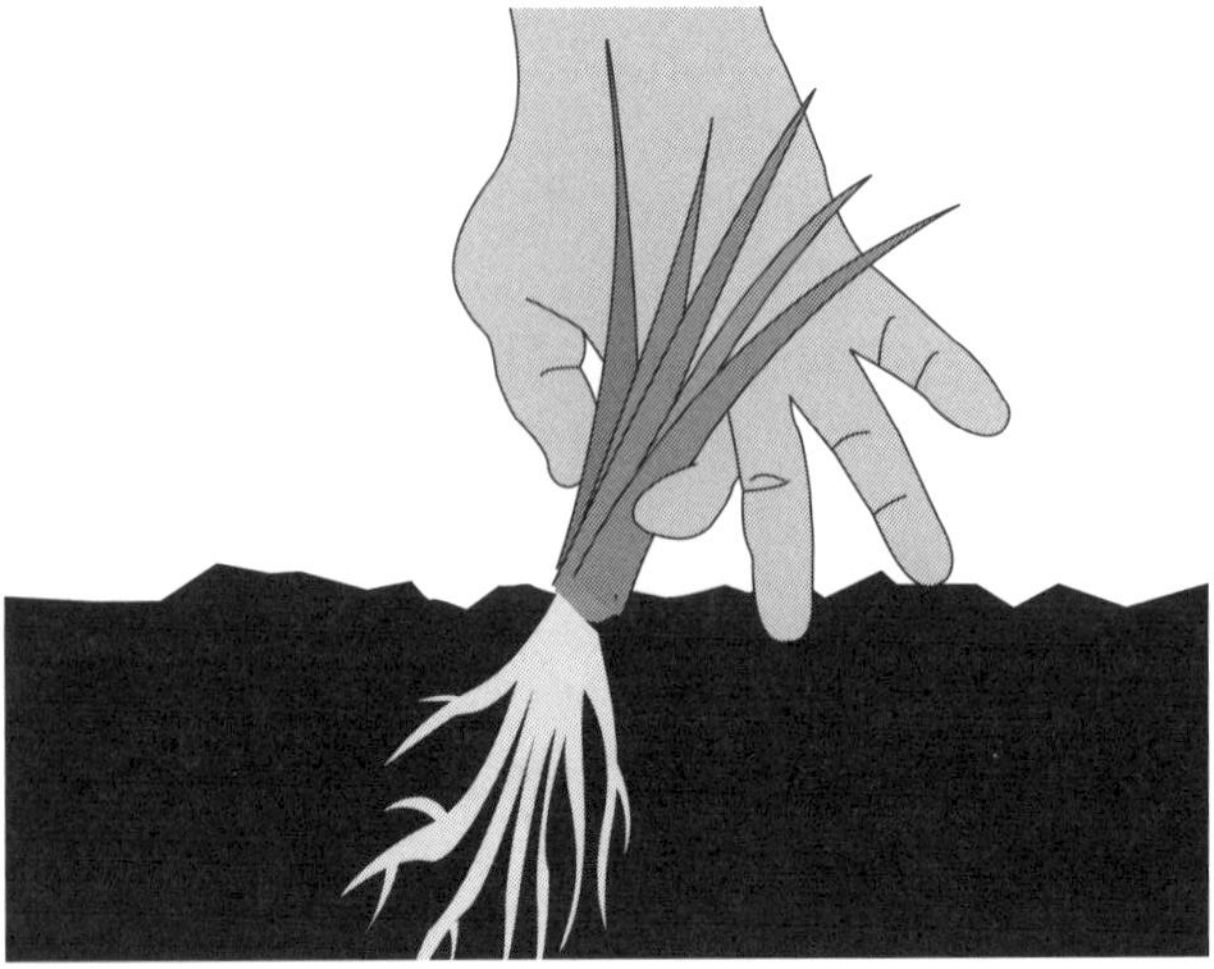

親指と人差し指でつまむように草を引き抜こうとすると、根っ子までをとらえきれていないため、力の加減、方向の塩梅がうまくできず、途中で切れてしまったりしてうまくいかない。

がどの位の硬さで根っ子までどのように繋がっているのかは把握できない。把握できなければ、雑草は途中で切れてしまう。親指と人差し指で雑草を掴み、残りの3本の指をまとめると雑草の硬さと根っ子までの繋がりが指を通じて体に伝わってくる。この状態だったら雑草を抜くという頭の指令と、雑草と体の関係を把握して最適な指令を出す無意識下の体の指令により、ただ雑草を抜くだけで、根っ子から引き抜くことができるのだ。

人は頭で便利と考えて様々な道具を作った。頭で考える動きは自分で意識できるので動きの指令はそれで充分だと勘違いしがちだが、意識できない体の指令の方が、重要な役割を常に担っている。日常で扱う道具は、便利さを追求した不自然な造形を持っているので、扱う時には無意識下の機能が眠ってしまう。その結果、不自然な動作がほとんどになっている。パソコンのように体全体を把握しない、異常な動きで長時間体を動かせば、体に異常が起きてしまう訳だ。

靴を履いて舗装道路を歩く時も同じだ。足指の薬指と小指も手指と同じ構造だから、地面を把握して、正しい歩き方の指令が間違って出てしまう。舗装道路と靴の関係は一見歩きやすそうだが、それは頭の考えで、体は不自然な状況に、正しい歩き方の情報を把握できないままに、頭の指令によって常に体を動かすことを強要される状態なのだ。それでは歩く事で腰や膝、そして肩などに不定愁訴が生まれても不思議ではないのだ。

こういったことを日々考えて体を動かしていると、ある日パッと何かが閃く。ある日こんなことが閃いた。窮屈だと体は反対に内側から良く動く。指には体を動かす指令がある。だったら指を窮屈にしてみたら……

今の時代にはテーピングという便利な物がある。指にテーピングを貼って窮屈にして、ストレッチをしてみようと。

5　動きを向上させるテーピング

さっそくやってみた。手足の薬指と小指にテーピングを貼ってみる。そのまま前屈をやってみたら……。何もしていないのに前屈が大きく変化した。薬指と小指をまとめることで、薬指の交感神経と副交感神経が活性化して、小指が体をまとめる情報も活性化する事により体の感度が高まったので、体が勝手に奥から動かす指令を出した結果、何の努力もしないのに0秒で柔軟性が高まったのだ。交感神経と副交感神経も無意識の器官だ。この2つの関係が整えば自律神経も整ってゆく。

これは面白いなと色々なストレッチをやってみた。開脚などもやってみた。ところが開脚は変化がない。また考える。数日すると閃きがやって来た。立った状態はそこに体重がかかるから、変化する。開脚は床に座るから足指に体重がかからないので、体が変化しないのではないか？　そう感じたので工夫してみた。足の薬指と小指を重ねてテーピングを貼ってみた。

体重がかからない分だけ刺激が大きくなるように指を重ねてみたのだ。そのまま開脚をすると開脚は大きく柔軟性が向上していた。

テーピングを貼って柔軟体操をすると体が大きく変わる。工夫をしながら日々稽古をしていくと、体が更に変化してゆく。頭で考えながら稽古や鍛練を続けると、体の奥から答がやって来る。そうやって辿り着いたのが無意識の指令を意識的に作り出し体を変える、無意識的運動だ。

無意識的運動は瞬間的に、本当に0秒で体を変える。本来に近い体の指令を引き出すと、体が勝手に奥から力を引き出してくれるからだ。0秒で変わる物を、頭で考えて時間をかけてトレーニングで変える。これは正しいようで実は間違っている。変わる必要がない状態なのに頭で考えて無理やり変えてゆけば体が痛んでゆくのだ。次章では、0秒で体が変わる無意識的運動の理論と基本運動を紹介したい。

テーピングだけで動きが向上する!?

1

何もしないで普通に前屈、開脚を行なったところ

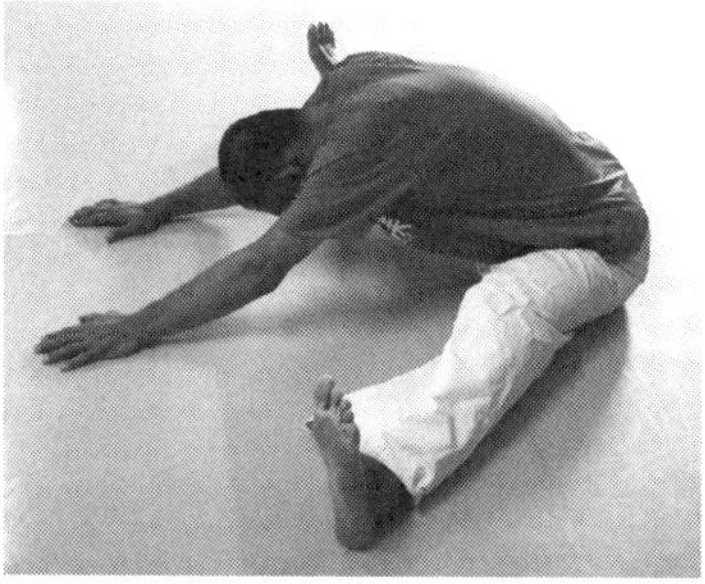

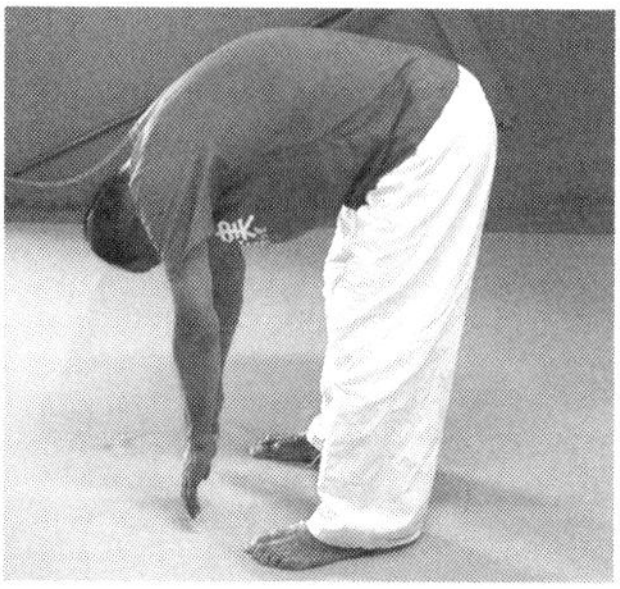

2

手と足で小指と薬指にテーピングを施してみると……

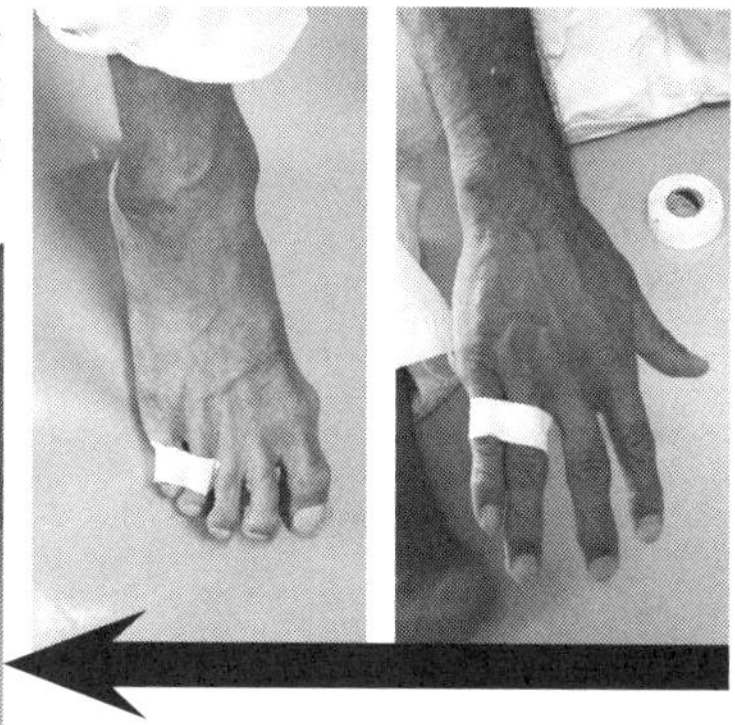

前屈が深く倒せるように変化。しかし開脚では足に体重がかからない分刺激小さく、あまり変化がなかったので……

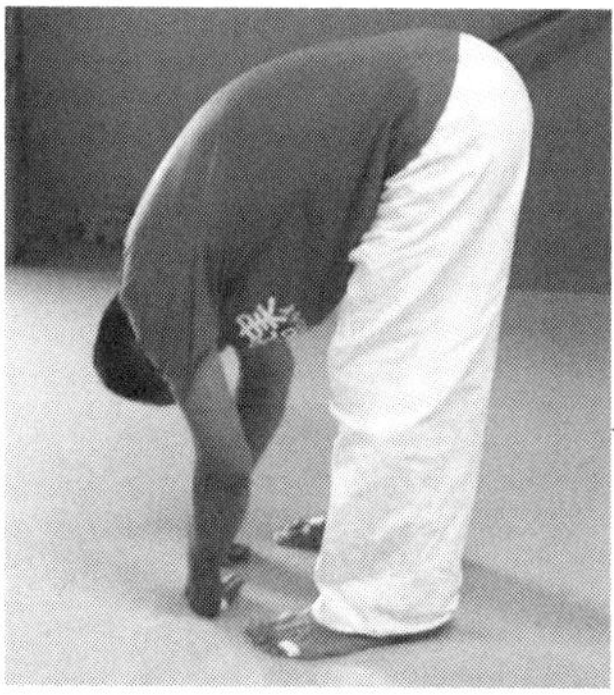

3

小指と薬指を重ねてさらなる刺激が加わるようにすると……

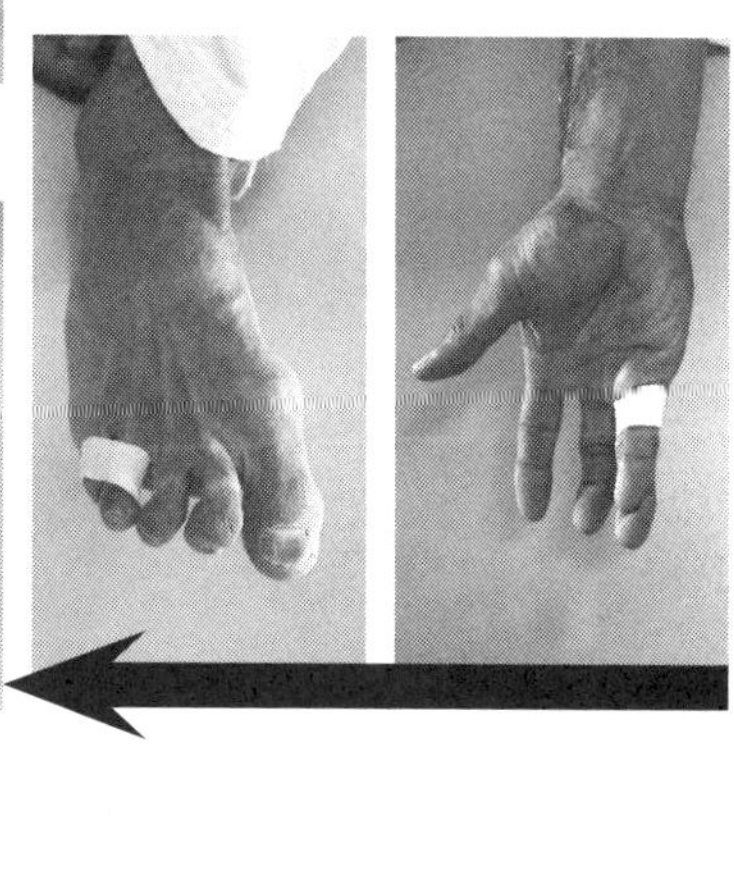

開脚も深く動くように変化！

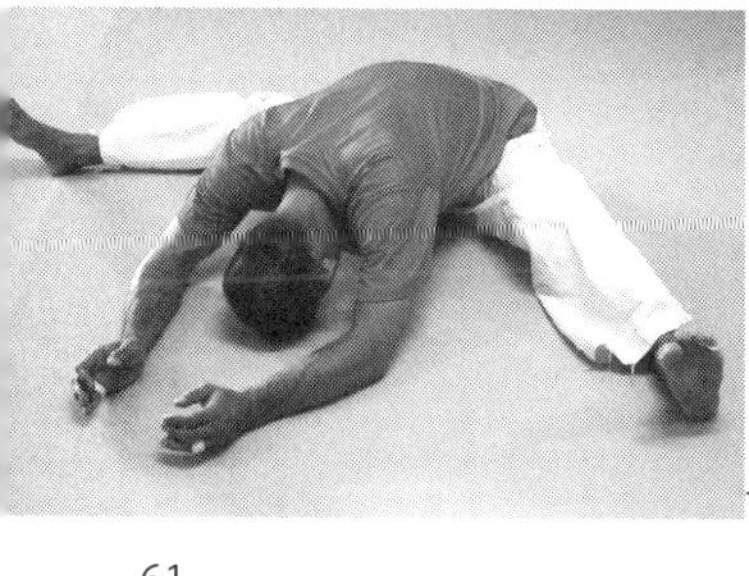

第3章

無意識的運動の引き出し方

1 無意識的運動を引き出す条件

この章で紹介する無意識的運動を行なうと、すぐに効果が出る人と出ない人がいる。沢山の生徒やセミナー等でやってみてわかった。自分で気が付くという事は、稽古と鍛練によって気が付く状態の体になっているからだ。体が段階的に変化すると、勝手に次の正しい動きが体の内側で出してもらうのを待っているのだろう。だから、体を鍛えていない人や、鍛え過ぎて歪んだ人は、無意識的運動を行なっても変化が起きない。その理由は、無意識の知識（潜在意識）が体が性能を上げると壊れる事を知っているからだ。常に偏った使い方をしていると体は偏った歪んだ状態になっている。その状態で体が奥から動けば壊れてしまうので、体の指令が無意識に正しい奥からの動きを止めているのだ。

原因が分かれば解決は簡単。歪んでいる箇所を繋げて動かせば、簡単に体は奥からの動きをするようになる。接触面との関係を人為的に作り出す事で、体は自然の中での動きを勝手に奥からやってくれる。おそらくこれが武術の型に込められた、体を活かす知恵なのだろうと思う。

無意識的運動が積極的に起こるのには条件がある。その条件を高めると、武術的反射運動の効果をより簡単に手にすることができる。無意識的な反射運動は安楽な状態ではあまり積極的には起こらない。寝ている時には無意識的な反射はよほど危険な状態でなければ起きないのだ。例えば寝ている時に、熱いものが触れればパッと飛び起きる。これは本当に危険だからだ。やけどはせずに済むくらい熱さのものが軽く触っても、熟睡していれば、何も気が付かないままそのまま気持ち良く眠り続けるだろう。

無意識的な反射は自分と周囲の関係から起きる。自分の動き（意識的運動）が難しい動きの時には、体の感度を上げて対応する必要がある。バランスを維持するのは無意識の働きになるからだ。危険で動きにくい環境で難度の高い動きを行なう時には、無意識的運動は自分の体を守るために積極的に働く。崖を登る時やバランスの取りにくい場所、樹に登って木の実を取る時などはバランスの維持のために積極的に無意識的運動が働く。

積極的に無意識的運動が働くためには、周囲との関係、接触する面との関係を敏感に察知する必要がある。高い岩場で立つ、歩くなどの時には危険な場所なので風が吹いても体は敏感に反応する。その結果、体の奥から俊敏で強い動きが無意識に出て、危険な岩場で足を滑らせないように、体の意思として守ってくれるのだ。同じ意識を常に平坦な場所で出していては体に無理をかけることになるので、普段は無意識にその機能を眠らせているのだ。

ハイキングをすると体の調子が良くなるという話をよく聞く。動きにくいはずの山道を歩くと無意識的運動が起こり、体の奥の普段動かない筋肉が動き体が整うのだろう。ハイキングよりも険しい場所で体を動かせば体がどんどん良くなっていく。

武術の型に、体を捻じり手足まで捻じった不思議な形の動きがあるのは、険しい場所での動きを普段暮らす場所で行なう工夫だとも考えられる。環境を変える事なく、動く箇所を引き出すために工夫をしたからできた特殊な動きの形が型であり、目的は無意識的運動を引き出すためだと考えられる。この武術の原

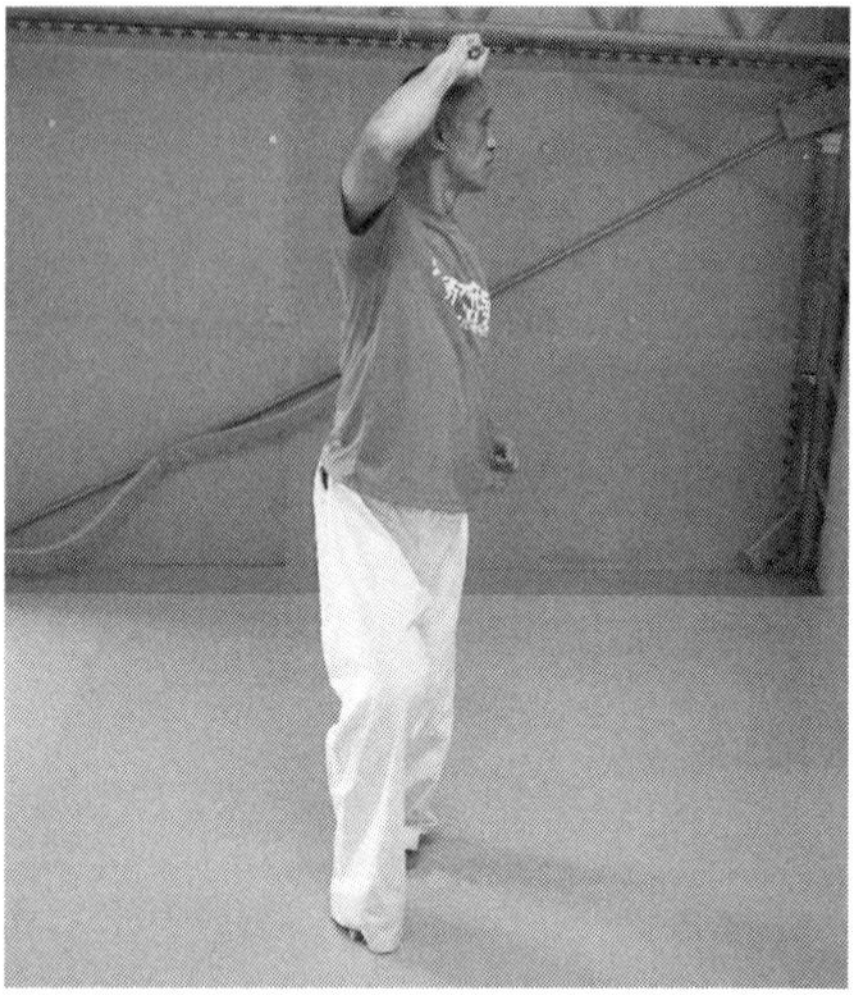

柳生心眼流の動作。武術の型には、体・手足を捻じった、現代の感覚からすると不自然なようにも思える動作がある。

理を用いて、簡単に誰でもできるように工夫したものが武術的反射運動であり、サムライメソッドやわらぎの原理になる。

無意識的運動（自然の中での運動や危険な場所での運動）を日常で行なわないため、まず原理に従った簡単な運動から始める。体全体を捻じると、それだけで全体が繋がってくる。ただし、日常で体を動かしていない人は、捻じっても奥まで繋がっていない場合がある。その場合、無意識的運動は起こりにくい。もっとも、そういった人なら、捻じって表面的にでも体を繋げるだけで体は楽になり、動きも良くなる。この運動だけでも普通の運動よりも高い効果が望めるので、少しずつ無理しないで行なってほしい。やり方がわかればとても簡単な運動だ。

まず両足を腰幅位にして真っ直ぐに立つ。そのまま体を、後を振り向くようにして左右に捻じる。反射が起きない人は首だけとか腰だけとか体の一部だけで回

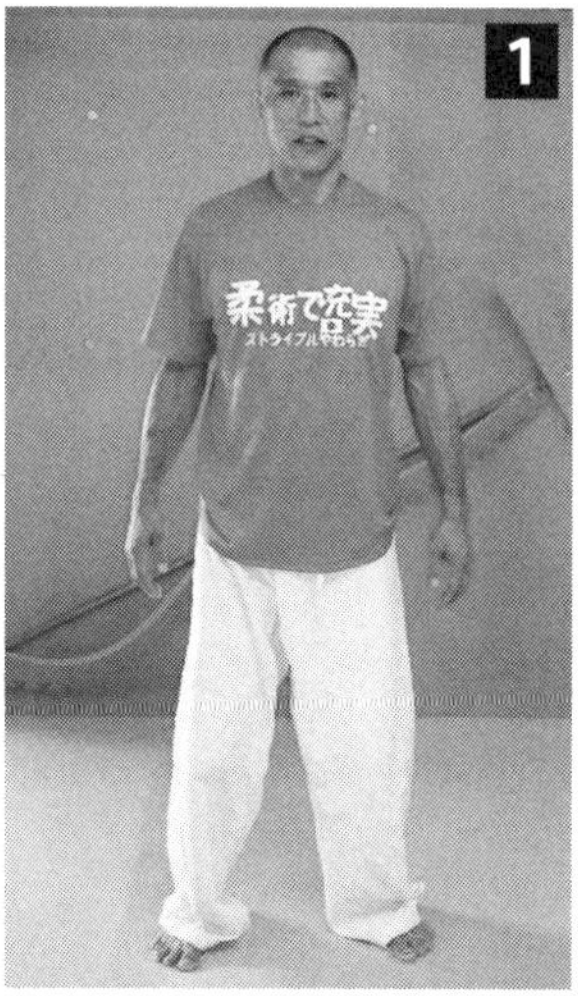

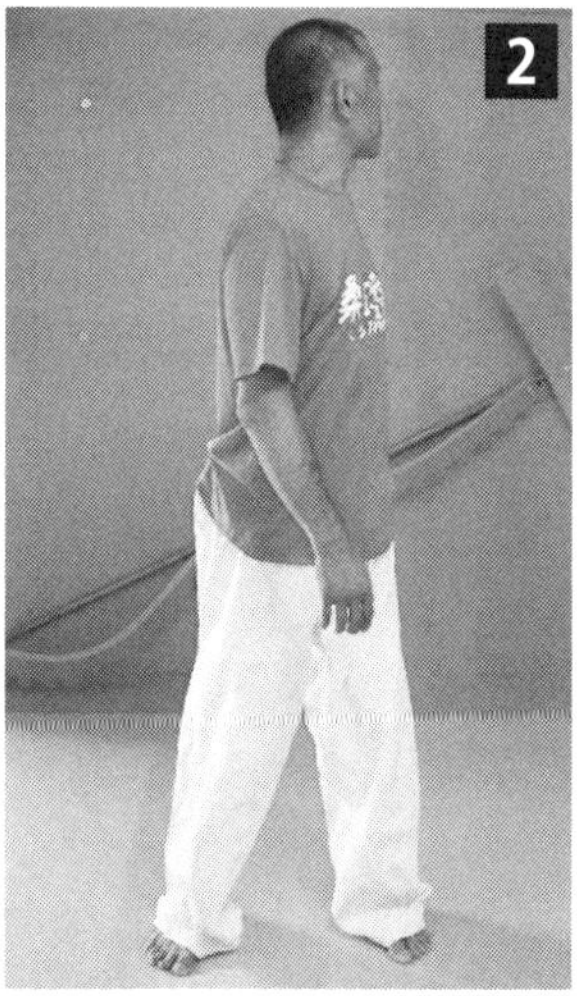

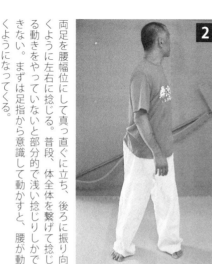

両足を腰幅位にして真っ直ぐに立ち、後ろに振り向くように左右に捻じる。普段、体全体を繋げて捻じる動きをやっていないと部分的で浅い捻じりしかできない。まずは足指から意識して動かすと、腰が動くようになってくる。

転させているからだ。日常で体全体を繋げて捻ることをやっていないので意識的運動で起こる、体全体の繋がった動きも退化しているのだ。意識と無意識は陰陽の関係だから、無意識の動きが衰えれば意識の動きも衰えてしまう。

体を捻じるコツは足を指からきちんと着き、足元から動かして腰を回転させる事だ。腰が回転してきたら、動きを上に繋げて胸を動かす。胸を動かすコツは肩甲骨を寄せるようにすると上手く動く。そして手を回転させる。最後に首を回転させる。

これで体全体が繋がった動きになる。首だけしか回転できなかった人なら、この動きを何度か繰り返してコツを掴むだけで体は改善されてゆく。

体が整って来たら、いよいよ武術的反射運動を開始しよう。やり方は簡単だ。体を捻じり、そのまま耳の穴に軽く指を差し込む。耳は敏感なので、無意識の武術的反射運動が起きやすいのだ。体を捻じることで反

首を回す

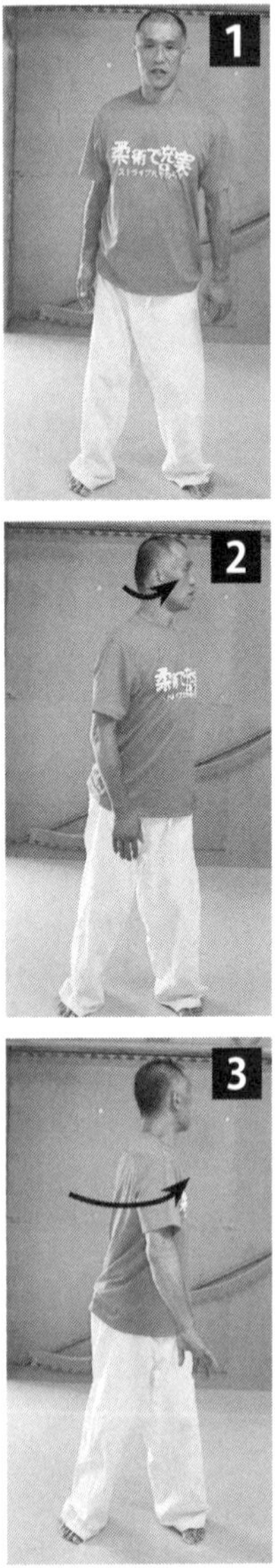

さらに首も回転させると、全身が連動し、より深い捻じりになる。

腕を回す

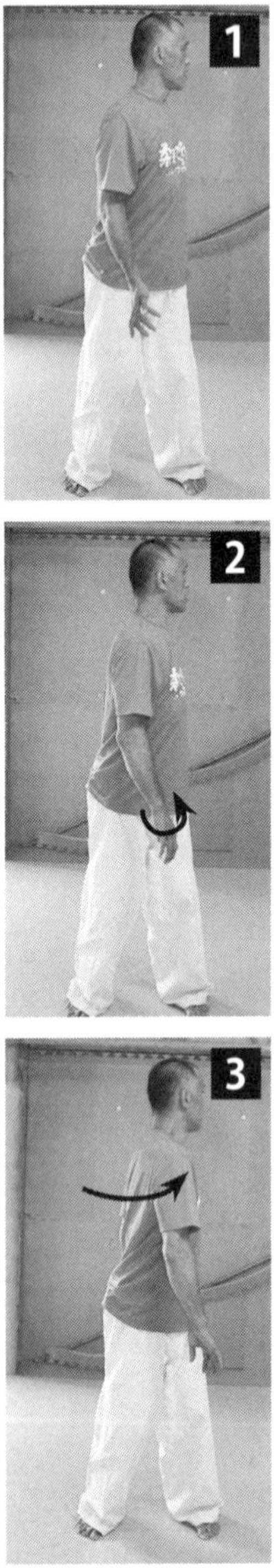

腕を回転させる事によって、肩部との連動が起こり、さらに深く回るようになる。

胸を開く

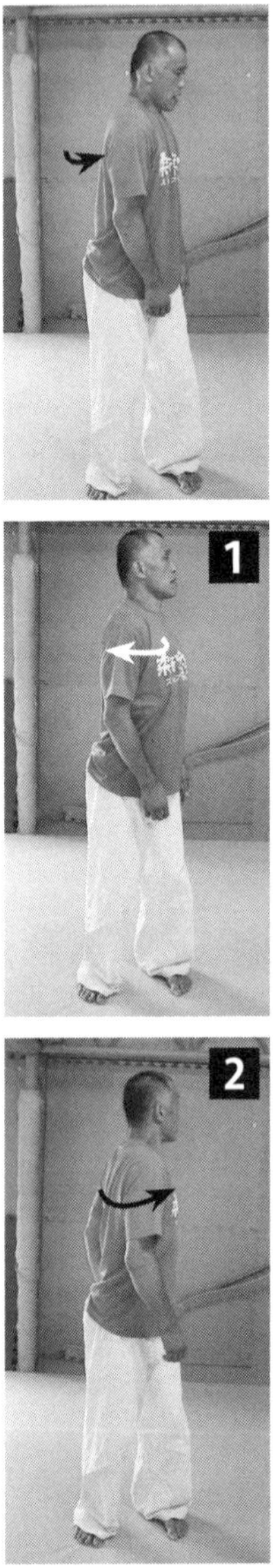

胸が閉じて詰まった状態だと、胸部が動かない。

肩甲骨を寄せるようにして胸を開くと、胸が回転するようになる。

耳の穴に触れる

捻じりきったと思える状態で、耳の穴に軽く指を差し込んでみる。するると無意識的運動がおこり、さらに深く捻じれるようになる。

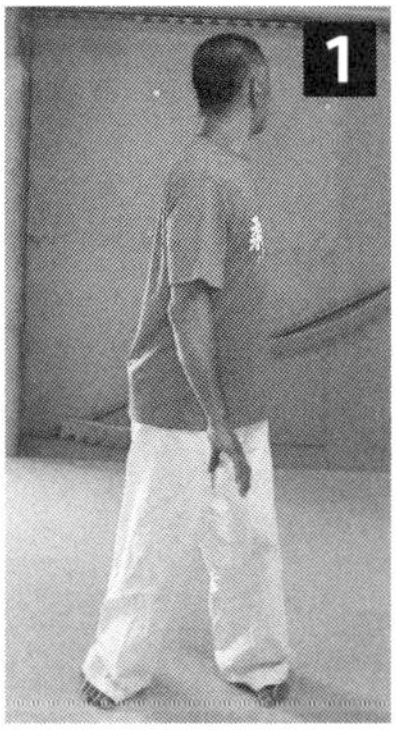

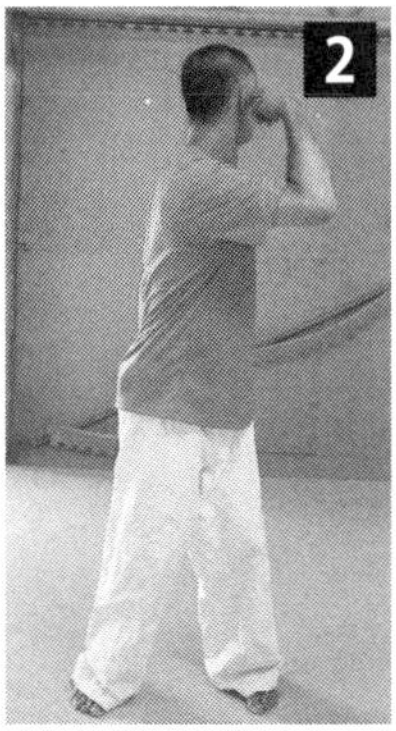

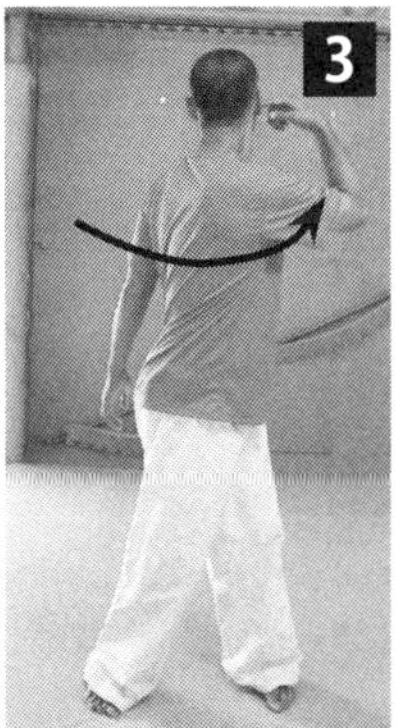

射が起きやすい状態になった体で、耳の穴を軽く触ると不思議な感じの動きが始まる。自分の意思ではない動きが起こり、もう限界だった捻じりが更にすっと回転を始めるのだ。これが無意識的運動だ。

この反応が起きない人は、前に紹介した運動を丁寧に繰り返してほしい。要領がつかめれば誰でも耳に触れると反射運動が起きるようになる。この動きが出た時点で、体は大きく変わっている。この動きは体の奥からすっと何かが流れるような不思議な感じの動きだ。

耳は敏感だ。耳のすぐ近くには体のバランスを司る役割の三半規管があるので、軽く触れる事で体の中の無意識の動きが目覚めるのだろう。日常的にバランスを取る動きが大きく減少している現代の生活環境では、三半規管も衰えている可能性がある。体は適度に動かすことで機能を保つのだから、三半規管も正常な機能として働いていない可能性がある訳だ。

耳に触れると体が奥から勝手に動きだす。この動きが、自然の環境が厳しくなった時に勝手に動きだす脇腹、骨盤に軽く触れると、また別の動きが体奥から起こり、さらに深く捻じれるようになる。これらは武術における頻出動作でもある。

骨盤に軽く触れる

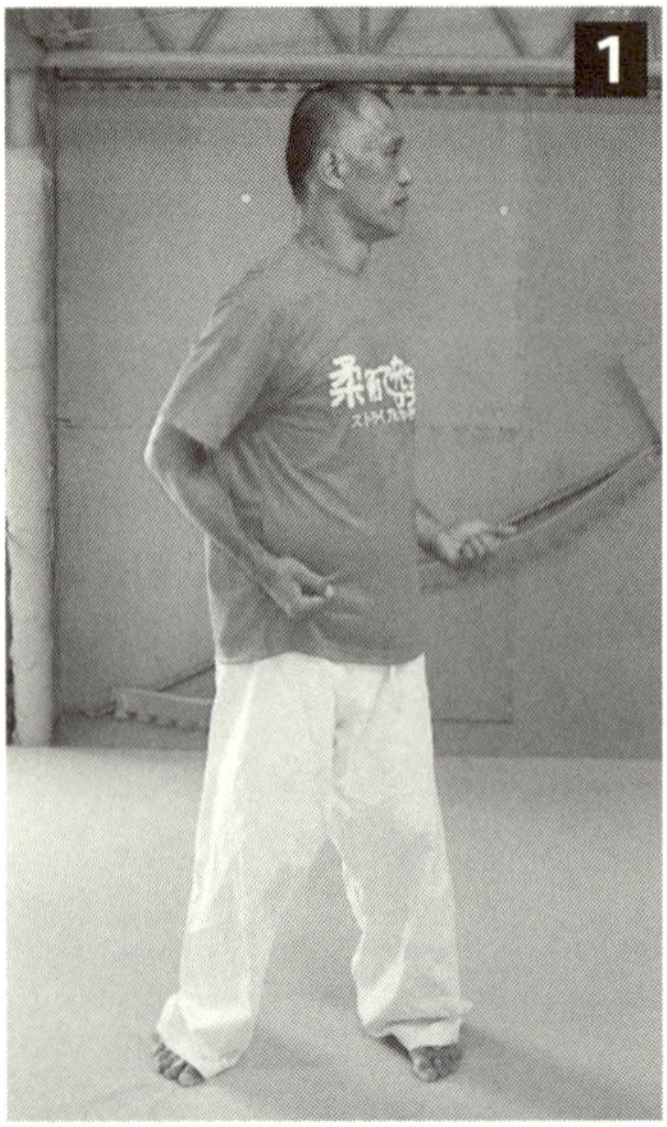

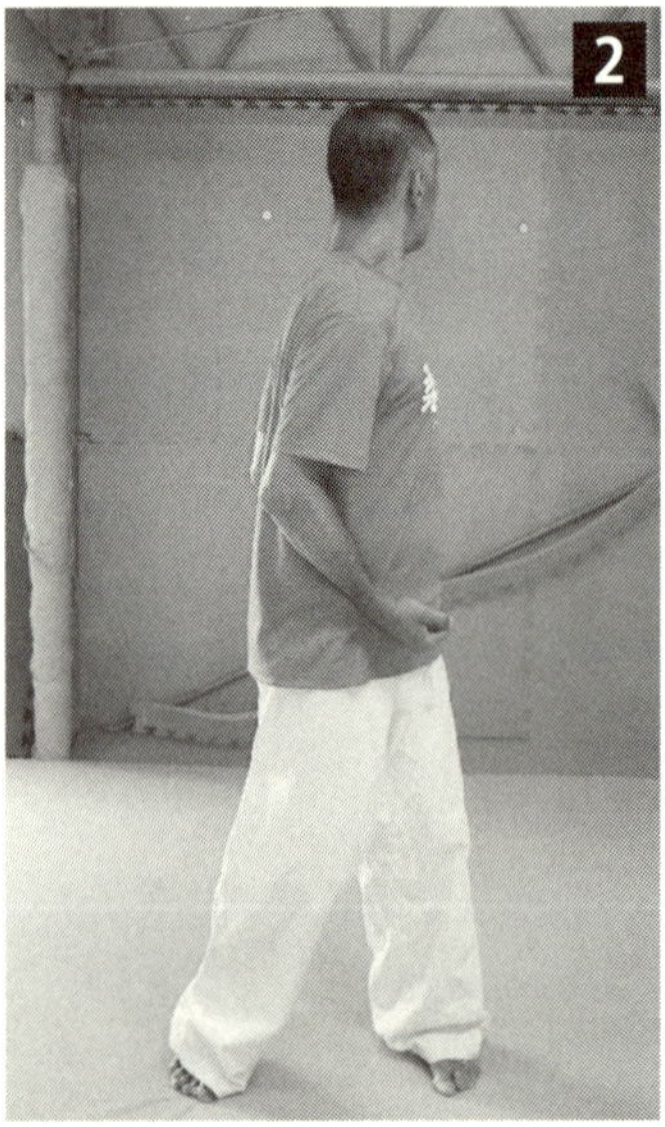

脇腹に軽く触れる

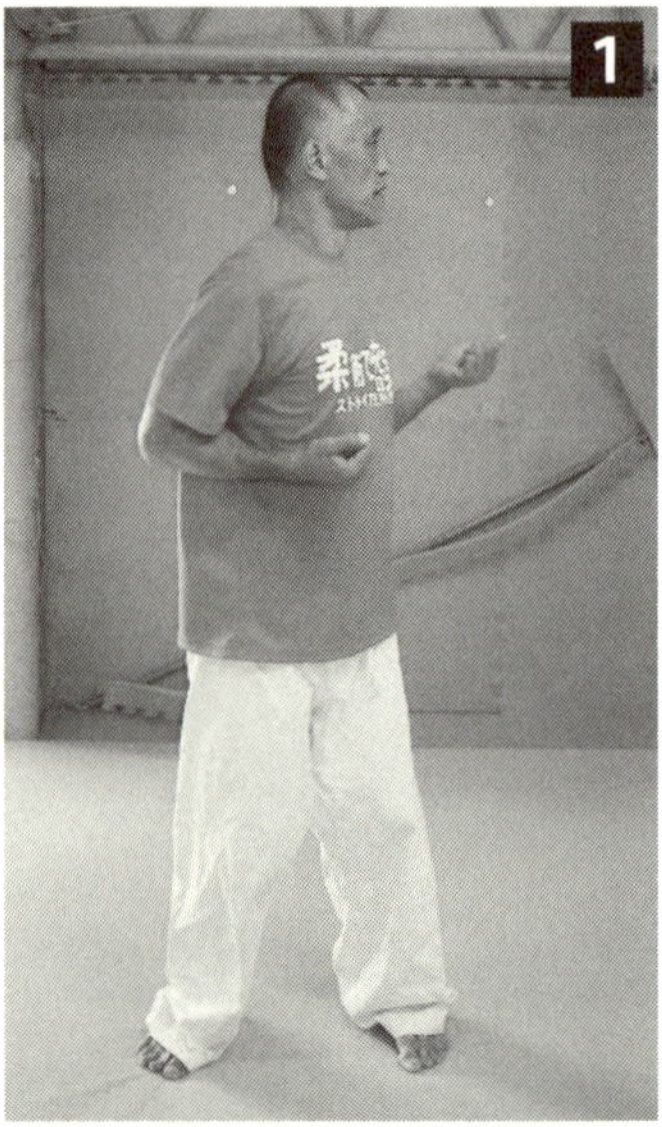

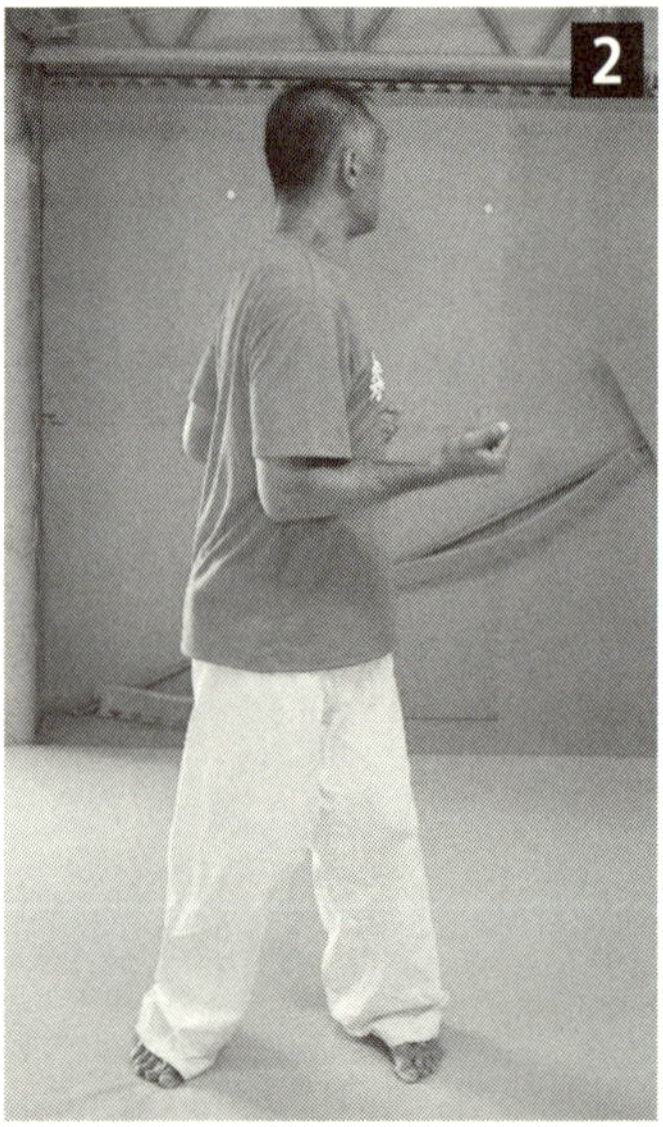

ような、身体能力を勝手に引き上げる動きになる。耳に触れて出る反応が大きくなってきたら、次の無意識的運動を始めよう。同じように体を捻じって、今度は脇腹に軽く触れる。触れ方は、はじめは痛くない程度で強めに触れる。体が整ってくればスッと触れるだけで同じ反応が出るようになる。今度は別の流れが体を勝手に奥から動かしてくれて、何もしていないのに体は更にスッと動いて、捻じる動作が大きくなる。

この動きにも慣れたら、同じように体を捻じって骨盤の辺りに触れる。今度もまた別の流れが起きて勝手に体は更に深く捻れる。

2 生命と地球の関係

武術的反射運動を引き出すために触れる3つの箇所は、敏感な場所で、くすぐられるとパッと反応する場所だ。人の体に無駄はないのでくすぐったい事にも何かの意味があるはずだ。くすぐったさを感じるのは皮膚を通じてだ。皮膚が敏感なのには様々な意味があるのだろう。皮膚は情報器官も担っている。目で見たり耳で聞けない情報は、皮膚が代わって情報を収集する。熱い物に触れた瞬間の咄嗟の動きは、皮膚が情報を収集して、頭で考えるよりも遥かに早く行なっている。

骨盤と脇腹は体を動かす際にテコの役割を担っている。骨格で見てみると、脚で体を支えて動くには骨盤周辺がテコの原理で動く必要がある。腕を動かす時には胸の辺りにテコができる必要がある。耳は三半規管に近く、首と頭部のテコの位置でもある。テコの位置の筋肉は敏感に詳細な情報が必要になる。テコがズレてしまえば体全体のバランスに狂いが生じるからだ。テコに当たる箇所は、体の情報を敏感に感じ

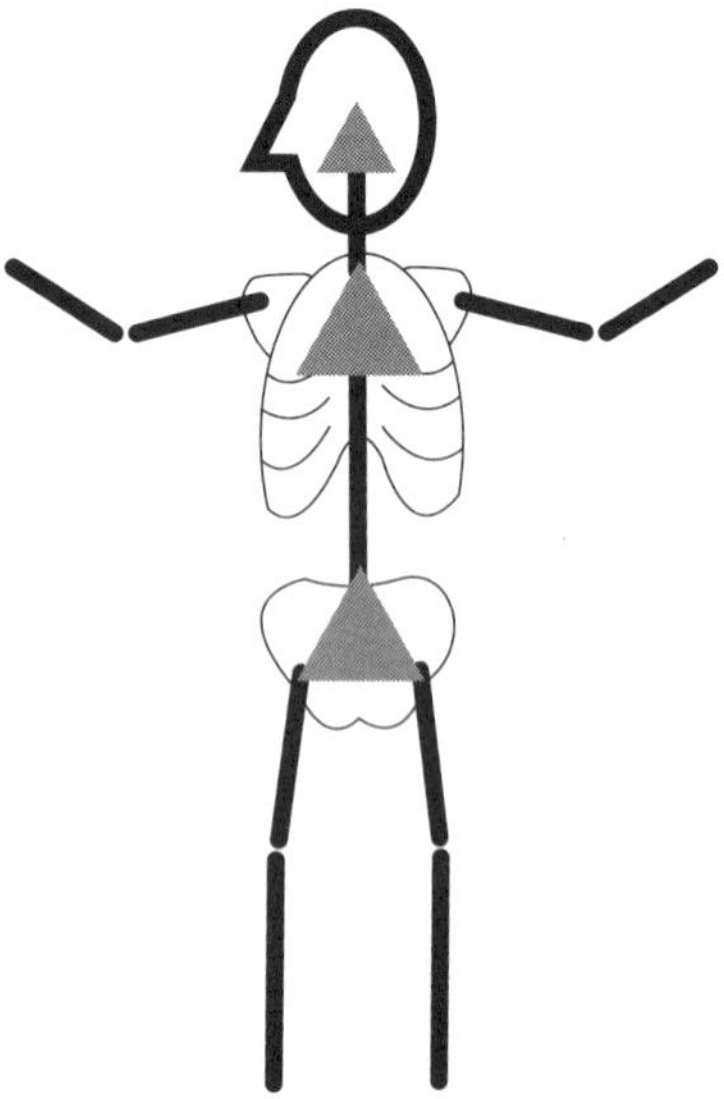

人間は構造上、手、足、頭などを動かすにあたって胸、骨盤、耳のあたりが〝テコ〟を形成するような要所となっている。この3つの要所が、いずれも感覚的に敏感である事には意味がありそうだ。

取るために感度が高い必要がある。そのためにくすぐったいのではないかなどと、考えたりもする。医学的にこんなことを考える人はいないと思うので、あくまでも私の仮説だが。

人が体を動かす際には神経が働く。脳から出す指令は神経を通じて体を動かす。

そして、実はもう1つの指令が存在し、その指令の方が動きの詳細を決め、体を奥から動かす役割を担っている。もう1つの指令である無意識的な指令は、接触したものからの情報、すなわち、持ったり、掴んだりした時の手の形と、意識的運動の力の強さで動いた筋肉と接触した部分の関係で変化し、それが情報として神経に流れる。もう1つの指令こそが詳細な動きを可能にする。頭で考えて出る指令だけでは人の動きは完成せずにロボットのような動きにしかならない。人の動きは

２つの指令から出ており、これらはまさに陰陽なのだ。

脳からの指令と筋肉が動いた時に発する指令は、電気的なものだと考えられる。この電気的なものの詳細な正体はまだ解明されていない。それでも、筋肉が動くと電気的なものが流れるのは事実だ。だから筋電図や心電図などが実際に活用されているのだ。

自然界の法則により私達は生かされている。だから私たちの体内で発生している電気信号によっても例外でなく磁力が発生している。フレミングの法則でもわかるように、電流、磁場の関係からは力が発生しているので、正の力が出ている時には本人以上の力が発揮できたり、負の力の時には脳の指令以下の力になってしまう、などという現象も起こるのだろう。フレミングの法則とは、磁場（地球上には常に存在している）と電気の流れる方向（体内の動きと指令も電気的な物）と力（体を動かす事）の３つの関係においていずれかが変化するというものだ。磁場の中で電流が流れれば力が発生し、磁場の中で媒体を動かせば電流が発生する、などのように。

地球上の生命は、立つ地上の変化と引力によって常に体に必要な力が加わり、変化する。その変化に伴うバランスの変化は、思考では到底間に合わない質のものだ。動くたびに体の形が変わる。

骨格、筋肉、内臓、皮膚などのすべてに、その度に引力による圧力が加わり、すべてに電気的な変異が起こる。この電気的な変異がその情報を伝え、瞬時に判断して動きの変化が正確に行なわれる。この電気的なものの詳細は、人類にとって未知の領域だ。医学や物理・化学が発達しても、この電気的なものの正体は解明できていない。解明されていないいからないかと言えばそんな事はなく、確実に存在はしていると考えられる。これが東洋の身体論の〝氣〟なのかもしれない。

体は無意識に管理されている。無意識の状態が整っていれば体は正常に全て機能するが、頭からの指令が狂えば体に異常が生じる。ストレスなどにより起こる問題がこれにあたる。もう1つの指令の狂いは無意識なので感じる事はできないが、体の構造が歪めば電気的な配列が狂うので、それをキャッチした指令も当然、狂う。体の無意識の情報が狂えば、やがて大きな問題になってゆく。元気とは元の氣と書く。体の歪みは部分的な筋肉のみならず、体全体に影響を及ぼすと東洋では言われている。体の歪みは電気的な歪みで、それが体の誤作動（不定愁訴や病気）に関係している可能性は高いだろう。

例えば地震測定で考えてみると、人が感じられる振動の最小の揺れを震度1と定義して、それより大きなエネルギーにより震度を確定しているのだが、実際には震度1以下の地震は無数に発生しており、測定技術が向上した事で震度0・5とか0・1とかを測定できるようになった。現代医学の検査で解かる部分のみを議論、研究しているのであって、〝震度1以下〟のような部分はまだまだ科学性が確立していないから議論の対象になっていないのだ。実際には、この部分が解明されてくると面白い事が出て来るのだが、まだ、そのような段階にはない。人の体に存在し、体と大きく関係する電気的なものも、測定できないので研究がなかなか及んでいかないが、実際には確かに存在していて、それが解明される前に実用してきたのが東洋の身体論だ。計測はでなくとも、こうやったらこうなるという、実論のみに対象を絞ってできたものなのだ。

電気的な変化はそれぞれの生命に設定されている範囲で起きる。設定された範囲はそれぞれの生命が生活し、命を営む場所だ。全ての生命は地球と繋がり、地球との関係によって起きる電気的な変化によって無意識にバランスを維持し、変化させる事で体を自由自在に動かし、健康を維持するしくみなのだ。

地球の生命のすべては地球に生かされている。地球の空気、水、地球に降り注ぐ太陽。そこから繋がる植物と動物。すべてが繋がり循環するようにして地球で生命を営んでいる。そこには引力と地表の関係も当然ある。地球はただ単にそこに存在するだけのものではない。何かの力で地球は常にその存在を維持している。宇宙との関係もそうだ。引力だけでない、何らかの力がすべての存在を循環させ、維持させている。それを仮に電気的なものと呼び、それが神経を通じて陰陽の関係で体に指令を出す事で人の動きは成り立っている、という言い方もできる。体を動かす時に変化する電気的な変化は、動かす対象によって正しく変化し体を正常に維持する。動かす場所や対象が設定外であれば、電気的な物が狂う可能性は高いのだ。

人間の動きは意識と無意識の2つによって成り立つ。無意識の動きは自分の意思では決められない。歩く時には、地面に接地した足の形に体重が乗ることで筋肉に力が入り、電気的な変化が起こる。体重を乗せれば勝手に筋肉が力を出すからだ。その時の詳細な力加減は、無意識の器官が対応する事になる。人の動きは2種類の電気的な指令によって導かれているのだ。無意識的運動を引き出すために触れた3箇所は、武術における引き手の箇所に相当する。体を動かす際に敏感に情報を収集している箇所に刺激を与える事で、電気的な動きを引き出し、自然な動きを再現できるのだ。その結果、体が強くなるだけでなく、健康柳生心眼流で用いられる3つの引き手。位置は耳の脇、脇の下、骨盤の辺りと、先に上げた3つの要所と一致している。

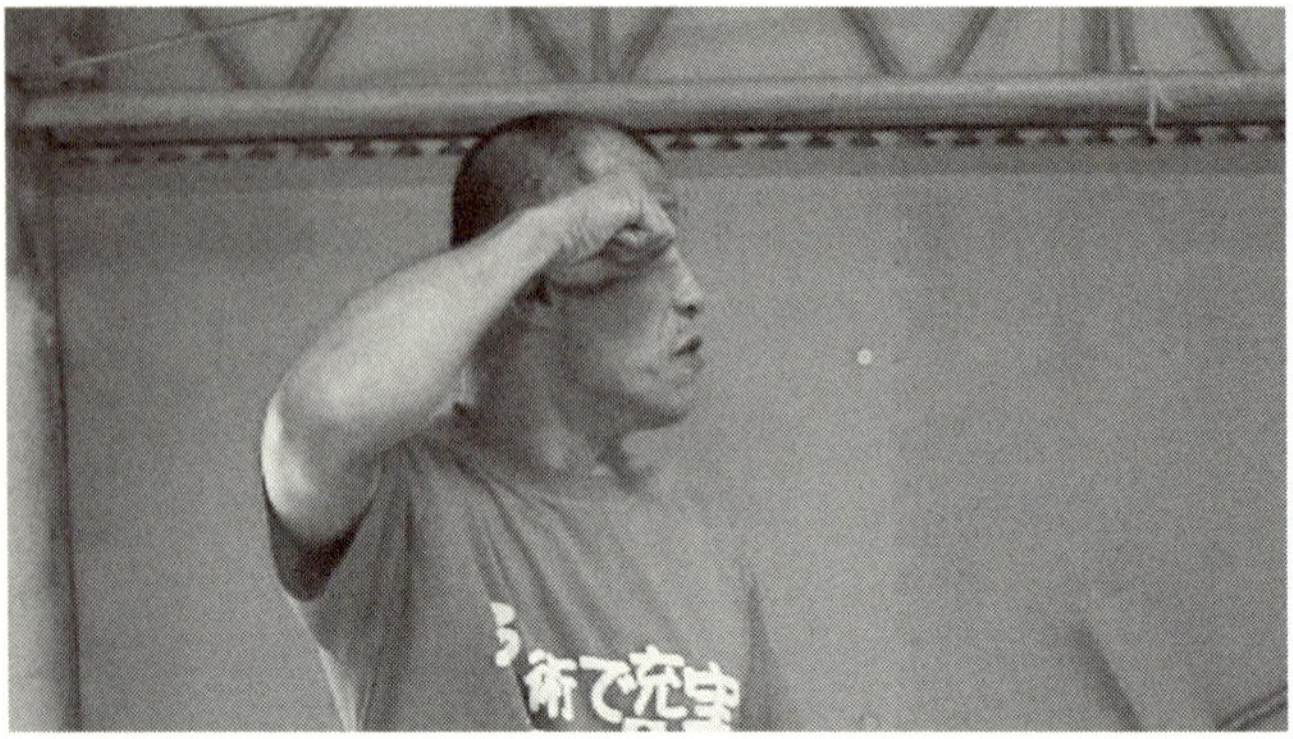
耳の脇

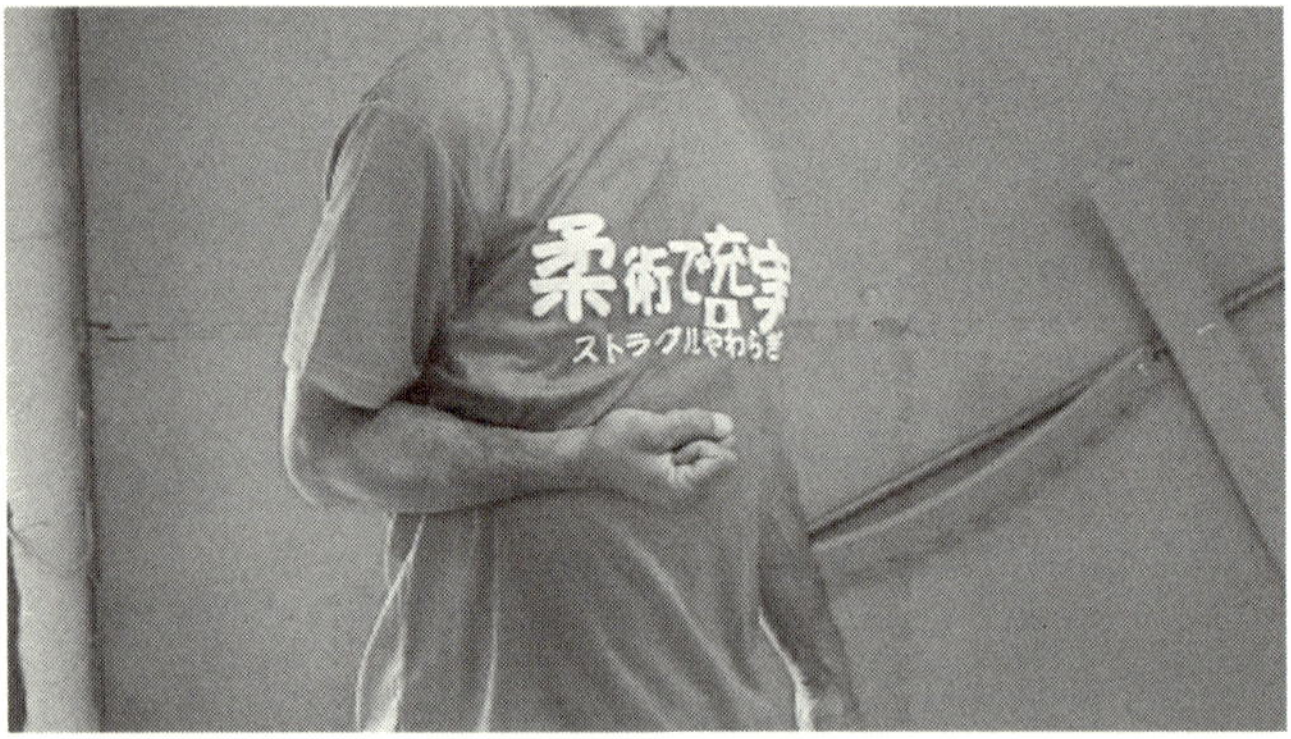

脇腹

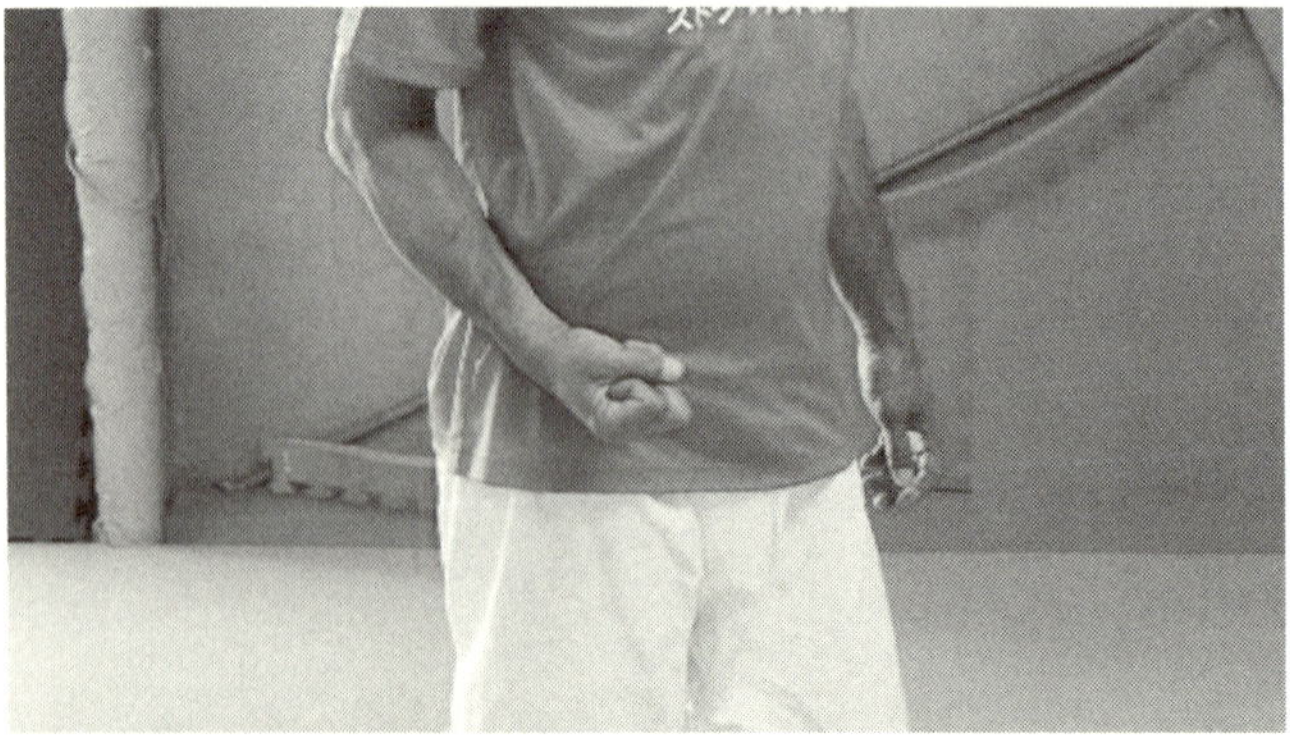
骨盤

状態も向上する。だから武術は稽古するだけで活殺、養生と健康も同時に身に付いていくものなのだ。

心眼流ではこの3箇所に引き手で刺激を与えることで、体の奥の動きを引き出す稽古をする。この原理を知っているからこそ、原理に合わせて簡単にできる運動を発掘できたのだ。この原理を更に簡単にするために、道具を使うと非常に効果がある事を私は発見した。この原理と道具でストレッチや運動を行なうと、非常に高い効果が得られるようになる。

3　歩くという運動の間違い

普段皆が行なっている歩き方が、実は間違っているとしたら？

舗装道路を靴を履いて歩く状態は、自然な歩き方から比べると実は異常な歩き方なのだ。歩く人が全員そうで、歩くという意識的な動きとしては間違っていない。だから誰も気が付いていないだけで、実は日常の歩き方で体は痛んでいるのだ。だから、靴の工夫やウォーキングのやり方の本が流行っている訳だ。人工的な空間で行なう意識的運動では、解決にまだ何か1つ足りない。だから色々な商品や理論があるのだと思う。答があれば、こんなに色々なものが出回ることはないはずだと思う。正解は1つなのだから。

歩くということを舗装道路ではなく、山道で考える。こちらのほうが自然に近いのだから、たとえ普段機会が少なかろうと、本来の歩き方の正解に近いはずだ。

舗装道路を歩く時には、足を運ぶ連続で歩く。何を当たり前のことを言ってるんだ、と思うかもしれな平らな舗装道路を歩く分には、股関節だけを使って足さえ前に送り出していけば歩けてしまうが、山道等、歩きにくい斜面を歩く際には、足にしっかり骨盤から体を乗せていくようにしないと歩けない。

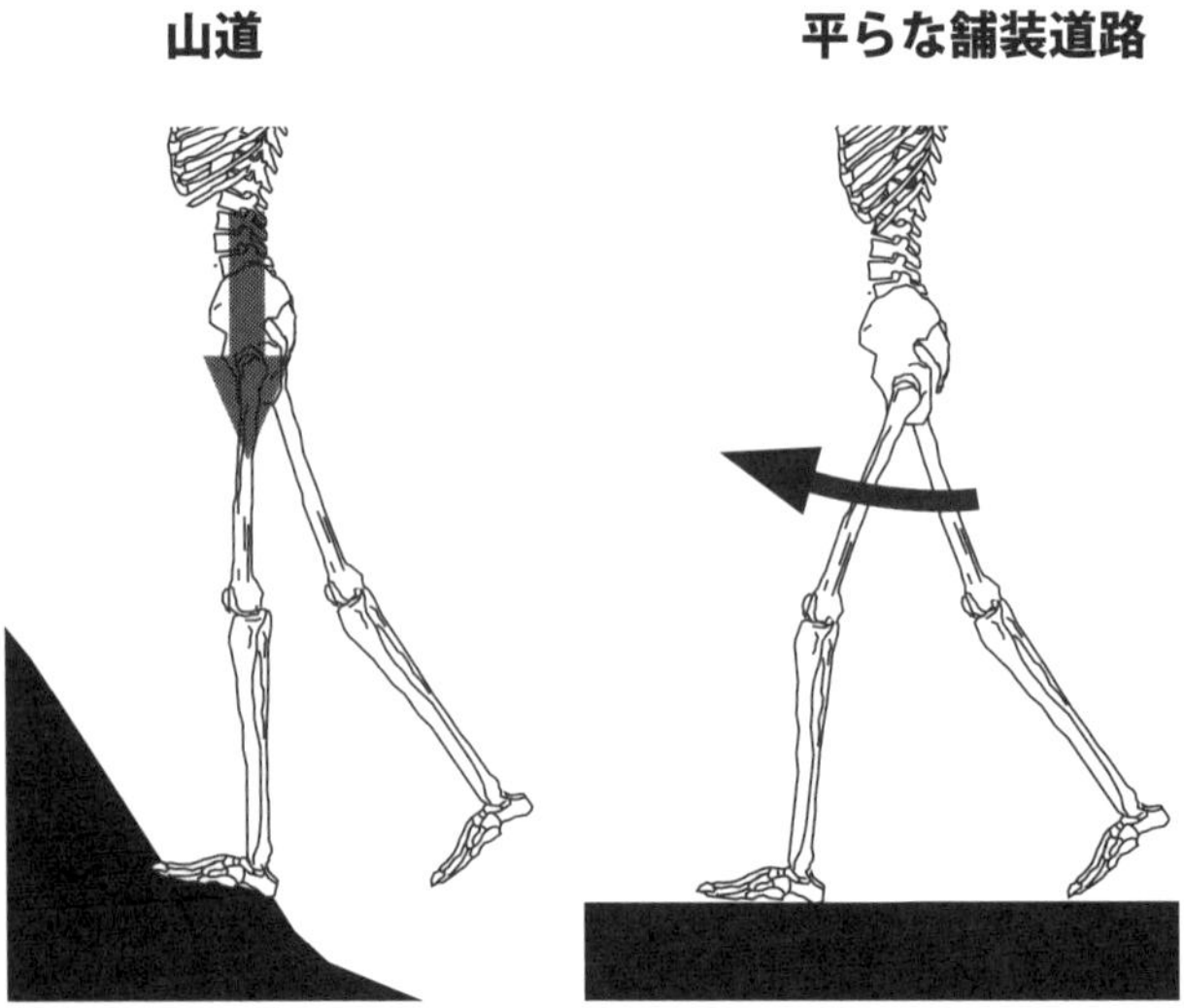

いが、当たり前ではない。これは実は異常な歩き方なのだ。山道を歩くとすぐにわかる。わからなければ険しい山道を登ってみれば必ずわかる。本当の歩き方は、運んだ足に体を乗せるのだ。

舗装道路ならば、楽過ぎて足だけで体を運んで歩く事ができてしまう。そのために足裏からの情報が設定よりも大幅に低くなり、体が繋がらない指令で起きる異常な歩き方を、誰もが日常的にやってしまっているのだ。みんながやっているから気がつかないだけ。

傾斜がきつければ、足に体は乗れない。はじめに足を運び、そこに体を乗せなければ歩く事ができない。歩くという意思的運動に対して、正しい環境で、最適な動き方を無意識的運動が引き出せば、こういった歩き方に自然になるのだ。足だけを運んだ歩き方は、股関節から足を動かす。体を足に乗せる歩き方は骨盤から足を動かす。歩く度に骨盤が動けば腰の周辺の筋肉も動き、正常な状態を保つ。また傾斜がきつければ、体を足に乗せるために姿勢も正しくなる。人工的な環境では、設定にない楽な場所なので、その必要がないという不自然な判断をしてしまう。自然の環境ではあり得ない環境では無意識的運動に狂いが生じる訳だ。そのために姿勢は悪くなる。草原であれば最低限の姿勢と骨盤からの歩き方は維持できる。ところが舗装道路と靴では、無意識的運動が働く余地がないので不自然な動きに、体が迷いながらなってしまうのだ。

歩き方が間違っている。それで体を痛めてしまっている。だから、間違った歩きで動いていない（動かしたくとも動かせない）箇所を動かす事ができれば体は勝手に整い、元に戻るな？　ある日こんな閃きがやって来て試してみた。やり方は簡単で効果はすぐに出た。動いていない骨盤を無意識に動かせば良いのだ。意識ではなく無意識で動かすのがコツだ。

まず背中を着いて寝る。そのままの状態で歩く動作をやってみる。足は股関節から自然に上ってゆく。これが日常の歩き方だ。この歩き方は骨盤周辺の筋肉が置き去りにされるので腰の周辺に問題が生じる原因になる。

次にお尻の下に手を置いてみる。床に着けるように手を置いて、その上にお尻を乗せる感じだ。そのまま歩く動作をすると、今度は勝手に骨盤から足が動く。この運動を何度かやると骨盤周辺の筋肉が動き出し、動いていなかった筋肉が動く事で、腰がほぐれて楽になってゆく。

この運動は無理をしないことが大切だ。今まで動かしていない箇所を動かすのだから、ゆっくりと感覚を聞き分けるように行なうことが、はじめは特に重要だ。はじめに学んだ操体法の教えがこの運動には役

寝て普通に歩く動作をする

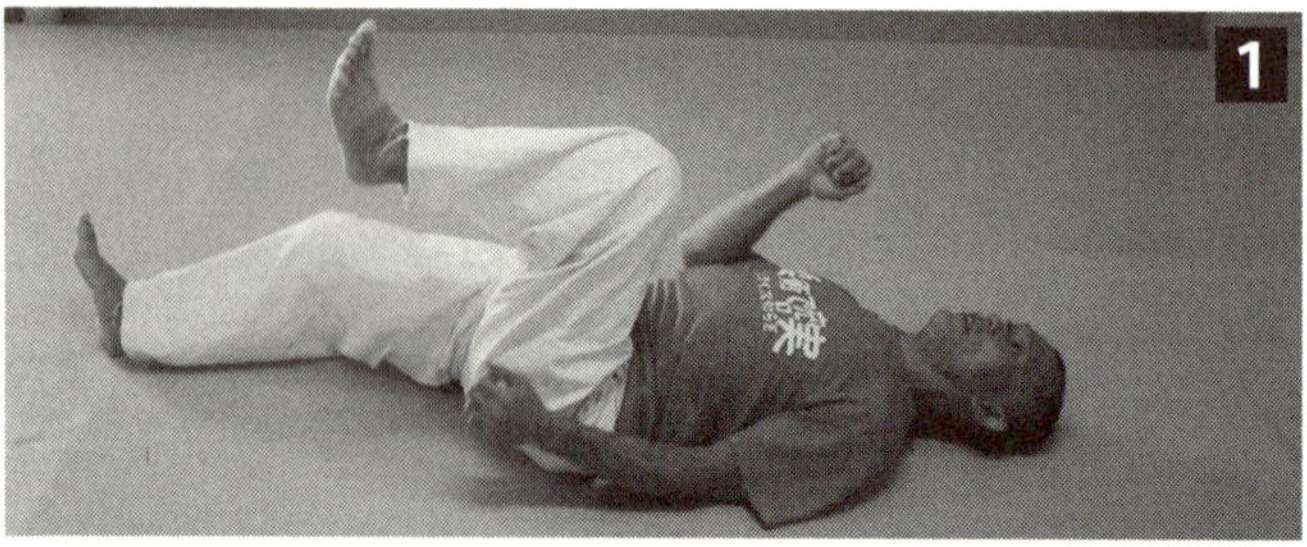

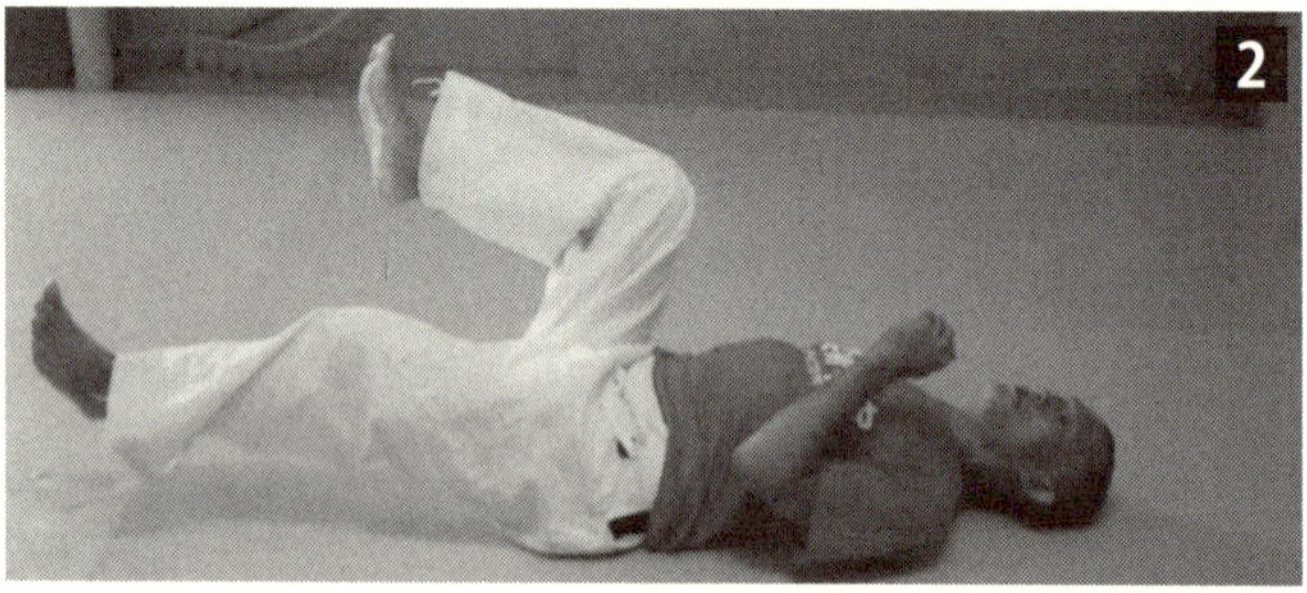

お尻の下に手を置いて歩く動作をする

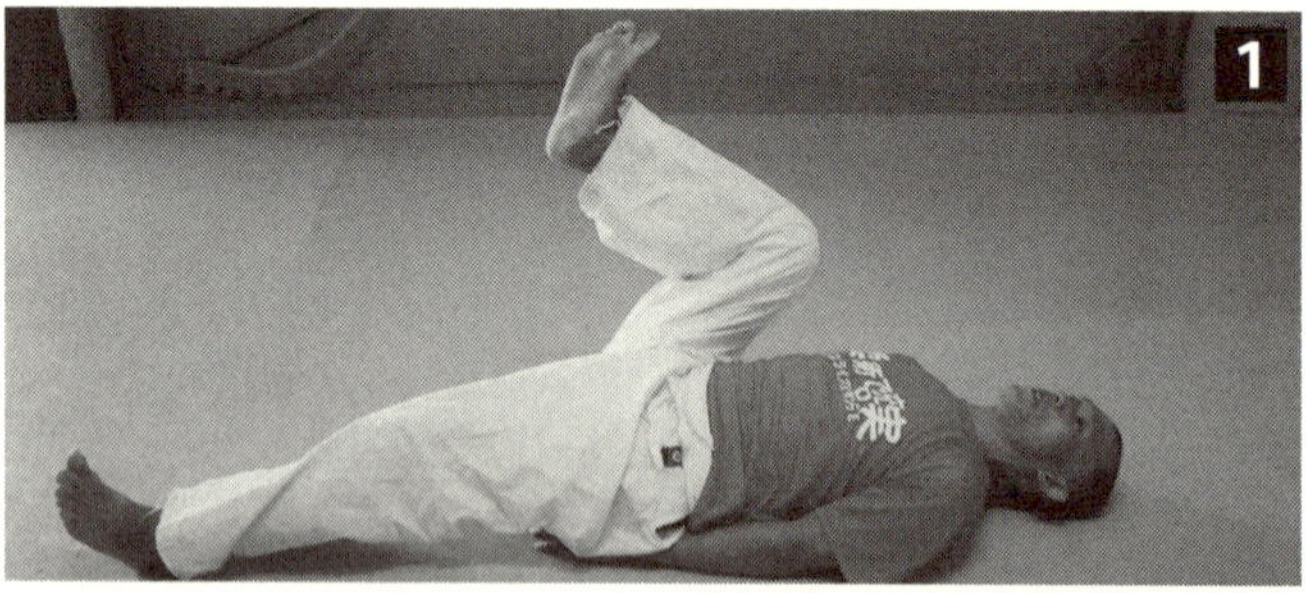

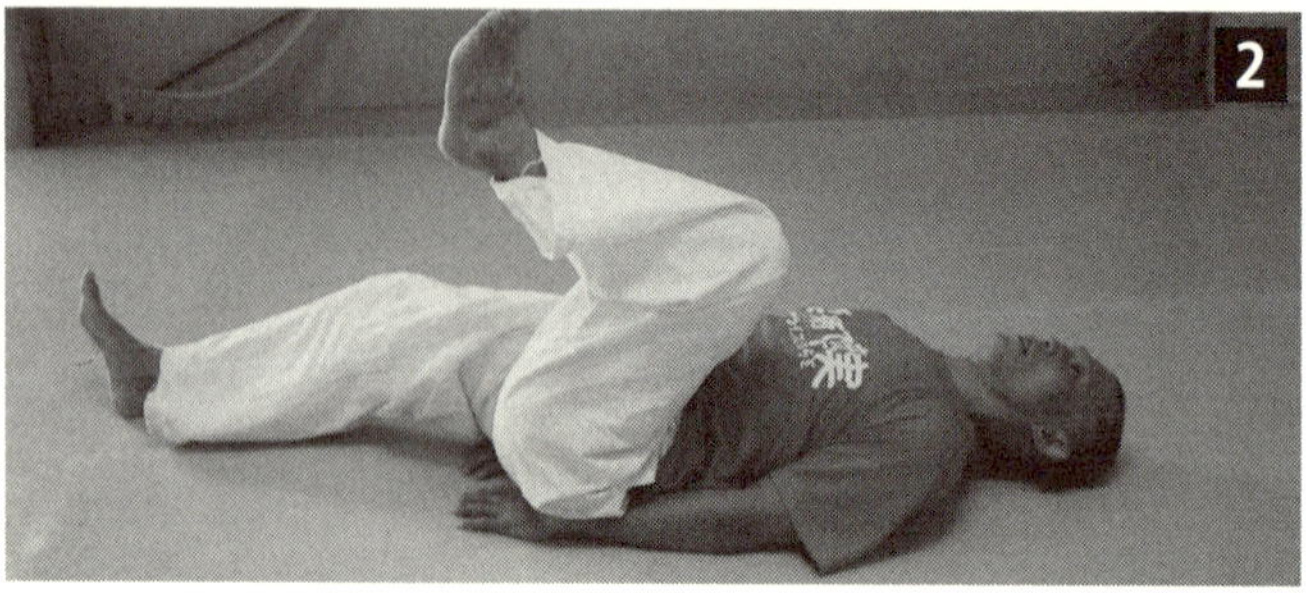

股関節からしか動いていなかった歩き動作が、お尻の下に手を置いて行なう事によって骨盤から動くようになっていく。

に立った。ゆっくりと感覚を聞き分けて、気持ち良い位の動きを行なう。〝痛い〟というのは体が拒否しているサインなので、そこまでは動かさない。早く動かすと聞き分ける暇がないので、ゆっくりと体全体を感じながら動かすのがよい。動きながら聞き分けると、あっ、ここら辺で止めるとじわーっとして気持ちが良いな、という場所が出て来る。そこを見つけたら、暫くそのままの状態でいる。暫くすると気持ち良さが消えてゆく。体が整ったら気持ち良さは消えてゆくのだ。この運動を行なうと腰が大分楽になって稼働範囲も広がる。

4　人工芝の発見

人の基本の運動は歩く事だ。歩けなくなり、立てなくなれば人の生命力は著しく低下する。足指をきちんと地面に接地して、地面の変化と共に一歩一歩体の奥から全身で歩く事が、人の本来の〝歩く〟という動作だ。地表は常に変化するから、舗装道路のような変化のない場所を長時間歩くと、本来の多様な筋肉の動きができないので、固まって偏ってゆく。靴を履いて歩けば足指が動かせないので、更に問題は大きくなる。

筋肉を鍛えても解決しない問題は、体の多様な動きを無視して鍛えるからだ。

多様な動きの始まりの、足指を動かす基本運動を紹介しよう。足指からの刺激を人工的に作り出すと体は勝手に奥から動くようになる。テーピングで発見した原理を日々やっていると、次の閃きが来た。〝人工芝〟だ。

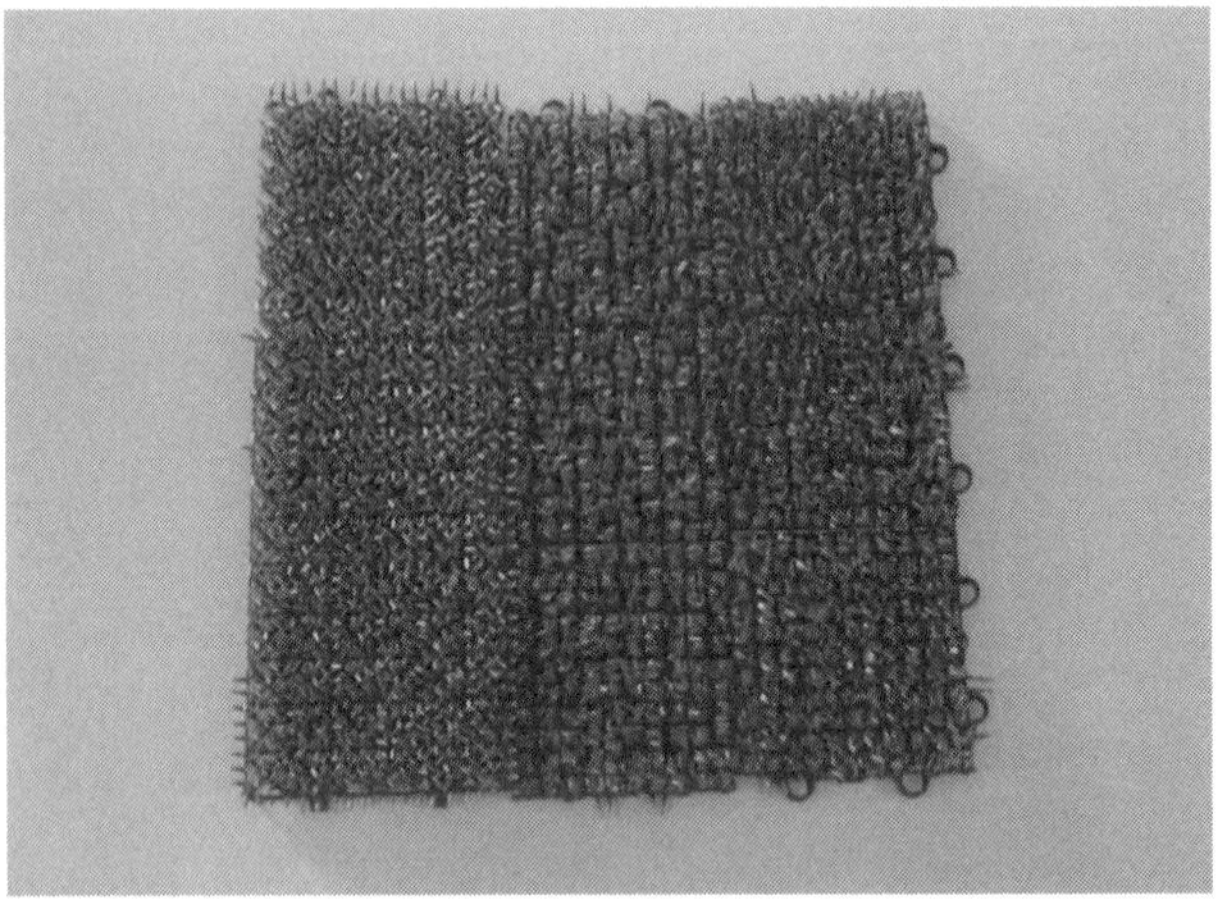

100円ショップでも手に入る人工芝。このチクチクとした触感を利用する。（写真は30センチ×30センチ。これを10センチ幅×3つに切って使用）

ベランダに敷く人工芝は100円ショップで売っている。30センチ×30センチの人工芝で100円だ。これを3つに分ける。とてつもなく安価な健康器具の誕生だ。

人工芝に乗って前屈をやってみる。そして、乗らない時と比べてみてほしい。

足指からの刺激が体を勝手に奥から動かすので、それだけで体が変化する。人の体には〝スイッチ〟がある。動く場所、手に触れる物に応じて、体が無意識に性能を変化させるのだ。本来何もしないでも〝スイッチ〟さえ入れれば性能が上がるものを、性能が上がらない状態（スイッチが入っていない状態）なのに頭の考えで性能を上げようとすれば、そこに無理が生じる。その結果、体を痛めたり、良い結果に結びつかないという事が起きるのだ。

人工芝に乗って運動をすると、0秒で体が変わる。0秒で変わる運動を繰り返すと、0秒で変わる範囲が向上してゆく。苦しいことをしなくとも勝手に性能が高まってゆくのだ。日々繰り返すと体の奥から次の閃きがやって来る。人工芝の上で足指を動かす運動をやってみたらもっと効果

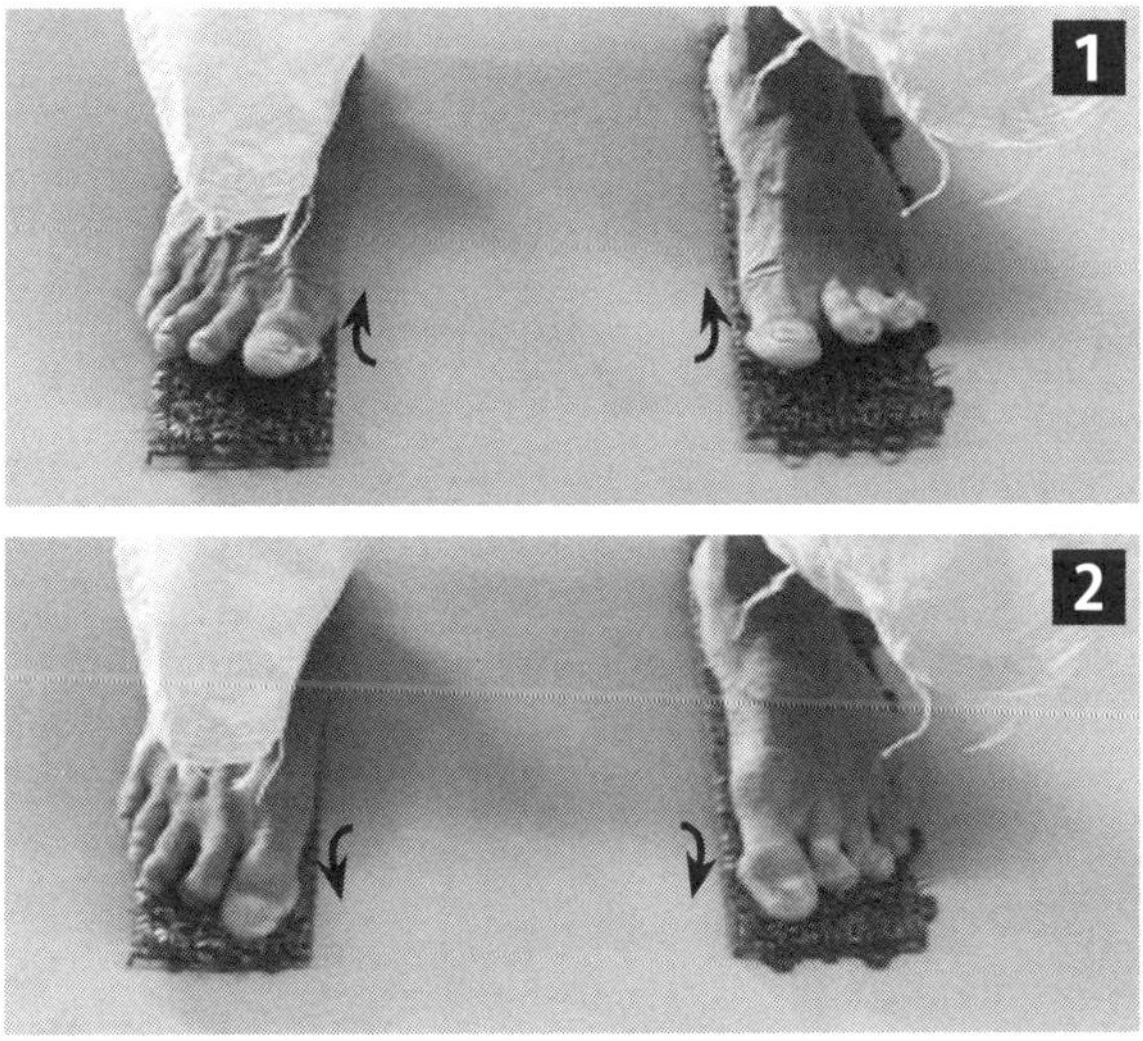

人工芝の上に裸足で乗って足指を動かす。自然に行なっていたこの動きは、太氣拳と柳生心眼流双方で経験があった。

が高くなるのではないか？

さっそく試してみた。人工芝の上に立ち、まず体を前後に軽く動かして足指を動かす。数日すると体が良くなったのだろう、勝手にこんな動きをしていた。足指を高く上げて次に人工芝に踏む込み動きだ。

この動きができるようになると、前屈がまた変化する。腰や首、肩なども楽になってゆく。

この運動は太氣拳にもあり、教えていただき何度もやった事がある。その時とは全く違った効果があった。心眼流にも似たような動きがある。足指を上げて踏み込む。この時、心眼流は体を移動させて更に厳しい動きをする。同じような動きを空手でも見たことがある。

心眼流の動きを道場でやると膝に違和感が出た。それで最初はあまりやらなかったのだが、人工芝に乗ってやると膝が楽になっていった。人工芝の上なので移動せずに腰を回転させて、同じ動きになるように工夫して行なった。自分の意思で行なう動きは

人工芝の上だと体幹が動くようになる!?

限界まで曲げた所で、人工芝に乗った足指を持ち上げてから踏み込む動作をすると、さらに深く曲がるようになる。

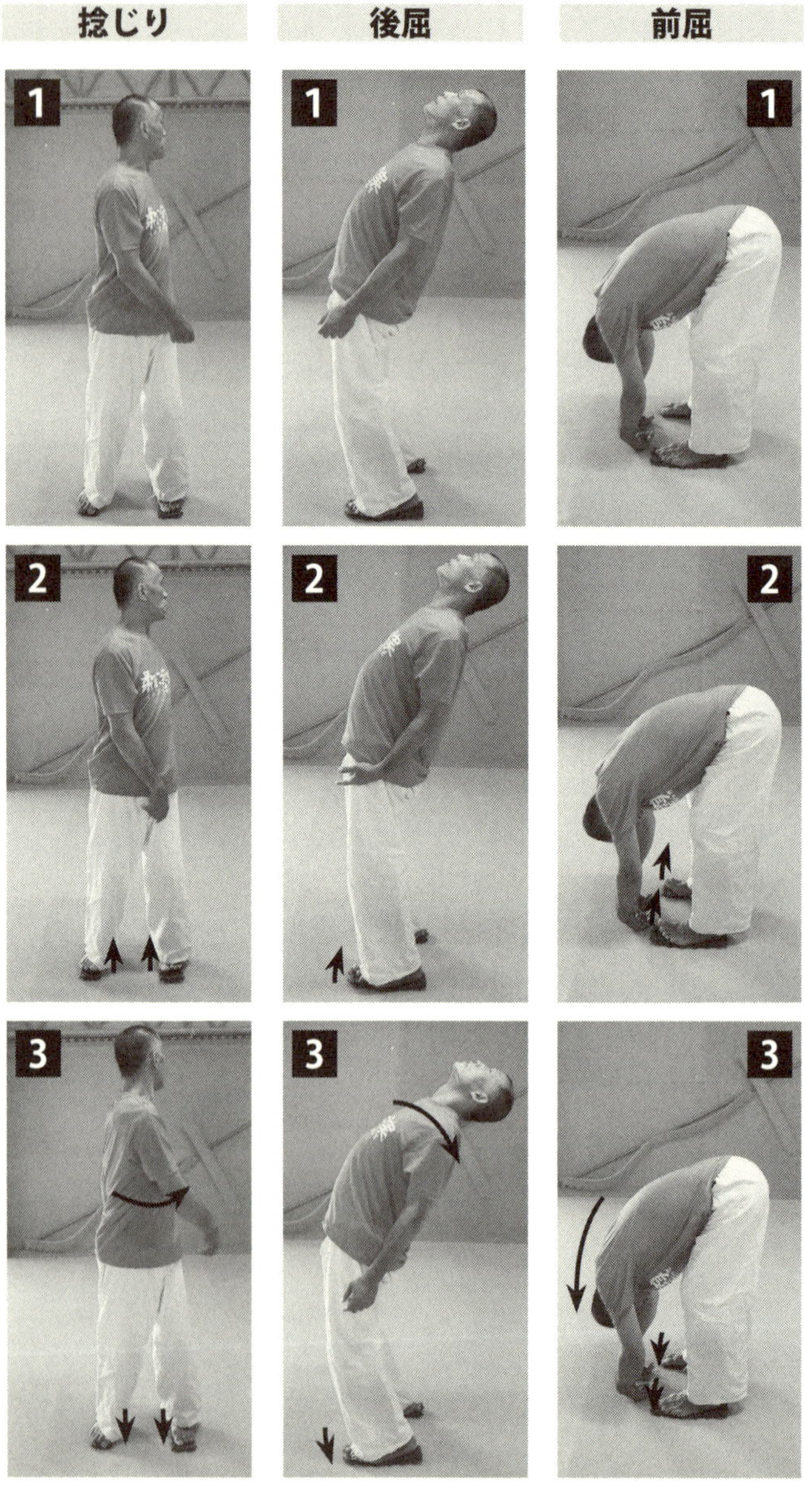

同じなのだが、人工芝の上で行なうと、意識できない無意識下で、体を奥から繋げて動かすように指令が出る。その結果、同じ動きでも、違った奥からの動きに変わって体が良くなるのだ。

安全と思える道場での稽古は、人が頭で考えただけで、体にとっては。安全過ぎて性能を引き出さない状態なのだ。考えてみれば、武術が始まった時代に現代のような道場はないので、外で稽古を当たり前のようにしたはずだ。外で稽古すれば人工芝の上よりも更に高い効果が勝手に出る。現代の運動を行なう施設のすべてにこの問題が共通する。頭で動きやすいと考えた場所は、実は体の本当の性能を眠らせてしまい、本当は運動をするには危険な場所なのだ。

体を捻じる運動も人工芝に立って行なうと効果が更に高くなる。無意識的運動が起こるには体が繋がることが条件になる。繋がっていない状態でやってもあまり意味がない。人工芝の上に立つ運動をしながら徐々に運動を重ねてゆくと効果が高まってゆく。

人工芝の上に立って前屈と捻転を行なってみてほしい。この運動が楽にできるようになったら、次に前屈と捻転の動きが最大になる状態で足指を上げて踏み込む。この運動ができるようになると、体の奥から力が流れるような感じになって勝手に体が更に動くようになる。体が本来持っている性能を引き出せるようになったからなのだ。

この章で紹介した運動をすべて毎日行なう必要はない。気になる体の箇所を動かすために。自由に選んでいくつか行なえば、充分に体が良くなって行く。少しずつ続けると、バラバラにやっていた運動が繋がって来る。１つの動作を行なう時に１つの刺激を加えると、他の刺激を加えた時に動く箇所も一緒に動くようになって来る。続けると体が覚醒してくるからなのだろう。少しずつ体を変えていくと誰でも良い結果になる。無理せずに少しずつ体が変わるのを楽しみながら続けてみてほしい。

第4章

無意識的運動でストレッチを向上させる

1　暗闇で稽古を行なうもう1つの理由

第3章までの運動を繰り返す事で、体の無意識的反応が高まる。意識的な動きを完成させるのは実は無意識的な動きなので、無意識的運動が覚醒した体でストレッチを行なうと柔軟性が向上する。無意識的運動を覚醒させる鍵は、体が接触した部分からの刺激の変化だ。無意識的運動は本来の環境での変化による刺激で、常に正常に働くようになっている。しかし、現代の環境での運動では正常に機能しない箇所がどうしても出て来てしまう。そのため眠った箇所を正しく覚醒させれば驚くほどの効果が簡単に手に入る。無意識の反応の覚醒の段階には個人差があるので、様々な例をこの章で紹介してゆこうと思う。

人工芝を使ったストレッチは無意識的運動が覚醒した体であれば瞬間的に柔軟性が高まる。まさに0秒で変化する。人工芝を使っても向上しない場合には、前の章に戻って基礎運動を繰り返し行なってみてほしい。

ストレッチの代表といえば開脚ストレッチだろうか。意識的に頑張ってストレッチをすると、無意識の動きがついていかないので筋肉を傷めてしまう。開脚ストレッチを例にとって、無意識的運動を引き出し、楽に簡単に開脚できるやり方を段階的に紹介したい。

まず、何もせずに開脚してみる。この時に目を瞑ってみてほしい。無意識的運動が覚醒していれば、こ

目を瞑るだけで柔軟性が高まる⁉

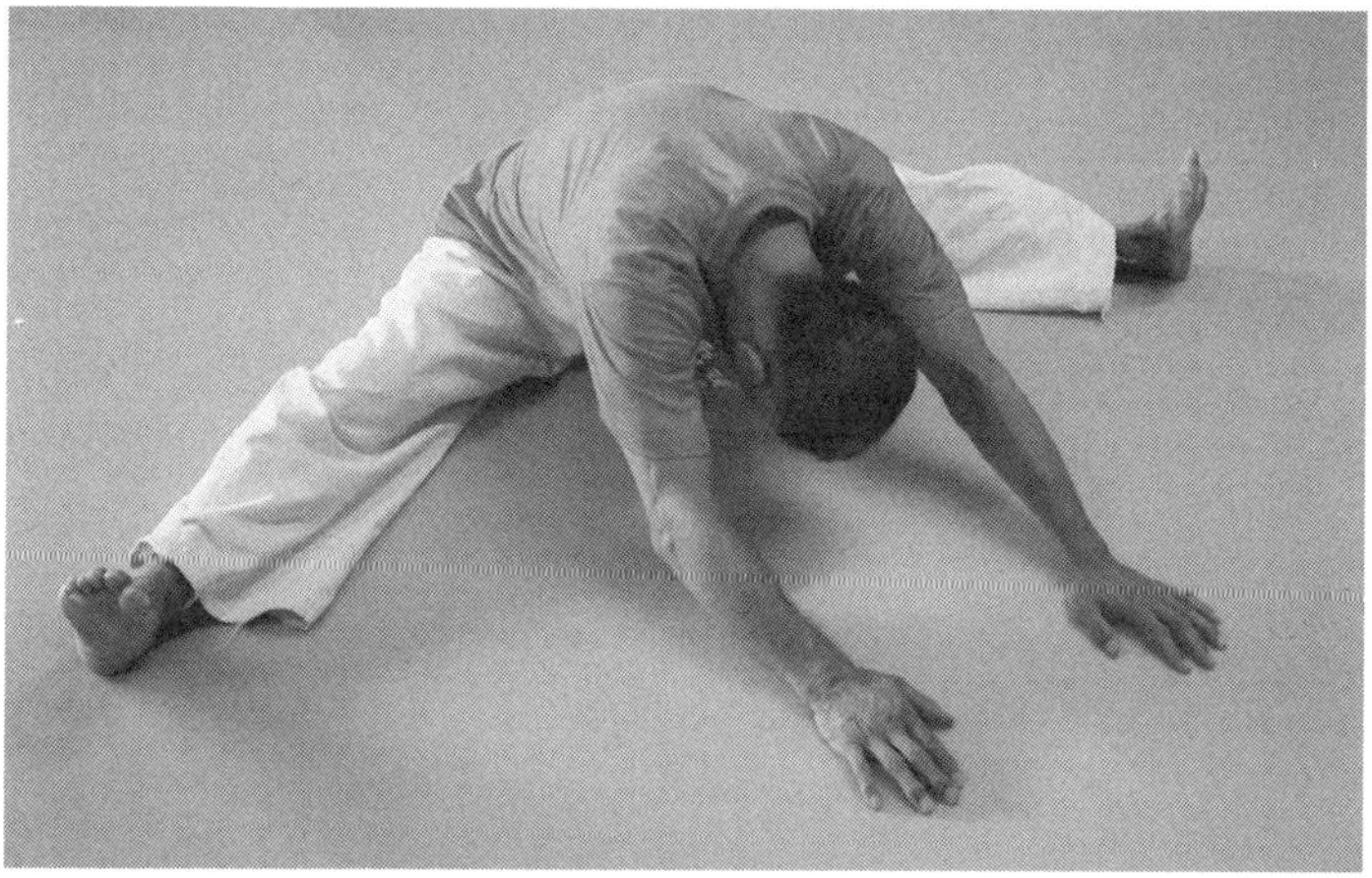

普通にやると…

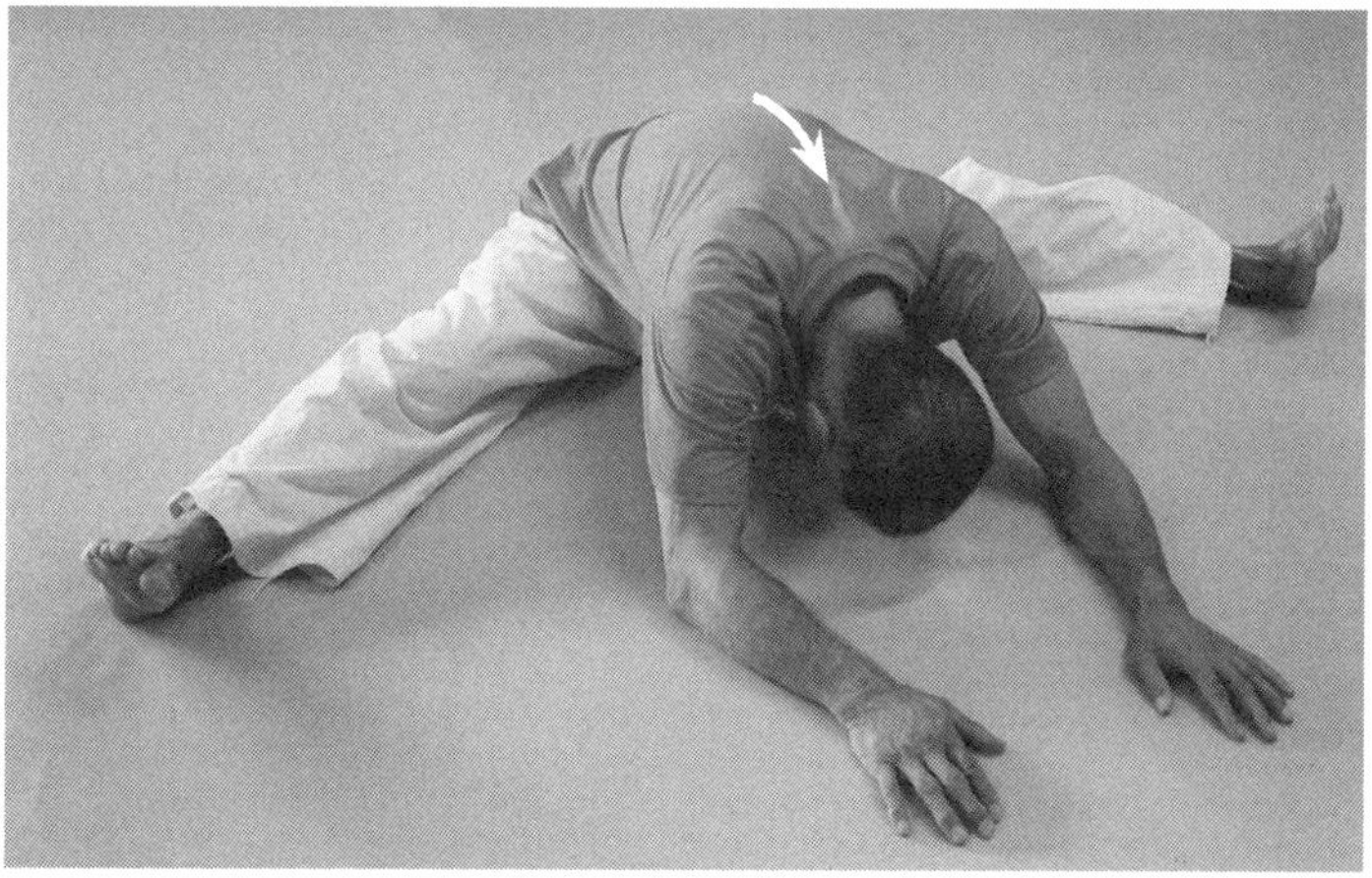

目を瞑ると…

開脚を"限界"と思う所までやり、そこで目を瞑ると、それだけでさらに体が動くようになる。
視覚情報をシャットアウトする事により、体の感度が上がった結果だ。

れだけで、他に何もしなくとも柔軟性が高まり開脚する角度が広がる。広がらなければ順を追って無意識的運動を覚醒させていけばよい。

なぜ目を瞑ると効果が高まるのだろうか？　人の体は、危険な状態では無意識に情報を収集して敏感に体を動かしている。熱い物に手を触れた瞬間は、危険度が高いので考える間もなく体が高い性能を発揮して手を一瞬で離す。意識ではなく無意識が危険状態を察知して高い性能の動きを発揮するからこうなる訳だ。

　暗闇は危険な場所なのだ。現代のようにネオンきらめく夜の街ではなく、原始そのものの環境は本当の暗闇の場合もある。原始そのものの暗闇には、敵もいたりする。視界が制限される暗闇は、それだけで本来危険な場所なのだ。そのため、人は暗闇に行けば五感が研ぎ澄まされ、体の性能が勝手に高まるようにできている。目を瞑ると五感の中の重要な器官である視覚が閉ざされる。その結果として体の感覚は研ぎ澄まされ、無意識的運動が高まるのだと考えられる。

　古い時代の武術の稽古は早朝の明け方前に行なわれたと聞く。稽古の内容を他人に見せないというのが理由だとも聞くが、それだけではないようにも思うのだ。稽古を人に見せない目的であれば、早朝に外でやるよりも閉じきった室内でやった方が遥かに効率がいい。明け方前は最も暗いと言われる。その時間に稽古をすれば、体の感覚は研ぎ澄まされ、一時的に目を瞑ってストレッチをするよりも、きっと何倍も効果が高いだろうと思う。

2　開脚ストレッチを無意識的運動で向上させる

続いて、色々な無意識の刺激を加えて開脚を広げていく。柔軟性には個人差があるので、それぞれのレベルに合わせて色々な無意識に働きかける運動を行なうのだ。色々と試してみて、自分に合った組み合わせで行なえば効果は格段に高まるはずだ。

まず、手足の指にテーピングを貼ってみる。テーピングによって皮膚刺激を与えるのだ。貼って反応があれば、そのまま続けると開脚できる範囲が向上してゆく。

反応がない場合は体が繋がっていないので、繋げる運動を行なっていく。開脚の体勢で両足を回転させる。この回転は、股関節から行なう事。これができない場合は寝て行なう。両足をいっぺんにやるのが難しければ片足ずつ行なう。なるべく股関節を意識してゆっくりと左右に回転させる。これが骨絡運動だ。詳細を知りたい方は拙著『骨絡調整術』をご参照いただきたい。ゆっくり回転させていると段々体が繋がって連動が始まってくる。股関節を通じて足と骨盤が繋がってくると、筋肉の稼働枠が広がってくる。つまり、それまで動かないでいた部分が動くようになってくる。稼働枠が広がったら再びテーピングを貼って開脚してみていただきたい。開脚の角度が広がっているはずだ。

骨絡調整術の効果を更に高めるには筋絡調整術を行なう。捻じった状態のまま曲げて伸ばす。この時に回転方向を変えないで曲げ伸ばしをするのがコツだ。通常は捻じりきったら逆方向へ戻したくなるが、それをせずむしろさらに捻じるようにして曲げ伸ばしを行なう事で、筋肉が通常よりも絞られて筋肉の螺旋手と足の小指・薬指にテーピングを施して開脚を行なってみる（第2章参照）。それでもあまり変化がない時には…

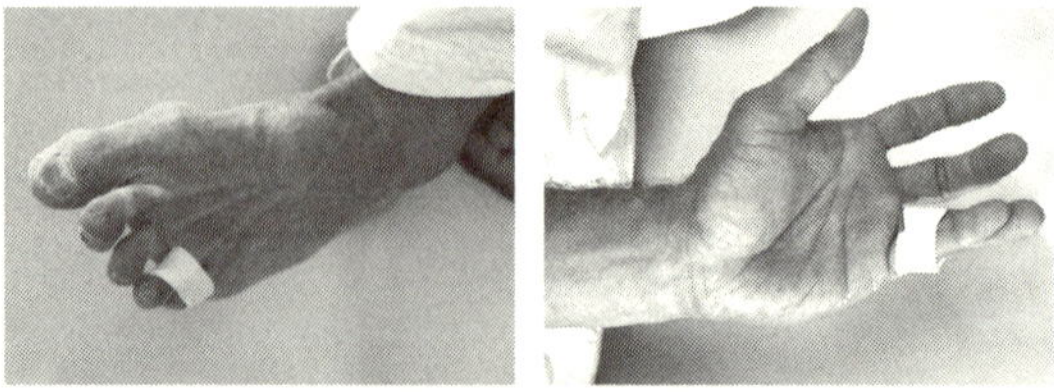

1

開脚の体勢で両足を回転させる。股関節から回す事。

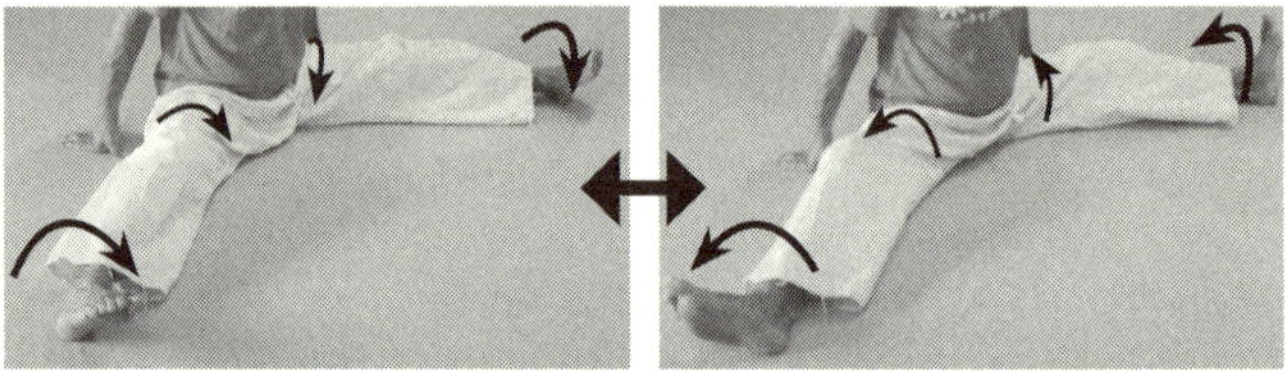

2

上記「1」が難しいようなら、寝て行なう。

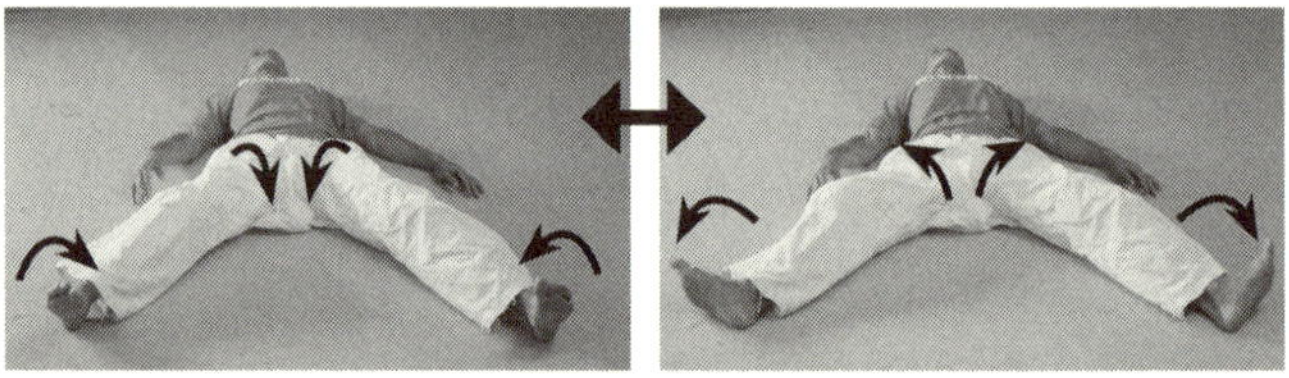

3

上記「2」が難しいようなら、片足ずつで。

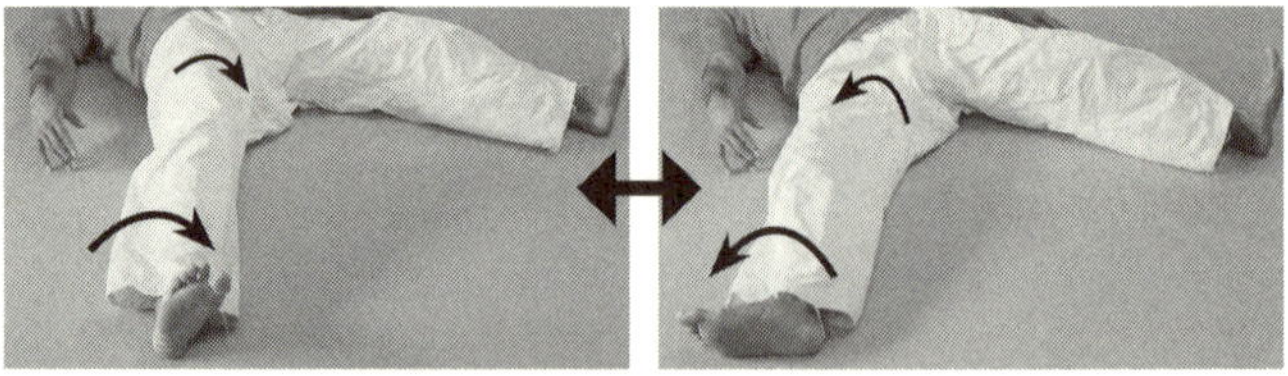

上記の回転によって連動が起こり、足と骨盤が繋がってくると、筋肉稼働枠が広がってくる。この運動を経た上で、テーピングしての開脚を行なうと、その効果が顕著になっている。

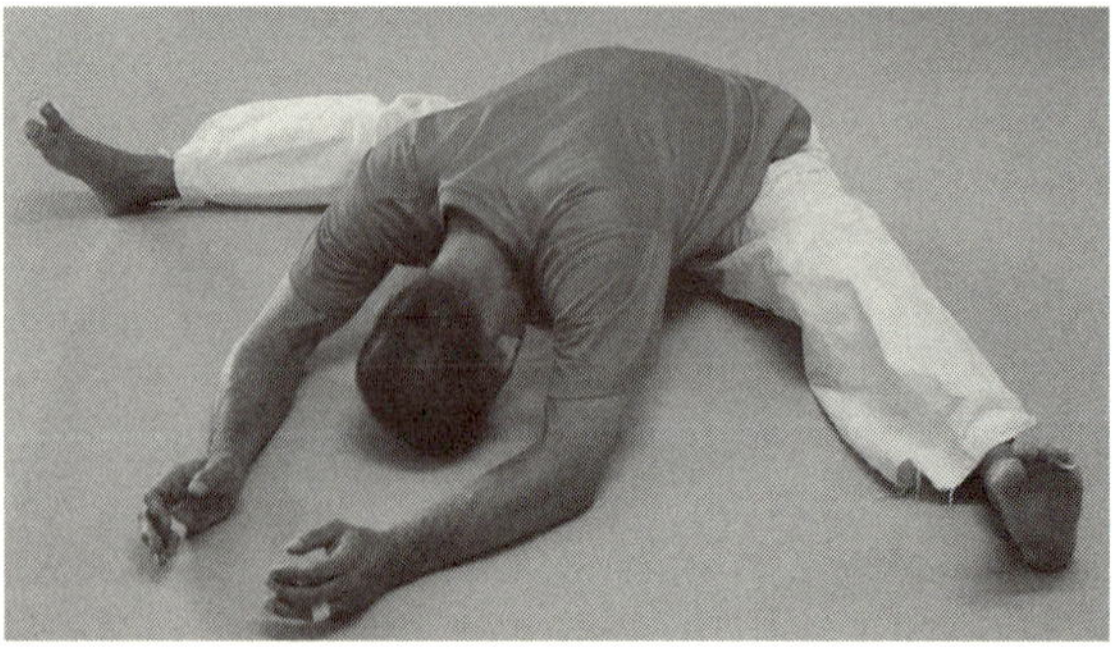

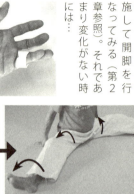

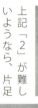

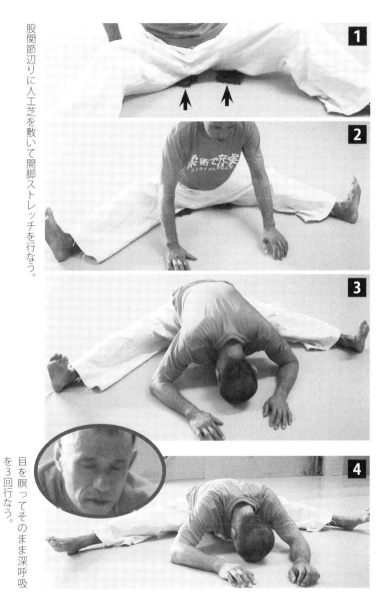

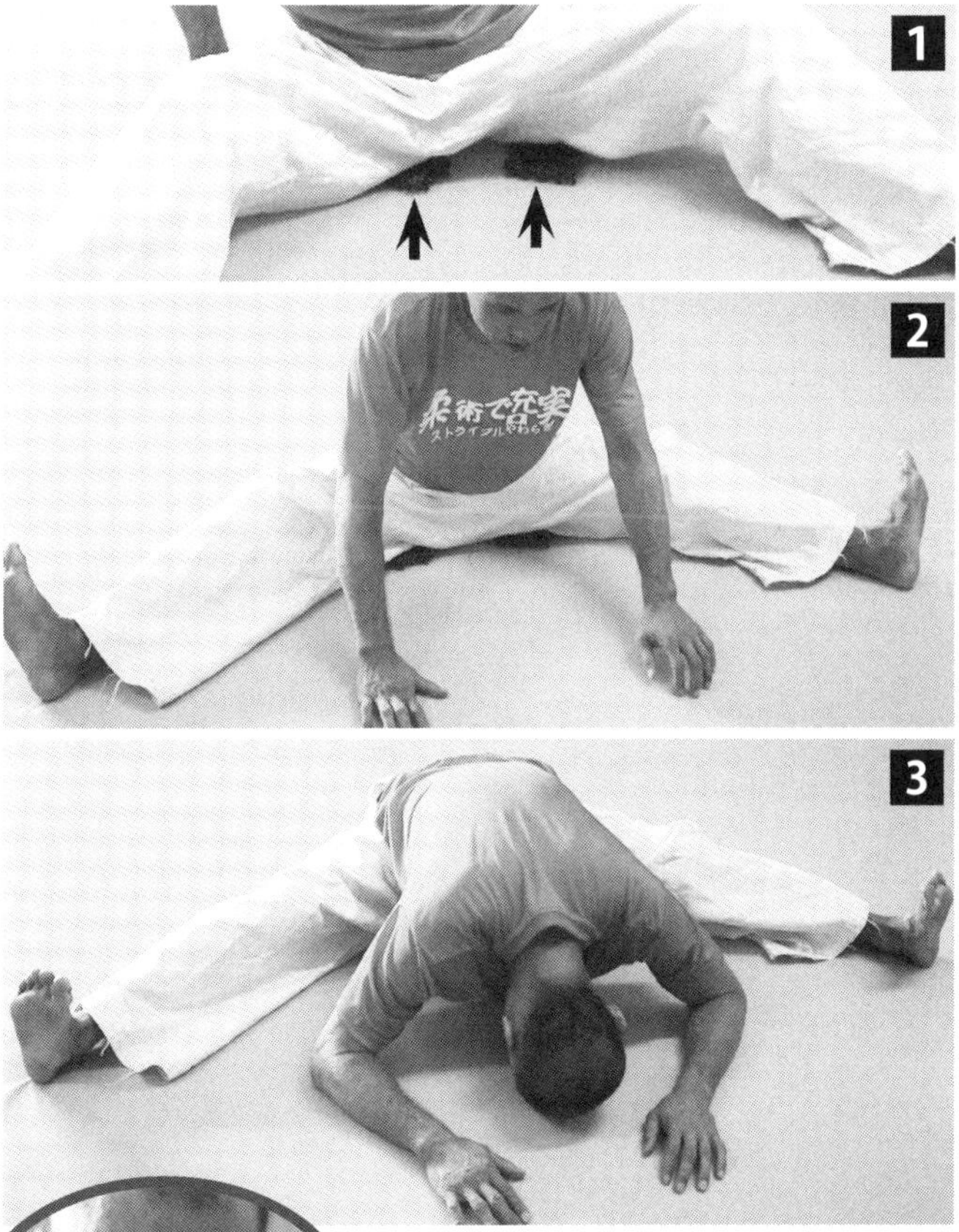

股関節辺りに人工芝を敷いて開脚ストレッチを行なう。

目を瞑ってそのまま深呼吸を3回行なう。

状態が整い、結果として柔軟性が高まるのだ。こちらも詳しくは拙著『筋絡調整術』をご参照いただきたい。

この辺りまでできたら準備完了だ。人工芝を敷いて開脚ストレッチを行なってみよう。日常の動きは、だいたい体を偏った動かし方をするように習慣づいてしまっているので。人工芝のストレッチを行ないながらたまに前記の運動を組み合わせて行なうと良い。

人工芝は股関節辺りに敷く。テーピングだけの時よりも更に楽に開脚の角度が広がるはずだ。更に目を瞑ってそのまま深呼吸を3回程行なう。これにより更に開脚の角度が広がる。


無意識的運動でストレッチを行なう際に注意してほしい点がある。筋肉に無理な動きを意識的に加えないという事だ。頭で考えて頑張り過ぎると、大概体が壊れる結果となる。体の動きは意識的に動かす事で方向や強さが決まるが、意識的運動を完成させるのは、実はもう1つの動きの指令である無意識的運動なのだ。無意識的運動は環境の変化、接する箇所との関係で正確に働く。意識的運動で痛みを感じるとしたら、無意識の感覚が意識の感覚にそれ以上は止めてくれと訴えているのだ。普段、無意識は感じないようになっている。無意識の限度を越える前に、体は痛みという感覚でその動きを止めてくれるように指令を出してくれる。痛みは危険サインなので、頑張ってそれを越えると、体が壊れていく。伸ばして気持ちが良い範囲が程よいストレッチだ。それ以上に動くよう体をもっていきたいならば、無意識の指令を引き出すほうが安全で確実に効果が出る。

2つある指令の陰陽の両方を動かすストレッチは、通常のストレッチで使われないもう1つある指令を引き出すだけで、苦痛も苦労もなく体は簡単に変化してゆく。無意識的運動が加われば本来2つある性能を引きだす指令が働くので、意識で頑張っても到底追い付けない結果が、簡単に出る訳だ。

目覚める段階には個人差があるので無理しないで少しずつやってほしい。それで十分な効果が出るはずだ。開脚ストレッチで紹介した、無意識的運動の引き出し方は、全てのストレッチに共通する。ぜひ自由に組み合わせてやってみていただきたい。やっているうちに、自分に合った組み合わせが見つかると思う。

3　腰痛と肩凝りに効果が高いストレッチ

腰痛と肩凝りは体に関する悩みの上位だと思う。マッサージやストレッチをやってもなかなか思うような効果が得られない人は、〝もう1つの運動指令〟を引き出すことでこれらの症状の解消に一役買ってくれると思う。

仰向けに寝て膝を曲げて左右に倒す。腰痛の人は大概このストレッチが苦手だと思う。腰が痛いと左右に倒すのが辛いのだ。腰が痛い場合は余計なことをするのも辛いので、いきなり腰の辺りに人工芝を敷いてみよう。

やってみると、人工芝を敷いただけで腰の柔軟性が高まって、膝の倒れ具合が変化する。この運動が楽になったら両足を曲げて組んで行なうと更に腰の柔軟性が高まっていく。

ぎっくり腰などの場合自分で動くこともできないので、まずはこの状態で寝ているだけでよい。数分で腰が楽になってゆく。無意識下での体の反応が起きているのだ。腰が痛ければ、動かすと更に悪くなると体が知っているので、〝休ませたい〟という体の意思が働いているのかもしれない。こんな時に無理矢理

腰痛に効果が高いストレッチ

1

仰向けに寝て、膝を曲げて左右に倒す動作を行なう（写真は片側のみ）。

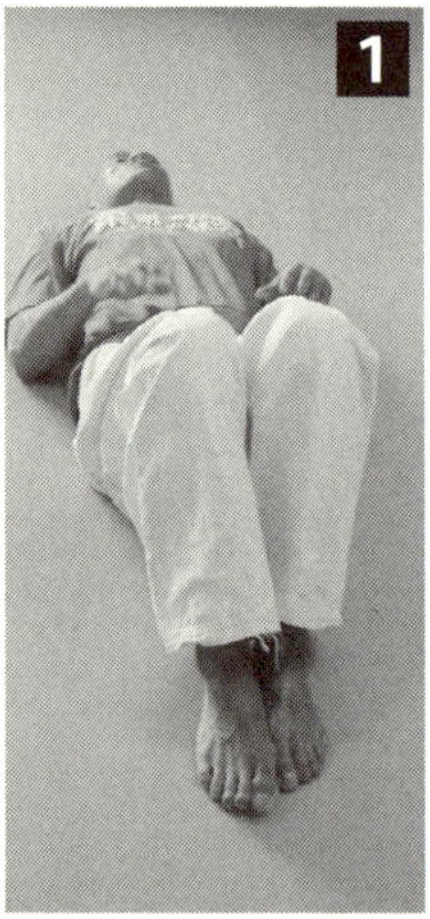

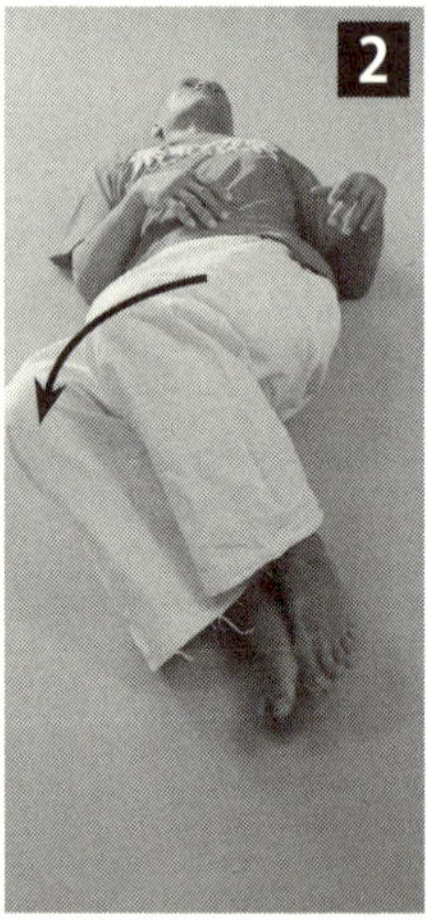

2

腰の下（膝を倒した時に接地する部分を中心に）に人工芝を敷いて行なう（写真は片側のみ）。これだけで腰の柔軟性が高まってくる。

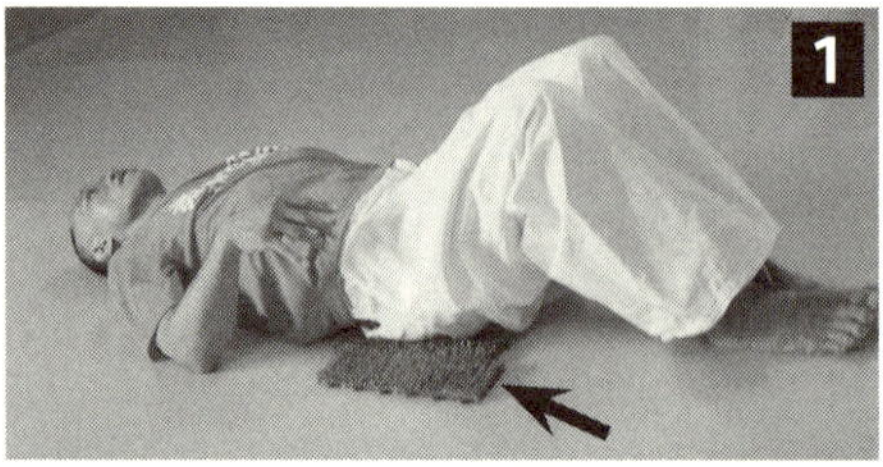

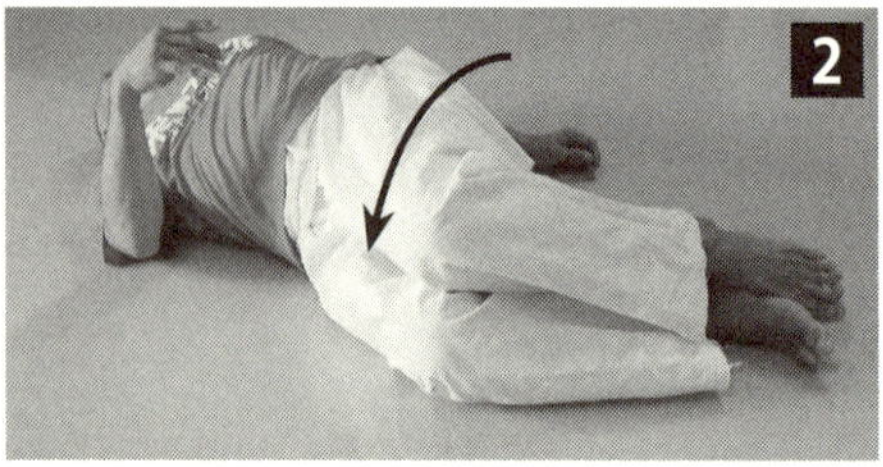

3

足を組んで行なうと、無理なく、さらに柔軟性が高まってくる。

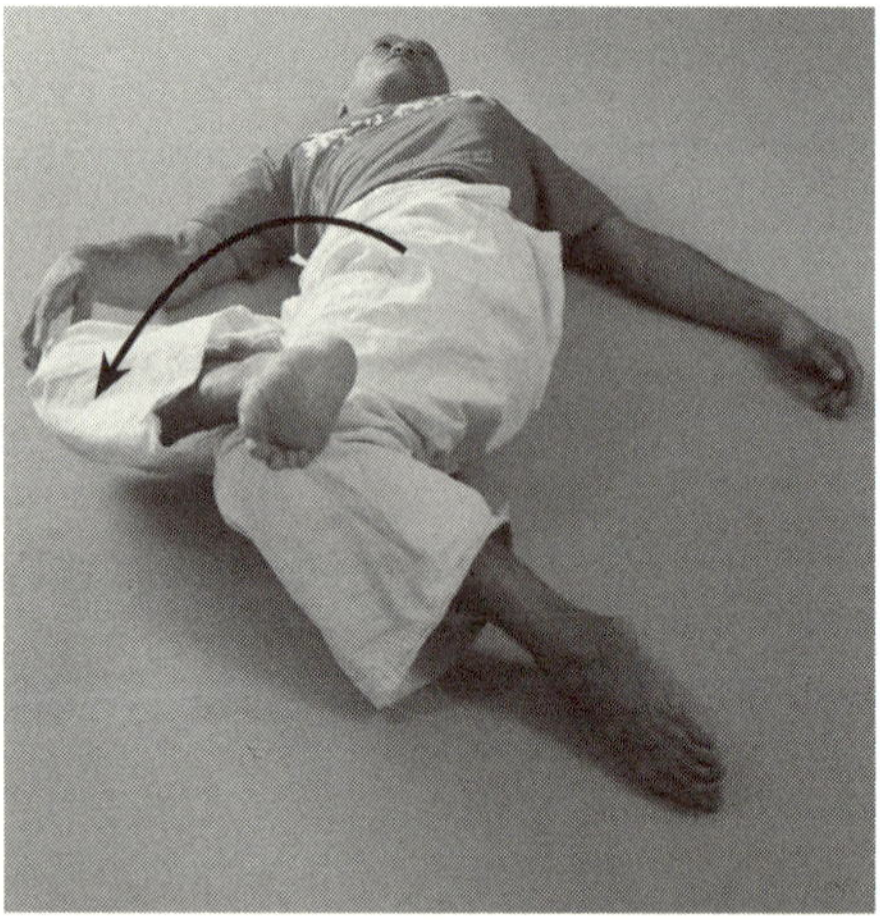

動かすのは得策ではない。ぎっくり腰で動けないはずの腰が、人工芝を敷いて寝ているだけで動くようになるのは、環境が変わったからだ。

人が一番楽に正しい動きをできる環境は〝草原〟くらいの環境だから、ベッドに寝ていても楽過ぎて体の無意識が正しい情報（治る指令）を出せないのだろう。ふかふかのベッドは心地よく感じられる気がするかもしれないが、体には何の反応も起こらない。人工芝を敷くと、本当の草原ではないにしろベッドよりは自然に近い情報が皮膚を通じて体に届くようになる。人は、体を無意識の指令と力で自然に治してゆく力が本来備わっている。風邪も怪我も、ほうっておけば治る。治るまでは安静にしておく。これも無意識に知っている体の知識なのだろう。無意識に安静にする場所は自然の中の安楽な場所に設定されているのだと思う。ふかふかのベッドではないはずだ。環境を変えた瞬間に体の変化が始まる。ぎっくり腰でも数分で楽になっていく。ストレッチであればもっと早く簡単に効果が出る。

肩凝りも悩まされている方は多いだろう。私も長年首と肩の辛さに悩まされてきた。人工芝は肩凝りにも効果がある。肩が楽になると首も一緒に楽になっていく。では、腰の運動と同じ原理で肩を楽にしてみよう。

まず人工芝を敷いて、そこに肩甲骨を当てるように仰向けに寝る。そして両腕を合わせる。肩の辛さ柔軟性の状況に合わせていくつか腕の合わせ方をご紹介したい。まず、両腕を合わせるのが辛ければ、手の平を合わせる。それでも辛ければ、腕を曲げても構わない。手の平を合わせて楽であれば、手の平を組むようにして合わせてみよう。両腕を背中から左右に倒す。肩甲骨にテコの支点が来るように動くのがコツだ。肩が辛い場合は肩甲骨を人工芝に押し付けるように行なってみる。この運動が楽であれば、倒す方向

肩凝りに効果が高いストレッチ

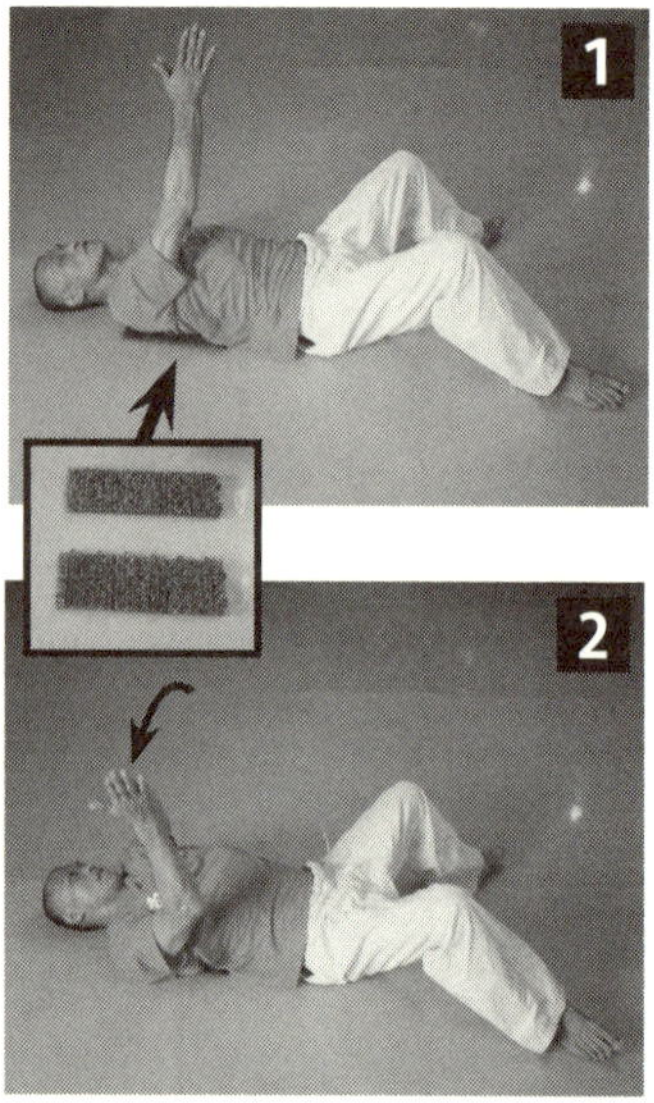

1

仰向けに寝て肩甲骨の下に人工芝を敷く。両腕を合わせて左右に倒す。

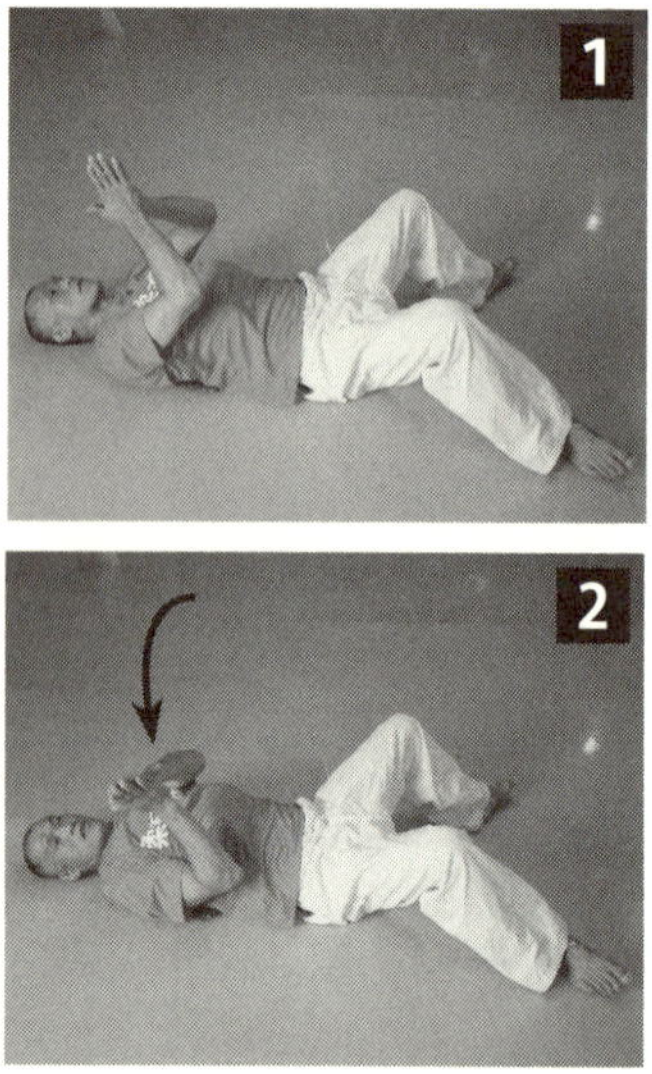

2

上記「1」が辛かったら、腕を曲げて行なう。

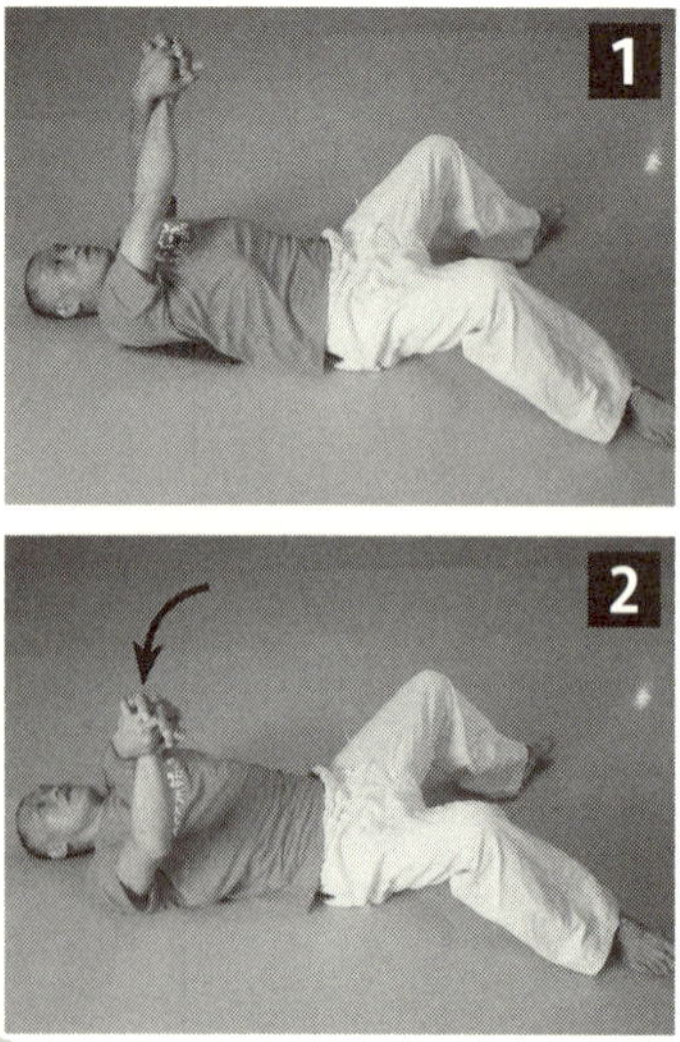

3

右記「1」が楽にできるようであれば、手を組んで行なうと効果が高くなる。

4

辛いようであればなるべく肩甲骨を人工芝に押し付けるようにして行なうと、楽になっていく。楽な範囲であれば、倒す方向の人工芝に体重を乗せるように体を回転させる。

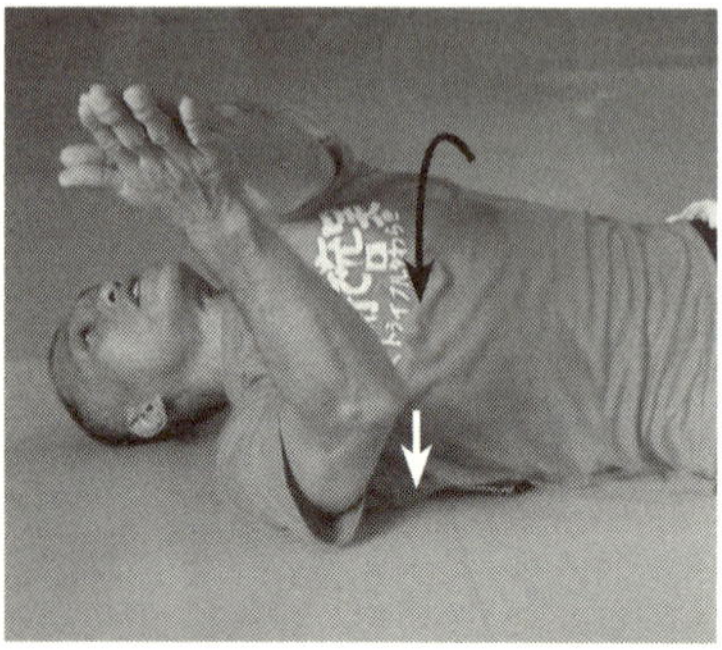

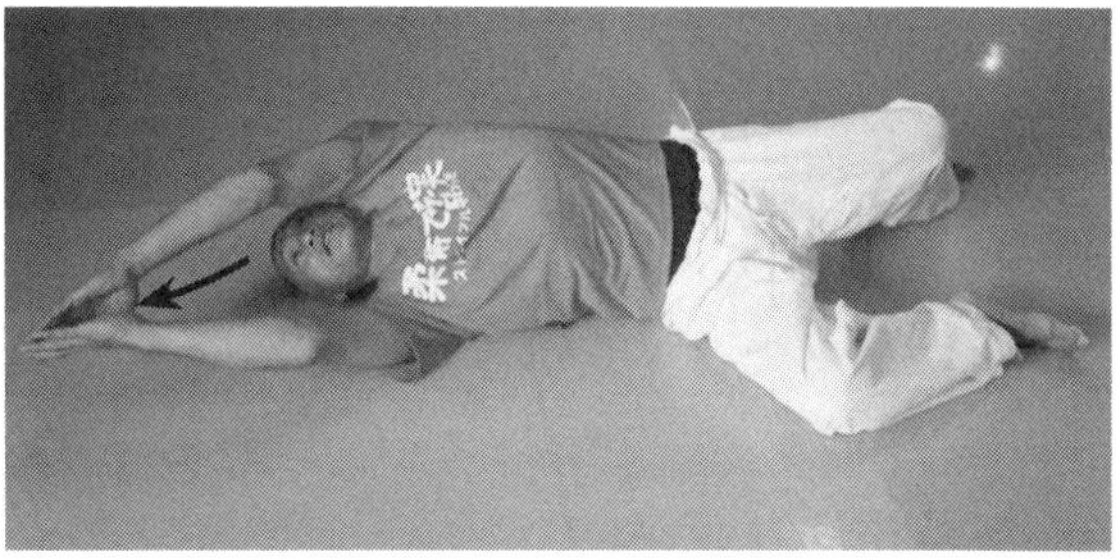

5
さらに肩周りの動きを向上させるには、腕を伸ばして背伸びするようにしながら体を回転させる。

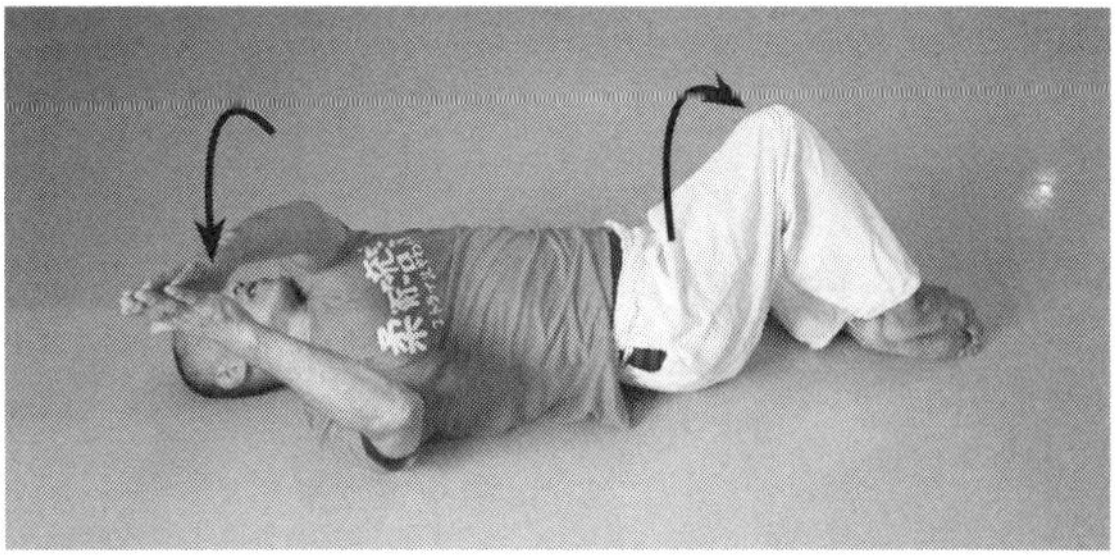

6
膝を曲げて倒す運動を併用し、体を捻じるようにすると、肩と腰が繋がり、どちらも向上していく。

の人工芝に体重を乗せるように体を回転させると、更に肩の柔軟性が高まっていく。更に向上させるには、腕を上にして背伸びするようにしながら体を回転させる。両膝を曲げて腰の運動のようにして腕を左右に倒すと更に効果が高まり、肩と腰が繋がり、どちらも更に向上していく。

4　ストレッチとマッサージへの応用

前記のやり方の原理は全てのストレッチに応用が利く。人工芝を敷く位置はストレッチの動きの支点になる場所だ。立って行なうストレッチは足裏に敷くと効果が高まり、前章で紹介した、耳の穴、脇腹、骨盤に触れる刺激を行なっても効果が高まる。ストレッチして伸びた状態で深呼吸をしたり目を瞑っても効果が高まる。体を覚醒させるには色々な方

触れるだけでストレッチの効果を高める要所刺激

〝耳の穴〟、〝脇腹〟、〝骨盤〟の3ヶ所は、ストレッチしながら触れる事でより深く動くようになる。動きがよくないと感じる部位の上（首が気になるなら〝耳の穴〟、腰が気になるなら〝脇腹〟、といったように）に触れるのがポイント。

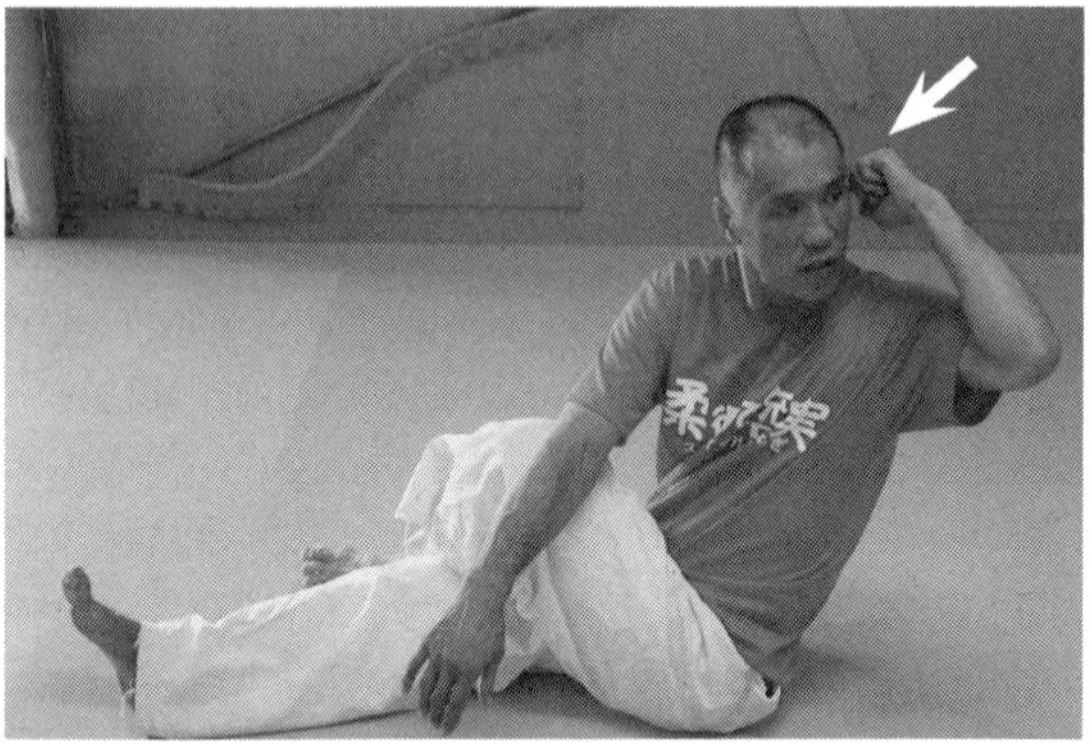

耳の穴

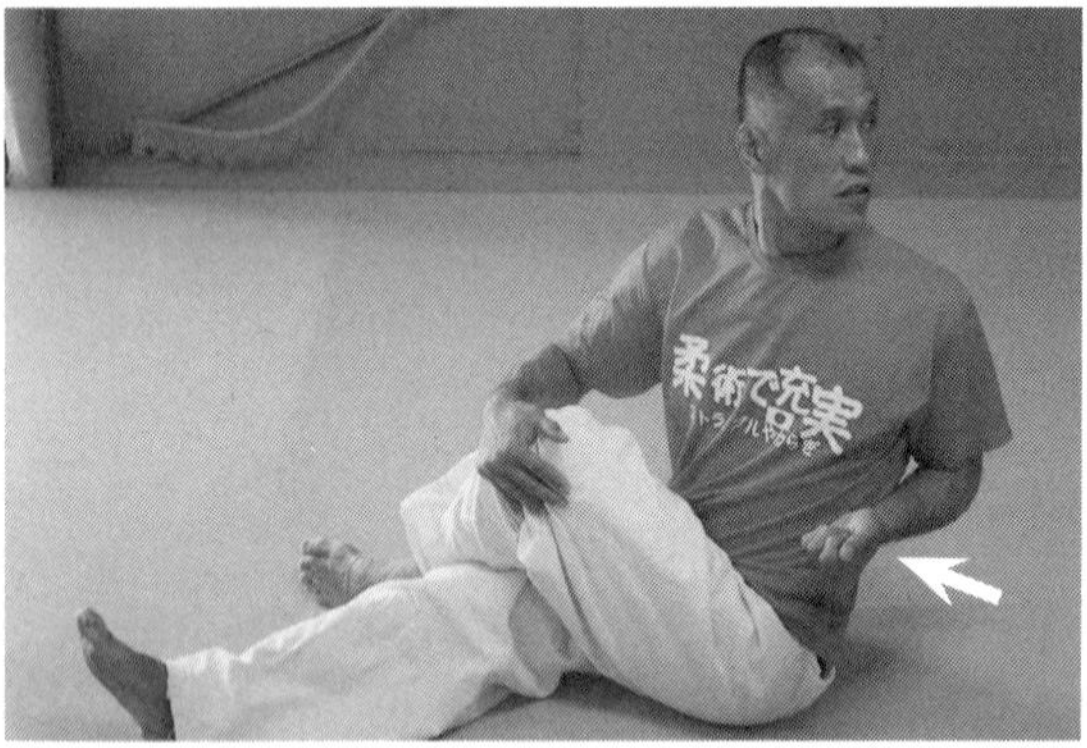

脇腹

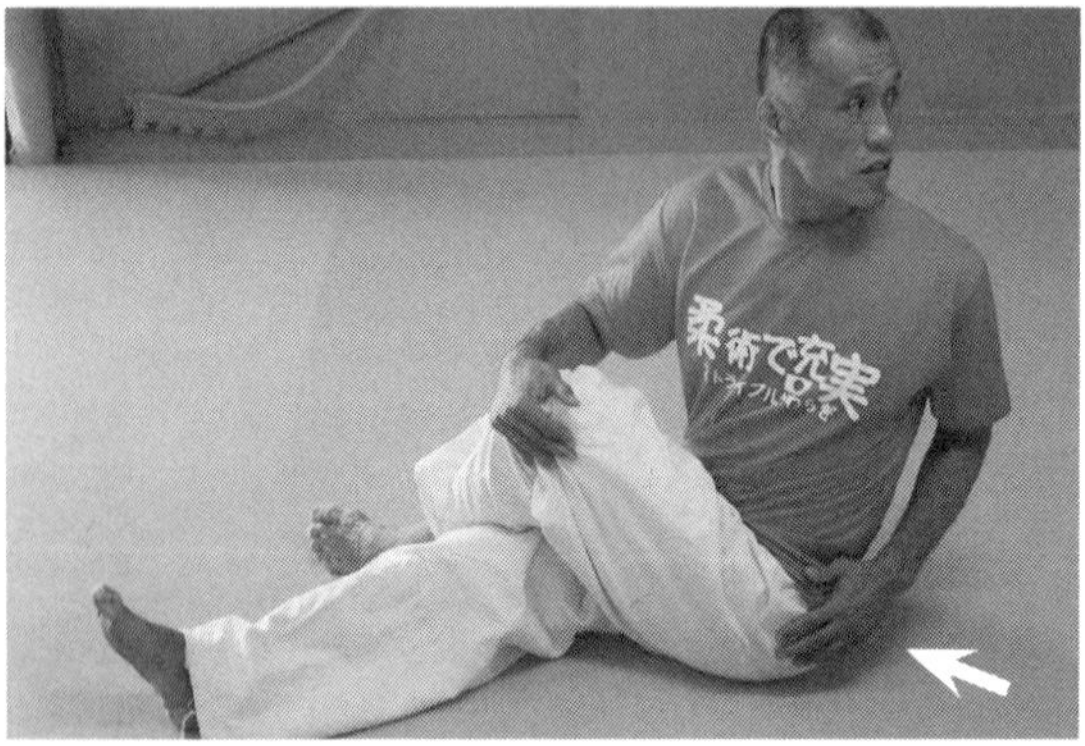

骨盤

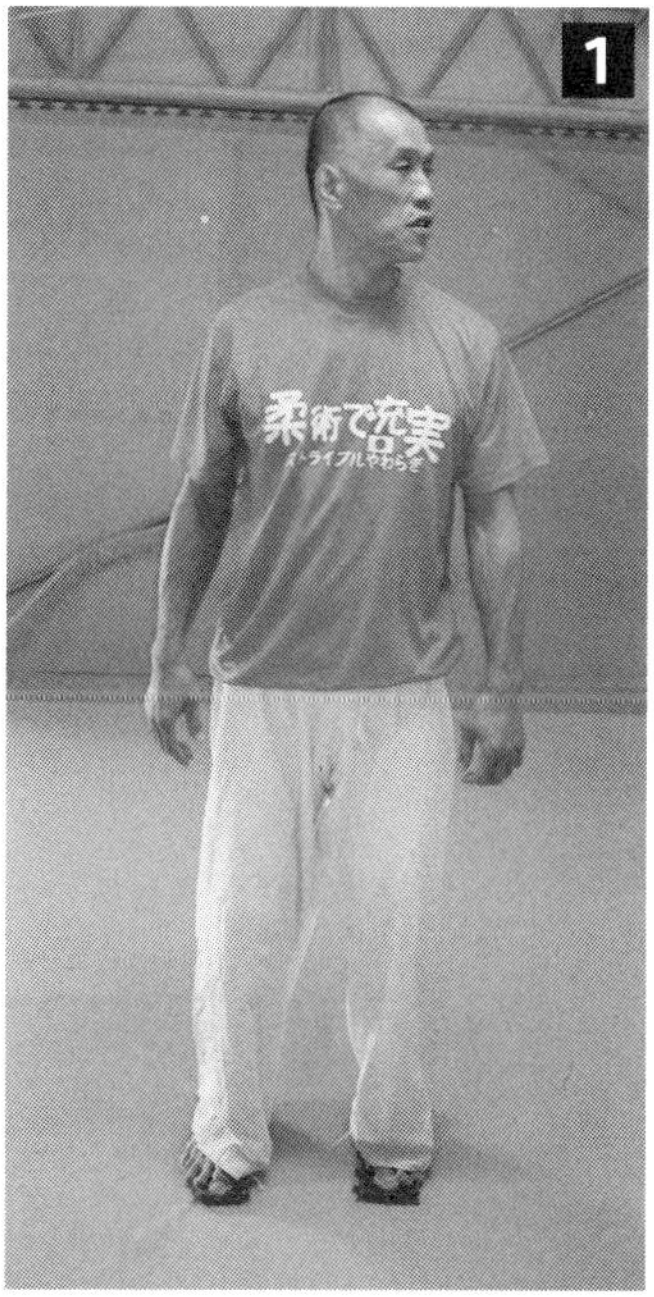

人工芝の上に立って、首を回す。

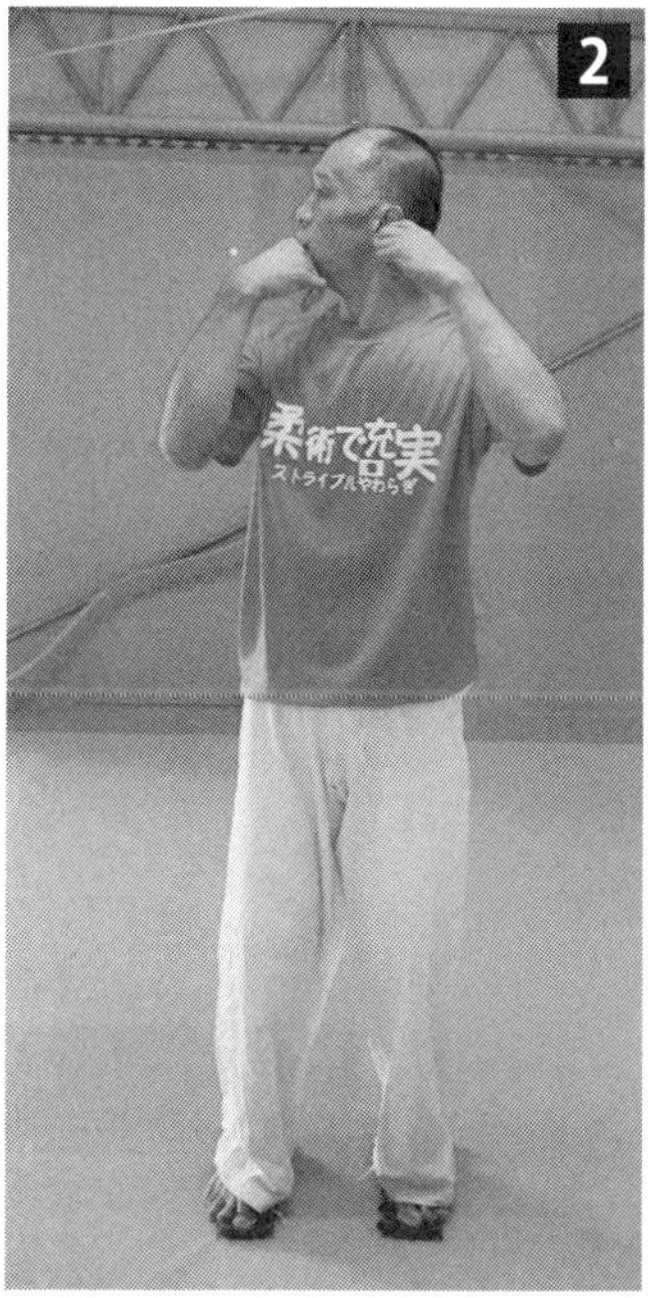

耳の穴に触れながら行なうと、さらによく首が回るようになる。

法がある。一度に全部やると効果が高すぎて筋肉を傷めてしまう可能性があるので、人工芝に乗って効果が出たら、もう1つ気になる部分に触れたり、深呼吸や目を瞑る事のどれか1つから始めると良いと思う。

　触れるコツは、気になる部分の〝上〟（高い位置）に触れると効果が高くなる。首なら耳の穴。腰なら脇腹。下半身なら骨盤に触れると効果が高くなる。人体は引力の中で動く建造物とも考えられる。引力の中、バランスの上に成り立っているものは、下から上を動かそうとするよりも、上を動かす事で下がバランスを維持しようとするため、自然に簡単に動かせる。体も、気になる箇所の上に触れると気になる箇所自体が無意識にバランスを維持しよ腹這いになって、テコの支点になる箇所（骨盤、胸等）に人工芝を敷く。

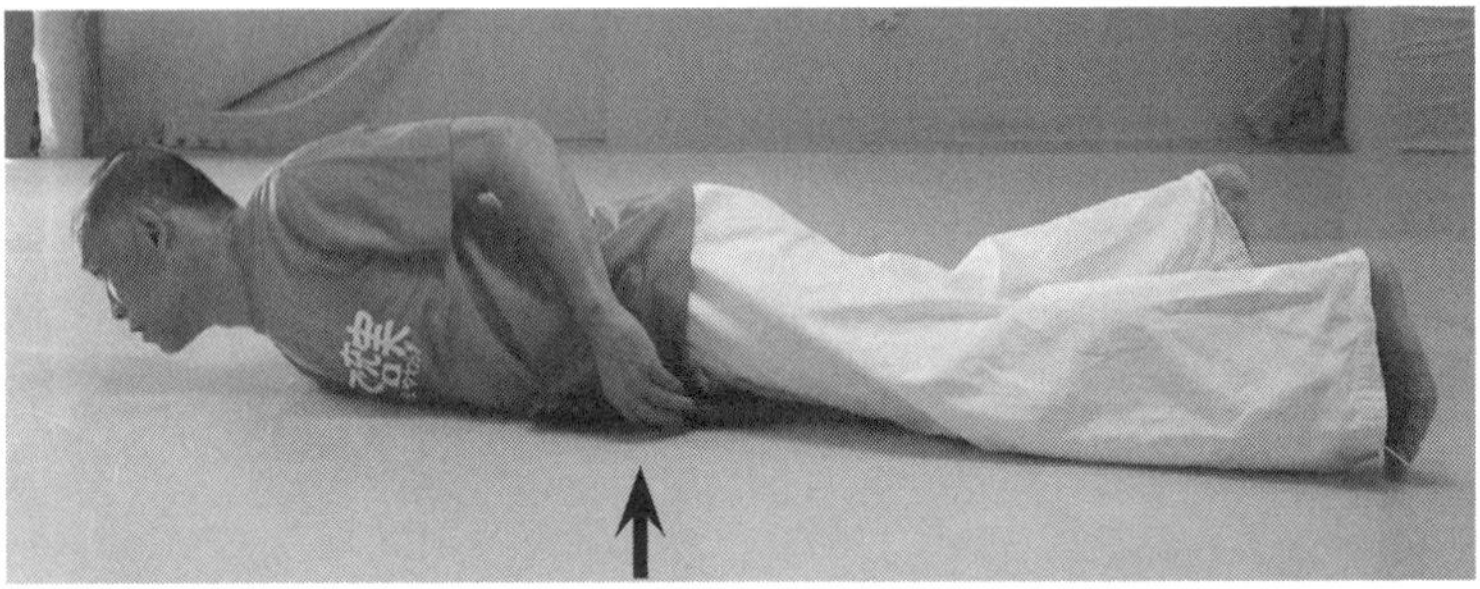

腰が気になるようなら脇腹に、首が気になるようなら耳の穴に触れながら、ストレッチを行なう。

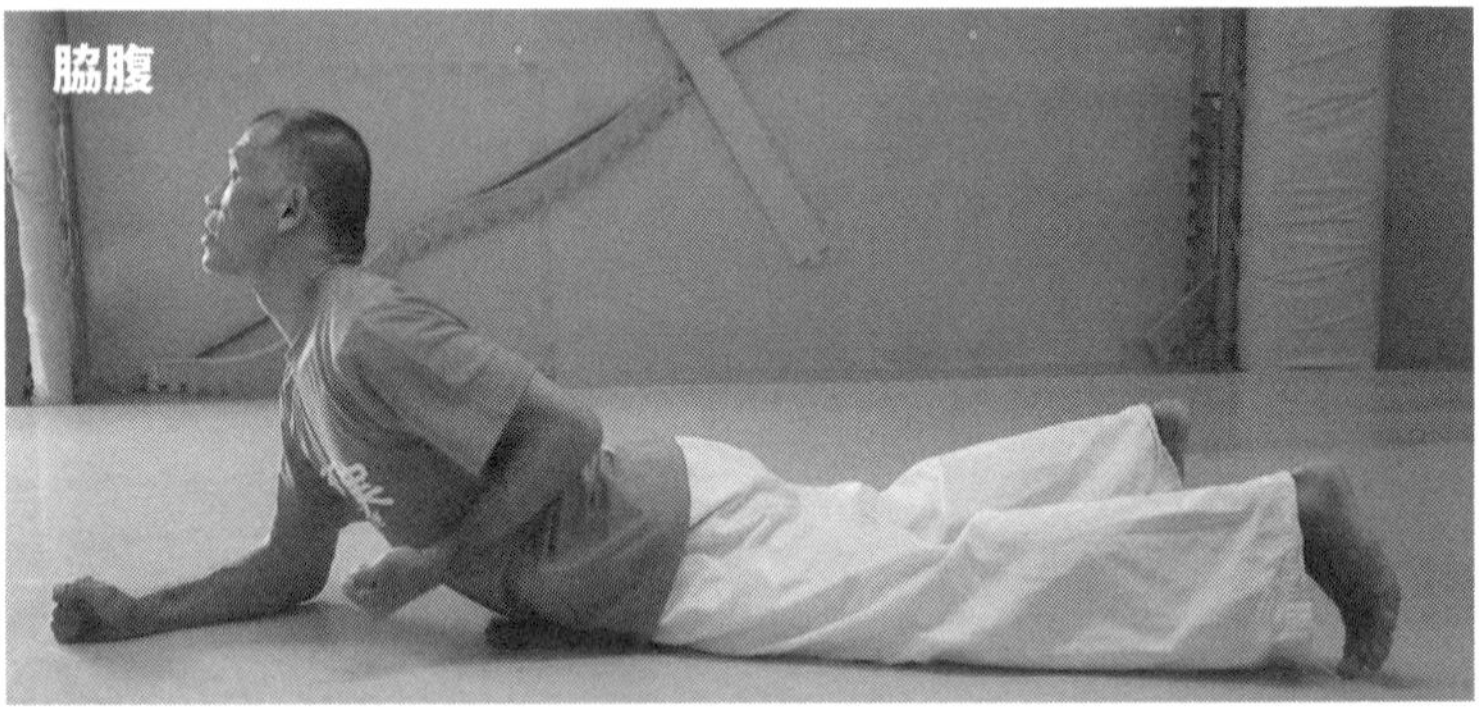

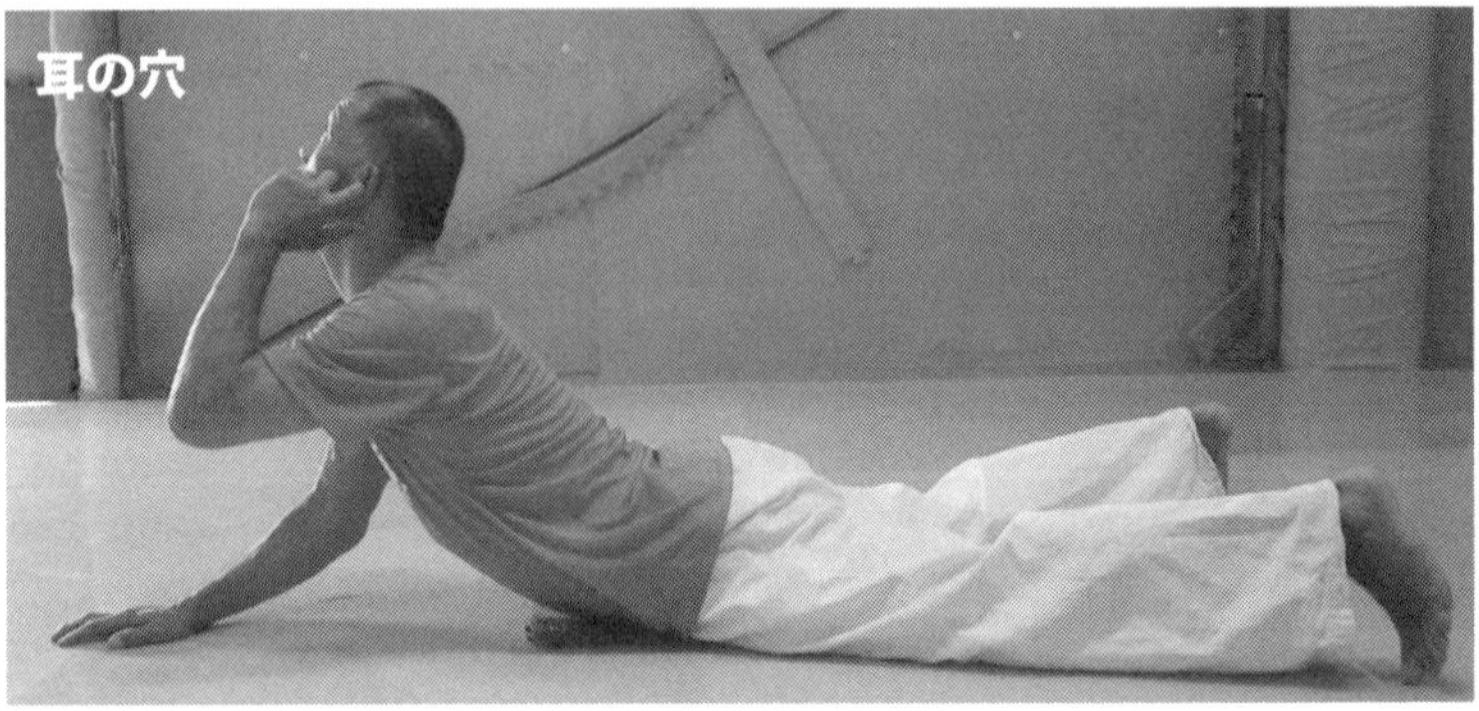

股関節の下に人工芝を敷いて開脚ストレッチを行なう。

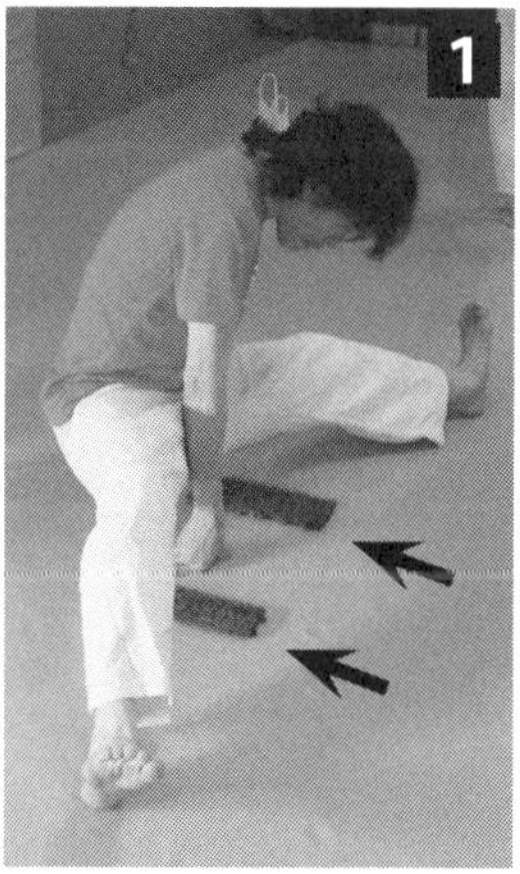

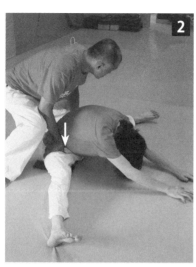

もう一人が後ろから股関節の辺りを抑えて補助をする。下方へ抑える事により刺激が強まり、効果が促進される。

うとするために、勝手に適切な動きが奥から起こってくれる。

ストレッチから触れて体を更に向上させる運動は、上達してもせいぜい3つくらいが限度だ。欲張ると集中力が切れてかえって逆効果になる事がある。欲張ってたくさんやるよりも、頑張り過ぎないで日々少しずつ、その代わりマメに必ずやることが大切なコツになる。

一般的なストレッチでのコツを紹介しよう。人工芝の上に立って首を回す。この可動性を更に向上させるには、耳の穴に触れる。

腹這いになってテコの支点になる箇所に人工芝を敷く。腰が気になれば脇腹に、胸や首が気になれば耳の穴に触れる。耳の穴は左右片方ずつ触れても効果が出る。

お尻の下に人工芝を敷く。そして足を組んで腰を捻じる。腰が気になる場合は脇腹、下半身が気にな

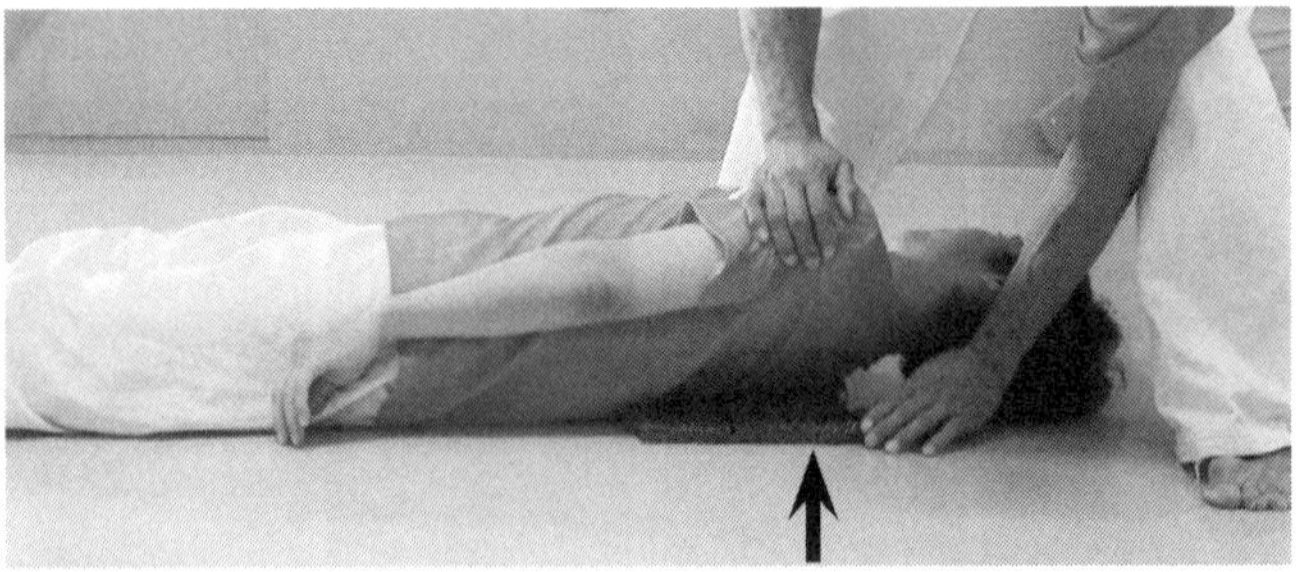

マッサージを施す際に、人工芝を敷いて寝かせる。

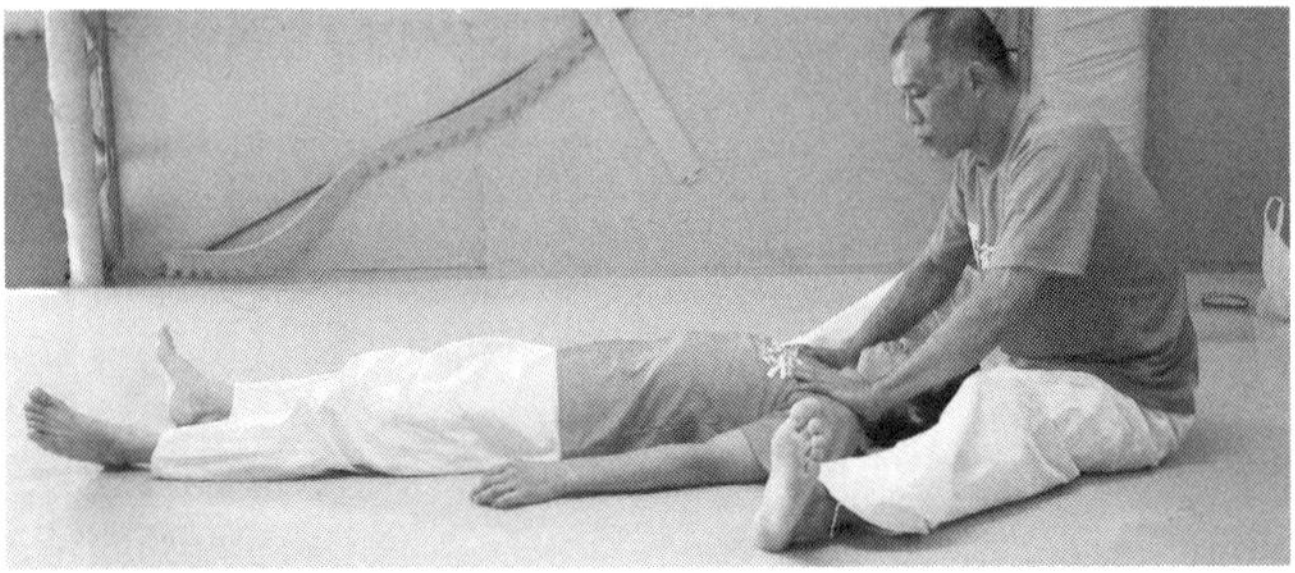

人工芝からの刺激だけで体が緩むので、マッサージの効果が高くなる。

る場合は骨盤に、首が気になる場合は耳の穴に触れる。

2人で組んで行なうストレッチも同じ原理で効果が高まる。開脚ストレッチを人工芝を敷いて行なう。相手の人は人工芝に支点があるので、その支点を中心に体のテコが作用するように押すのがコツだ。

気になる箇所の上に触れたり、または事前にさすって刺激を与えても効果が出る。

マッサージを行なう際にも人工芝を敷くと体の無意識の反応が高まるので、効果が高くなる。仰向けに寝てマッサージする体勢をとる時に、人工芝を敷く。敷いただけで体が緩む。硬くなった筋肉が無意識に緩む状態でマッサージを行なえば、効果は格段に高くなる。

体の無意識の反応を高めると、全ての状態で体の反応が高まり、その結果、体に負担をかけずに、それまでは動いていなかった〝動くべきところ〟が動くようになる。無理に鍛えるのではなく、体が持つ本来の可能性を目覚めさせるのが無意識的運動の特色だ。２つある運動指令を丁寧に繋げれば、どんなに工夫をした1つの運動指令よりも簡単に大きな効果が得られるのは道理なのだ。

スポーツ、リハビリ、フィットネス。無意識的運動の理論を応用すれば全てに高い効果が出る。本来の生活を営む環境から離れている場所で行なう全ての事象にこれは共通する。ぜひそれぞれの分野で色々と試してみてほしい。

第5章

無意識的運動による力の拡大

1　グレイシー柔術と柳生心眼流からの気付き

無意識的運動でストレッチを日々続けると、体の内側から勝手に流れるような動きが出るようになってくる。始めはスッと流れるような感じから始まり、徐々に流れが大きくなってゆくのを感じられるようになっていく。無意識の動きを引き出す条件には、体が動きにくい状態（捻じった状態）である事が大きく関係する。日々の稽古で体が良くなると、少しずつ捻じることができる範囲も大きくなってくる。少しずつ体が変わってゆくと、ある日体の中を何か別の物質が流れるような感じが得られる。この内側の動きが大きくなってゆくと、体の内側に凄く大きな〝力〟の流れを感じてくる。この稽古をすると、ウェイト・トレーニングで最高重量を扱ったよりも大きいくらいの疲労感がある。

そうやって日々少しずつ体の内側の無意識の動きが大きくなってきた頃に、ふとこんな事を感じた。この運動はもしかしたら柔軟性だけでなく〝力〟も鍛えているんじゃないだろうか？　何となく体の奥から言葉が聞こえてきた感じがした。

無意識の動きは無意識なので感じない。しかし、無意識の動きは意識の動きを拡大して整えるので、充分に満たされると、意識できる動きが変化してくる。1回毎に変化を感じることはできないが、日数と時間を重ねると、ある日急に体の変化を感じるようになる。

階段を登るような感じで体は変わってゆく。階段の真っ直ぐ水平部分が日々の稽古。そんな中で壁を一気に登るような感じで階段を一歩上がるのがある日急にやってくる変化。その時には意識できる動きが一段階上がっている。その結果出てきた閃きが、「力も一緒に強くなっている？」だった。無意識的運動は体の奥から整え、健康に、そして体を強靭にする運動でもあったのだ。

考えてみれば、野生動物は意識をしない日常の暮らしの動きだけで、人を遥かに凌駕する健康と強靭な肉体を維持している。全て無意識に自然が与えてくれる物だ。それには及ばないが、現在の生活環境での運動では手にできない程、柔軟で強靭になれる運動効果が無意識的運動にあったのだ。

頭で体の奥を感じても実際にどうなっているのかを検証しなければ真意は分からない。さてどうやって試してみようか？　そんなことを考えると閃きがやって来る。グレイシー柔術を学んだ時に、師匠のカーリー・グレイシーが聞かせてくれた言葉が、時を越えて聞こえてきたような気がした。

グレイシー柔術には「スタンドアップ」と呼ばれる護身術のようなテクニックがある。立った状態で様々な状況で自分を守り、逆転するテクニックが「スタンドアップ」だ。前から胸倉を掴まれたり、後から首を絞められたり、横から抱きつかれたり。全ての状況に対応するテクニックがグレイシー柔術にはあるとカーリー・グレイシーが教えてくれた。

その時には気がつかなかったことが、時間の繋がりとご縁によって導かれたりする。「スタンドアップ」を教わった時にカーリー・グレイシーが言った一言が私にヒントをくれた。

ずっと忘れていた一言が、無意識的運動を次の段階に運んでくれたのだ。思考にも意識と無意識があるのかもしれない。考えても分からない事は、実は前から知っていて、余計な考えが消えると出て来たりする。

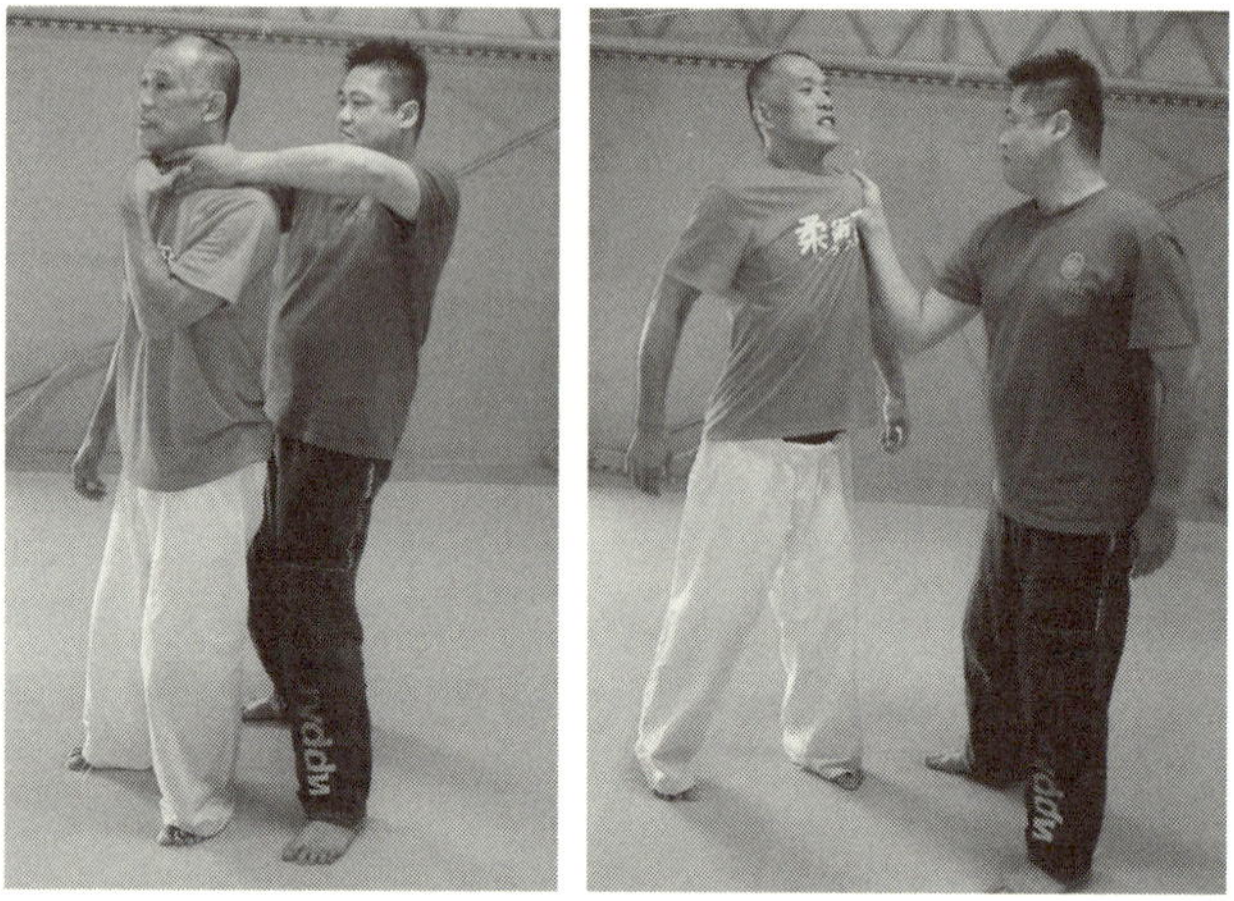

グレイシー柔術の護身術的技術体系「スタンドアップ」。胸倉を掴まれたり、背後から首を締められたりとさまざまなシチュエーションが設定されているが……

「スタンドアップは実際にはそれ程使えない。」

「バーリトゥードで使うことはない」

　25年ほど前に私は単身サンフランシスコに渡り、1993年に始まった現在の総合格闘技の始まりであるUFCに対応するためにグレイシー柔術を学んだ。当時のグレイシー柔術は当時の総合格闘技。体重無差別、素手のパンチ、肘打ち、頭突き、倒れた相手への踏みつけや蹴りなどが許される、現在とは異なる危険な試合で、その原型がブラジルで行なわれていたバーリトゥード（何でもあり）という試合形式だった。当時誰も知らなかった〝何でもあり〟の闘い方を知っていたグレイシー一族の使うグレイシー柔術は、当時未知の試合形式の〝何でもあり〟の中で圧倒的な強さを誇った謎の格闘技だった。この流れに対応するために、ご縁で単身サンフランシスコでグレイシー柔術を学ばせて頂いたことも現在に繋がっている。

　カーリーは続けてこう言った。

「でもこれはとても大事なものなんだ。」

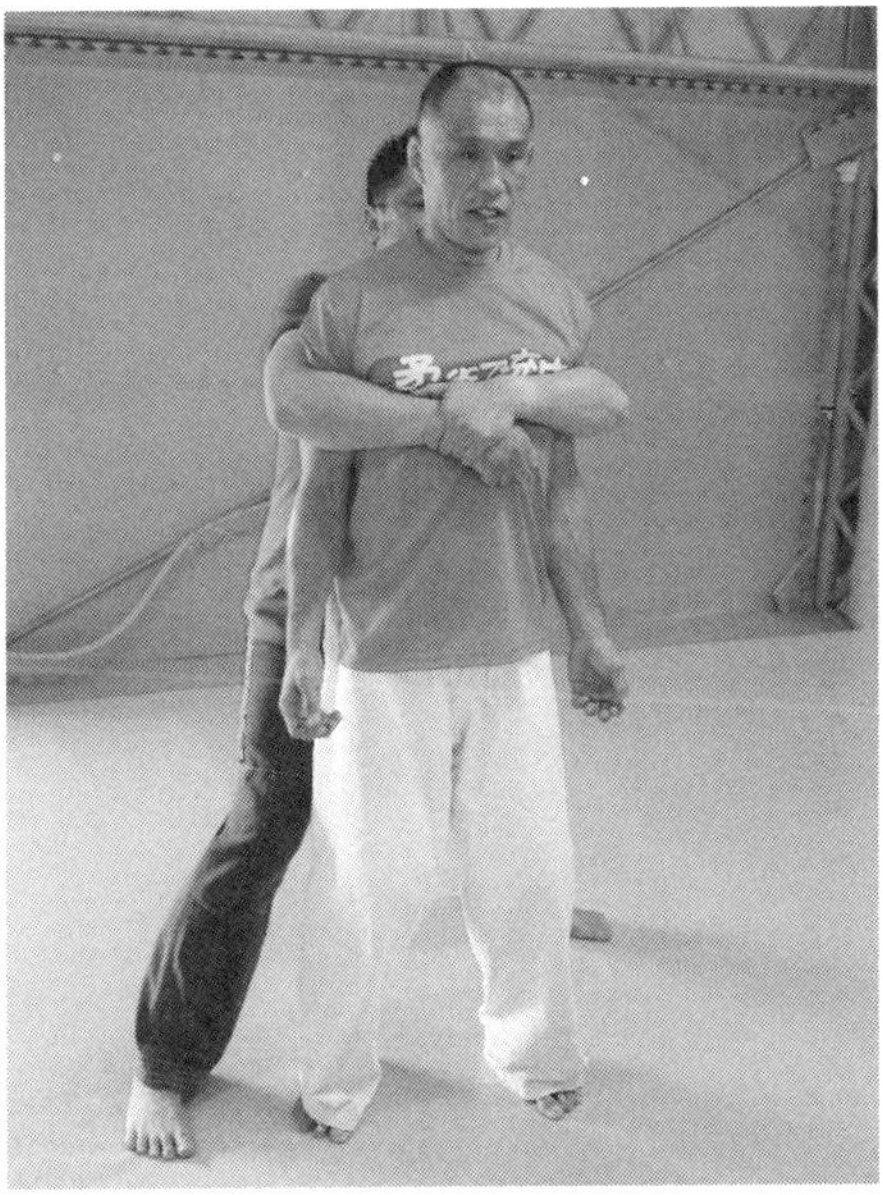

「スタンドアップ」の一つ〝後ろから腕ごと抱きかかえる〟シチュエーション。実際にこんな体勢になるものか、また、ここから相手はどうしようとしているのか、を考えると〝不思議な状況〟と考えざるを得ないが、その真意は……？

「グレイシー柔術を学ぶにはスタンドアップはとても大切なパーツなんだ」

「これは使えない、でもとても大切なんだ」

当時は全く分からなかった意味が、今なら理解できる。そしてこの言葉こそが次に繋がる大切なパーツだったのだ。

グレイシー柔術を学んで15年後に柳生心眼流を学び始める。この2つを学び、稽古を続けてようやくグレイシー柔術のスタンドアップの意味を理解できたのだ。「スタンドアップ」には不思議な状況で行なうテクニックがある。当時は気が付かなかったのだが、時間が経つことで気が付いた。そんな形には絶対にならない……そんな不思議なテクニックがいくつもあるのだ。実戦でそんな風になるのかな？という形。例えば、相手を後ろから抱きかかえる形。格闘技をプロでやっていたので、相手の後から抱えるという事がいかに難しいのかを私は知っている。格闘技の試合で相手の後、バックに着くというのは非常に難しい技術だ。お互いに本気で闘う時に、簡単に相手にバックを許す選手などはいない。不意討ちで相手のバックを取ることならできるかもしれない。でもそんなに簡単にできるなら、いっそ後から殴る。そもそも胴体だけでなく、腕ごときちんと相手を後から抱えるなんて不意討ちでも難しい。そんな余裕があればもっと効率良く相手を制すれば良いのだ。全く何でこんな状況でのテクニックをやるんだろう？不思議でしょうがないテクニックなのだ。

ところが柳生心眼流にも同じ状況があったのだ。柳生心眼流には「七ヶ条の素振り」という型がある。全ての状況を7つにまとめ、あらゆる状況に対応するために工夫された型が「七ヶ条の素振り」だ。たった7つに全ての状況を込める。そんな大切な7つの内の1つになぜこんなあり得ないような状況が入っているのだろう。

心眼流では剛身《こわみ》と呼ばれる独自の身体鍛練がある。文字通り全身を鋼のように鍛える鍛練だ。閃きのまま、何となくグレイシーの「スタンドアップ」の怪しいテクニックをやってみた。剛身によって体が変わっていたからなのだろう。体が「スタンドアップ」の意味を教えてくれた。当時は分からなかった体の奥の動きが、勝手に出て来て教えてくれた。腕を抱えられると勝手に力が増えるのだ。正確には、腕ごと抱えられると脇腹に刺激が伝わって、無意識に力が全身に繋がって大きくなるのだ。

脇腹に触れると無意識に体が奥から動き出すという事にすでに気がついていたので、すぐに繋がった。無意識的運動を引き出すことが「スタンドアップ」の意味なのだと。心眼流でも同じ意味を持って素振り

脇腹刺激が身体を覚醒させる！

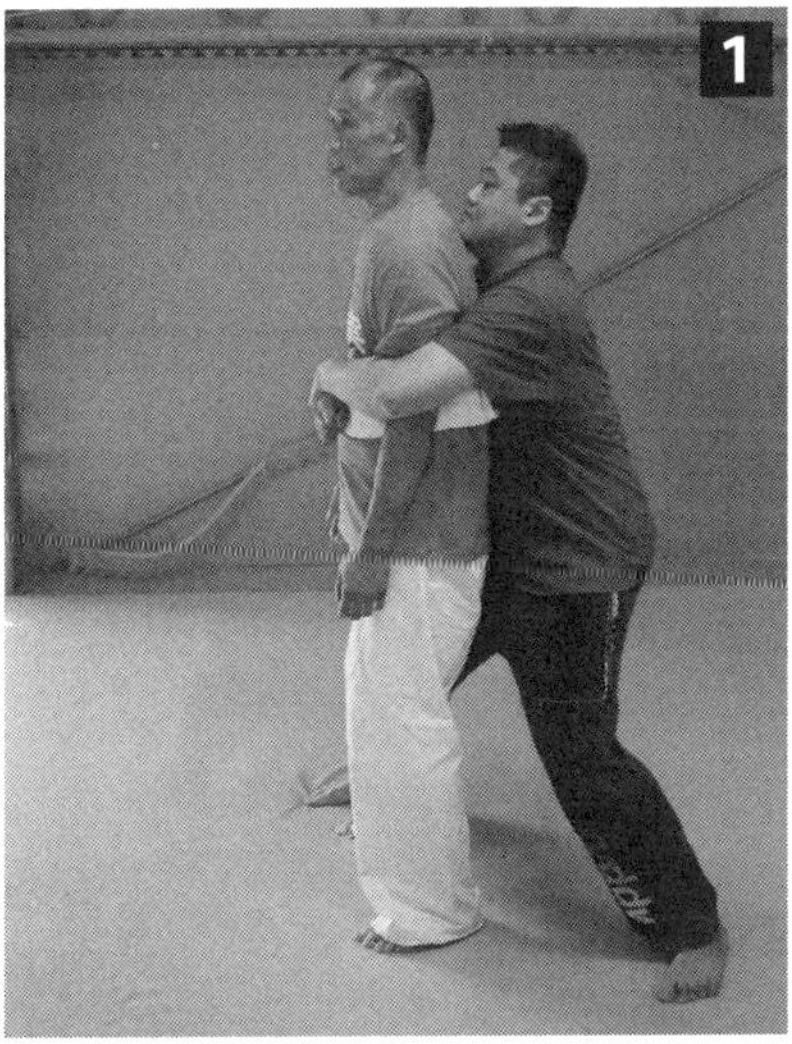

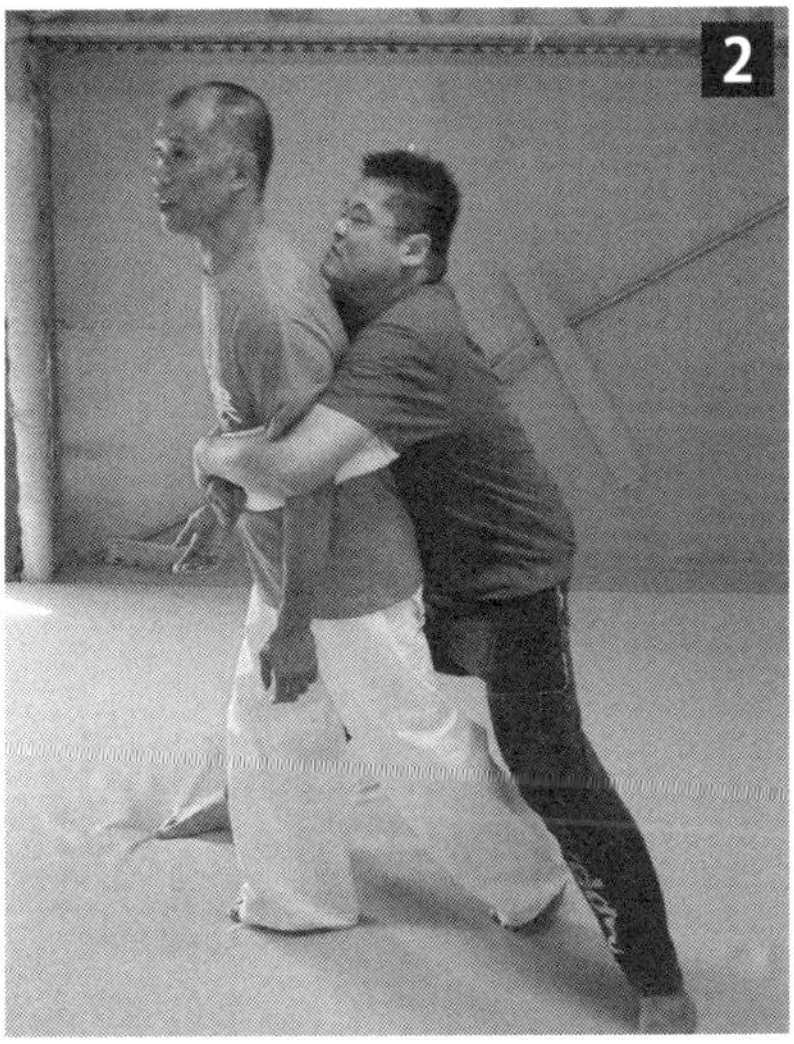

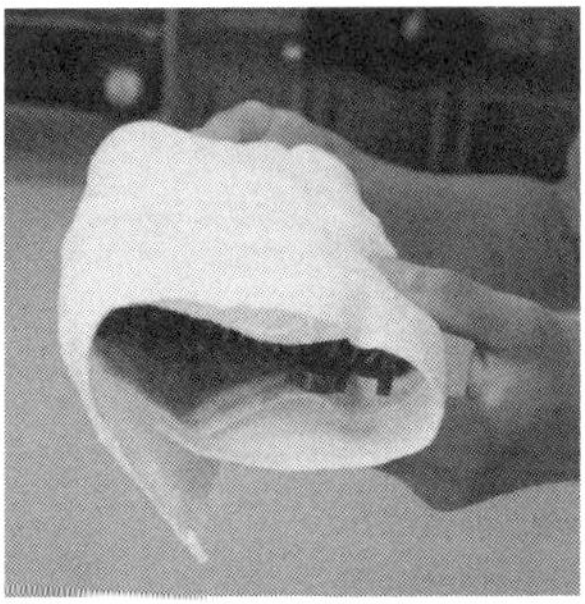

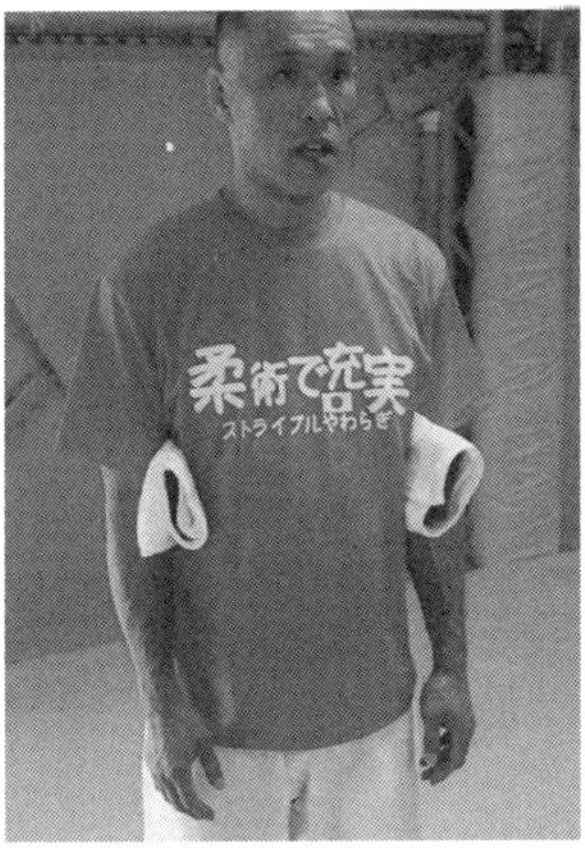

痛くないよう、人工芝をタオルでくるんで脇にはさむ。

人工芝を脇にはさんで背後から抱きかかえられると、脇腹への刺激が生じ、“体の奥”が無意識下に動くようになる。結果として、自分ではいつもと同じつもりでも力が大きくなっている。後ろの人が前の人の動きを抑制しているようでいながら、実は増大させているという不思議。

をやるのだと。そのままでは使えず、それをやらないで上達することもない。型に関する口伝なのだ。グレイシー柔術の「スタンドアップ」も型の一種と考えると合点がいった。

わざと普段よりもやりづらい動きをやる事で、無意識的運動が覚醒する。その結果として体の奥の意識では動かせない箇所が動き、体が変わってゆく。まさに武術の身体論そのものだ。人工芝のアイディアではすでに実証を得ていたので、同じように脇腹に物を挟んでから同じ動きをやってみた。人工芝は脇に挟むには刺激が強いのでタオルを巻いてやるといい。脇に挟む以外何もしていないのに、ただ両腕を抱えられた時に比べると、力が圧倒的に増えた。明らかに、脇への刺激によって身体が覚醒している。

そして不思議なことが起きた。力は増えているのに、本人が感じる意識的な力は少なくなっているのだ。筋肉の力は意識よりも環境や触れる物との関係で変化する。これは真実だ。慣れると樹に楽々登れるのは、筋肉が増えたからではなく、樹に合った掴み方や体使いができるようになった結果なのだ。環境や触れる物によって力は勝手に変わる。自分の意識で力を変える何倍も無意識が決定する力は、体の動きの柔軟性や力にまで大きく影響している。この事に自分の体で確信を得た。そこから次の段階が見えただ。

2　体の動きを集約すれば前後と左右そして捻転

運動として考えると、簡単に毎日短い時間でできるように、できるだけ多様な動きを集約してシンプルにまとめた方が良いと考えた。この考えは、操体法の学びが教えてくれて、助けてくれた。学ぶとは全て

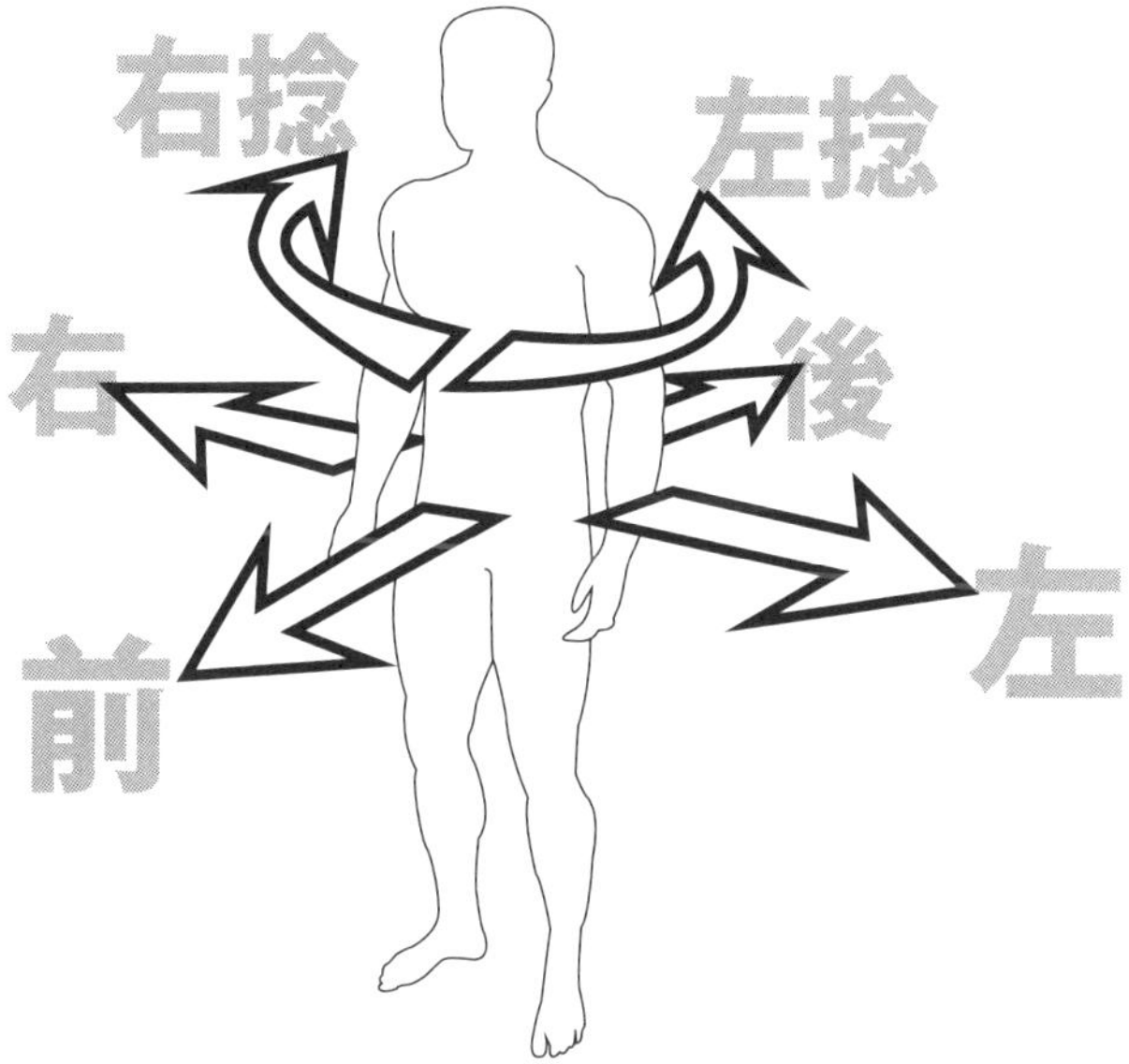

が繋がるのだろう。繋がる事が何かを創り上げる隠れた秘密なのかもしれない。

操体法には般若身経《はんにゃしんきょう》という健康運動がある。宗教の般若心経と一文字違い、「心」ではなく「身」なのが操体法の般若身経だ。宗教の般若心経は一番短いお経と言われている。操体法の般若身経も体の動きを集約して6つの動きにまとめたものだ。

人の動きは無限にあるが、考えてみると基本の動きの数はそれほど沢山ないのだ。基本になる動きは空間と同じだ。地球の空間は3次元だから前後と左右そして上下になる。そこに左右の捻転が加わる。上下は動きを行う際に膝を曲げて脚を動かし常に使うので、基本の動きとしては前後と左右と捻転の3種類×2＝6つの基本運動になる。この6つに上下の動きが加わった組み合わせで、全ての動作は行なわれる。

操体法を作られた橋本敬三先生はこんな話をしたそうだ。お坊さんはお経を毎日やるからお坊さんになっていく。はじめからお坊さんになってる訳でもないし、お坊さんになってからお経をやる訳じゃない。お経をやってるうちにお坊さんらしくなって、段々とお坊さんになっていくんだと。

運動も同じだ。はじめから上手にできるわけじゃないし、上手になってからやる訳でもない。やってるうちに段々それらしくなって、やがて本物になっていく。本物になるためには毎日お経を唱えるのが一番の近道になる。運動も同じ。毎日やる。毎日やる運動はなるべく短い時間で簡単にできる方が良い。そこに運動の全ての要素が集約していれば、たったそれだけをやれば全ての運動の基本が行なえる訳だ。

操体法は昭和40年代に仙台で生まれた。ちょうどその頃、私は仙台で小学生だった。当時の仙台の生活する環境を私はよく覚えている。舗装道路なんてあまりなく、雨の日には大人はスーツに長靴を履いて会社に通った。道路には砂利が敷き詰められていて、子供たちはまだ残っていた野山で遊んでいた。

道路に砂利を敷くと、とても歩きにくいのだ。そのために、歩く度に、体の奥からバランスを取る動作を自然に日常で行なっている。不便なようでも、その分身体はそれに対応する能力を発達させていた。生活の便利が、体の不便を作り出してしまう。環境の適度な不便さは体に恩恵を与える。一見不便に思える環境の方が、実は体には良いのだ。車も砂利道ではスピードを出せないので交通事故も少なかった。振返ると、未来に繋がる町のヒントが昭和の日本にはあったのかもしれない。

確かにその頃は今の日本とは違う環境だった。日常で歩く事も多かった時代。洗濯機はまだ2層式で脱水は手でやっていた時代だ。少ない洗濯は洗濯機を使わないで手で洗っていた。家庭に洗濯板がまだあった時代だ。電子レンジもなく総菜屋もコンビニもなかった時代。毎日の料理はお母さんが作ってくれた時代。今とは違った身体文化だった時代。人々は今よりも健康で笑顔だったように思えるのだ。

3　無意識的運動で力を強くする6方向の運動

①前後

次ページ写真のような形で後から両腕ごと抱え込んで強く抑えて動けない状態にしてもらう。両腕の締め方と肘の位置がポイントだ。腕を回転させてできるだけ脇を絞って肋骨の下辺りに肘を着ける。6方向の全ての動作で大切なのは姿勢をきちんと伸ばすことだ。力んで姿勢が崩れると無意識的運動は出て来ない。姿勢が悪い状態で強い力を奥から出すと体が壊れるので、無意識に力を出すことを拒むのだ。そのまま足をきちんと着いて前に歩く。これで自分で驚くほど大きな力が出る。そして力を入れた感覚は少なくなっていく。

後ろ方向の場合は相手に前から両腕ごと抱えてもらう。やり方のコツは前と同じ。腕だけ後の方向に変える。動かす方向に腕を向けた方が体のコントロールをしやすいからだ。

前と同じように姿勢を正して後に歩く。

②左右

同じ要領で相手に横から両腕ごと抱えてもらう。腕は進行方向の横に向けて捻じる。横に歩く時には脚を交差させる。

無意識的運動で力を強くする６つの運動

前後

両脇を絞って肋骨の下あたりに肘を着ける（後ろ方向の場合は手を後ろへ）。姿勢をきちんと伸ばし、さらに抱えられる事による脇腹への刺激によって、自分でも驚くほどの力が歩く力となってあらわれる。

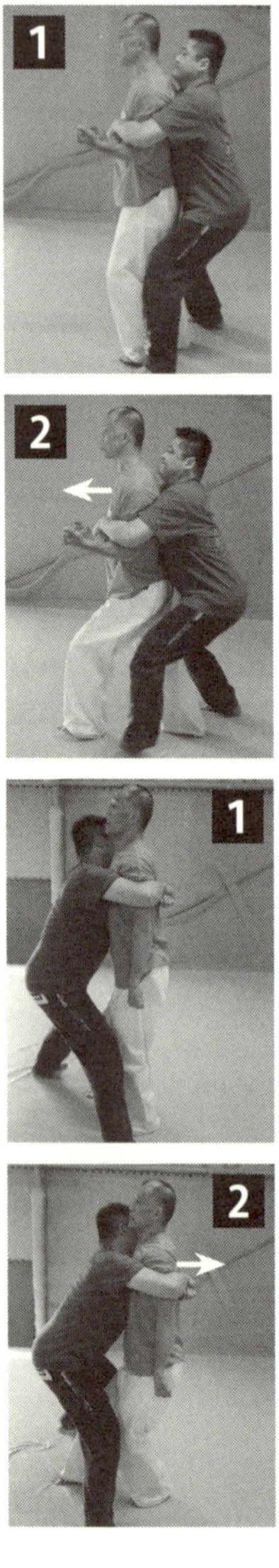

左右

両腕を進行方向に向けて捻じり、脚を交差させつつ横へ動く。

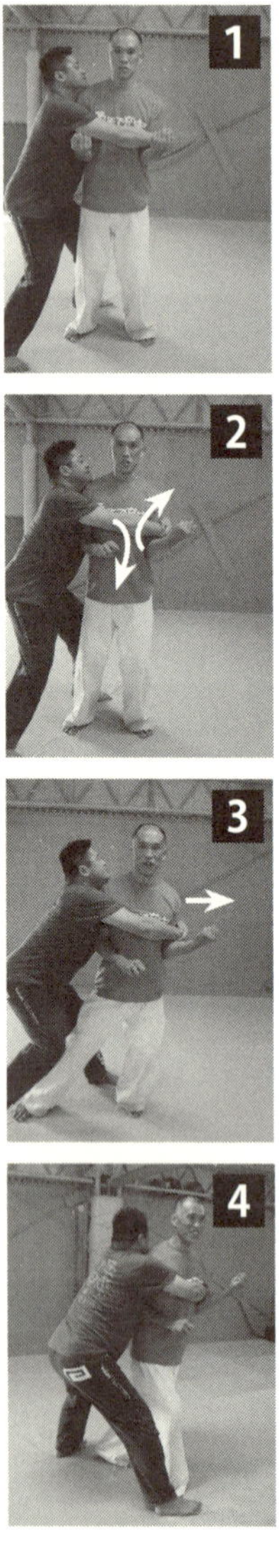

捻転

両腕を進行方向に向けて捻じり、体を捻転させる。

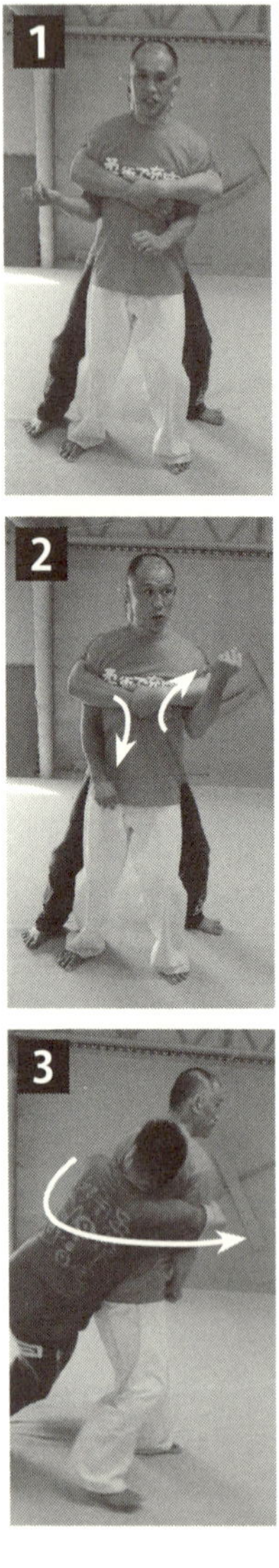

③捻転

同じ要領で相手に後から両腕ごと抱えてもらう。前と同じ抱え方だ。腕を回転に合わせた形にする。そのまま捻転の方向に歩く。捻転でも脚を交差させる。

4　1人で行なう6方向の運動

次は1人で行なう運動を紹介しよう。

まず脇に人工芝を挟んで刺激を加える。Tシャツなどでこの運動を行なう時には、刺激が強すぎるので、タオルや手ぬぐい等で包んで行なうとほどよい刺激になり、体が覚醒して無意識的運動を引き出してくれる。

①前

2人で行なうのと要領は同じ。両腕を力強く押さえてくれるパートナーの代わりに自分で脇を締めて前に歩く。

②後

同じ要領で後に歩く。

③左右

同じ要領で左右に歩く。

④捻転

1人で行なう6つの運動

２人の時は抱えてもらう事で得た刺激を、１人の場合は脇に人工芝を挟む事によって加える。

捻転

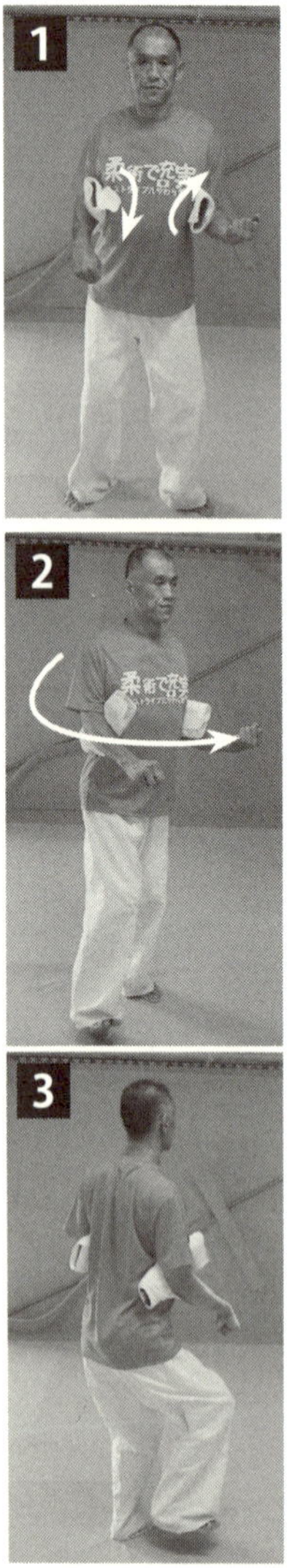

左右

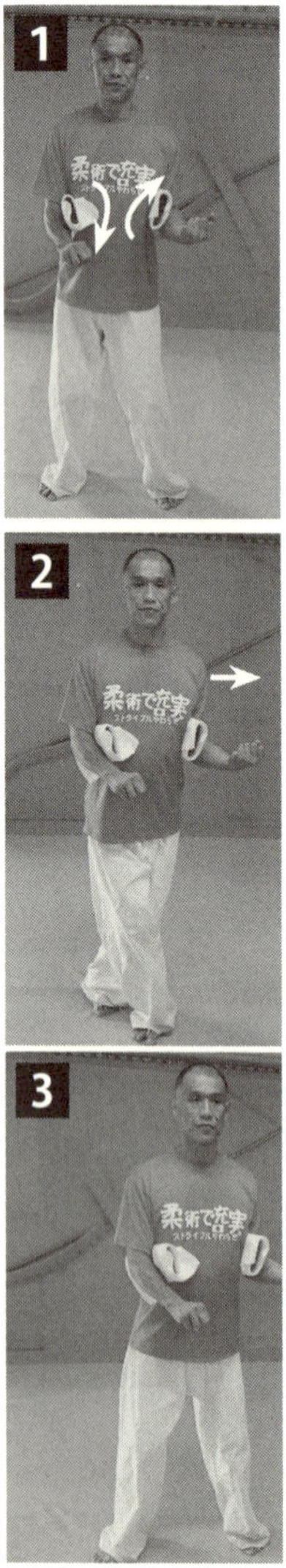

前後

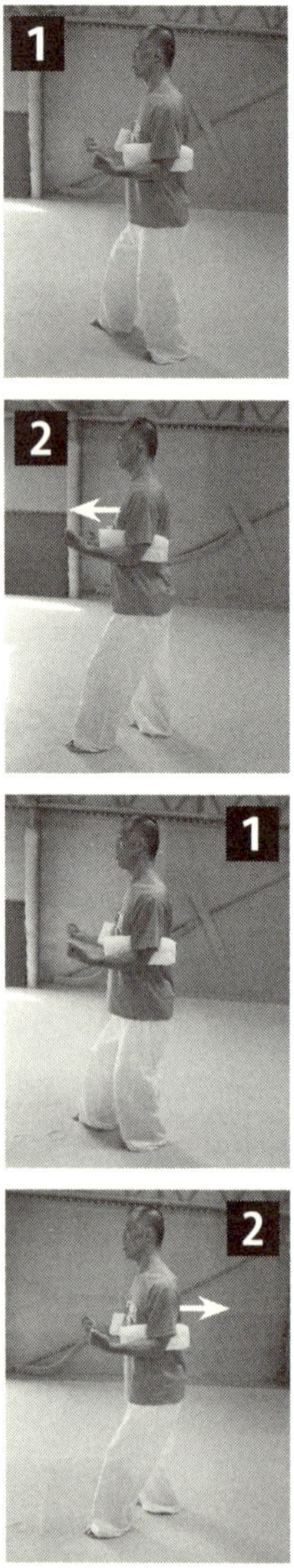

同じ要領で左右に捻転して歩く。

1人で十分な感覚が得られない場合には手足の指にテーピングを貼ると刺激が大きくなり、感覚が高まり、無意識の覚醒をより引き出してくれる。

5　空手と引き手

人生にはご縁があり、ご縁は自分だけでは届かない場所に連れて行ってくれたり、1人では考えつかないような発想のヒントをくれる。沖縄にもご縁があり、何度も行っている。沖縄に一番初めに行った時に出会った空手の先生。その後会った事がない、たった一度だけのご縁だ。その先生はとても有名な先生で、初対面の私に笑顔で色々と優しくしてくれた。

初めて行った沖縄は空気と空が澄んでどこまでも青く遠くまで広がって空気も濁っていない感じがして、そこにいるだけで良い気分になったのを思い出す。空手道場には古い〝唐手〟の時代から残っている鍛錬の器具が並んでいて、フルコンタクト空手しか知らない私にはとても新鮮な感じがした。

沖縄では健康のために空手をやる中高年の方もいる。空手の道場に向かうためにタクシーの運転手に行き先の道場名を告げると、

「私も空手やってるんですよ。」運転手さんが前から笑顔で話しかけてくれた。

沖縄の空の下でたった一度話を聞かせてくれたタクシーの運転手さん。これもご縁だ。

「こっちには健康のために通う人が結構いるんですよ。」

信号待ちをしている時に、運転手さんは不思議な空手の型みたいなものを手でやってみせてくれた。

「あんまり一生懸命にはやらないんですよ。」

「こんなのをゆっくりやるんです。」

「これをやると元気になるんですよ。」

信号が青になって、運転手さんはハンドルを握り、車が走り出す。

車の窓の向こう側には本土とは違った太陽の光で照らされる街並みが流れてゆく。

光が違うと景色が変わるのだろう。異国のような感じがした。

「元気になると飲むのも楽しいから。」

「空手は暮らしの中に入ってるんです。」

「沖縄にはこんな空手もあるんですよ。」

たった一度のご縁で聞かせてもらった話は妙に印象と記憶に残った。

空手の先生は私のそばに来て、おいと手招きしながら呼んだ。

「これが空手だよ。」

先生は私を見つめた。何のことなのかさっぱり分からない。先生は私の前で正拳突きをスッとやって見せてくれた。まあ、空手は正拳突きだよなー。何の事なのか意味が分からない私はボーっと話を流すように聞いていた。先生は私を見ながら話を続ける。

「こっちじゃないぞ。」

正拳突きの“引き手”の秘密

正拳突きで、脇腹にとった引き手をゴシゴシ擦るような動きが、沖縄空手の先生が示した極意。その真意は無意識運動の誘起にあった。

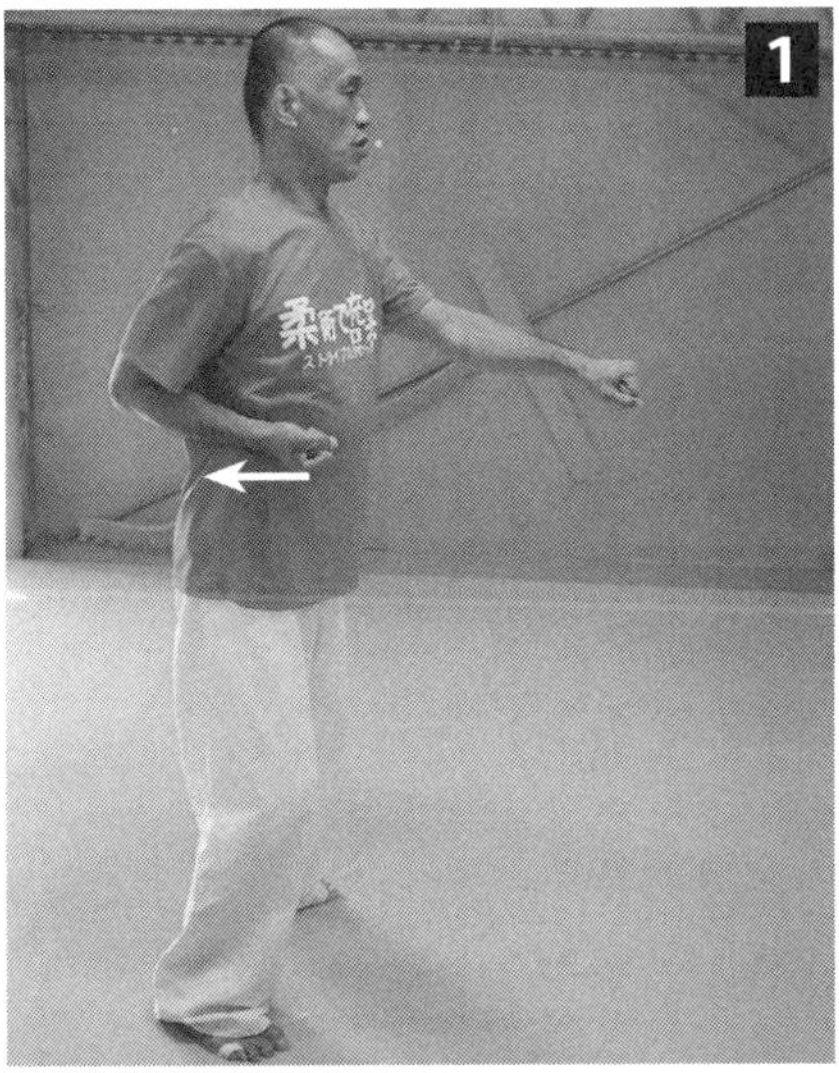

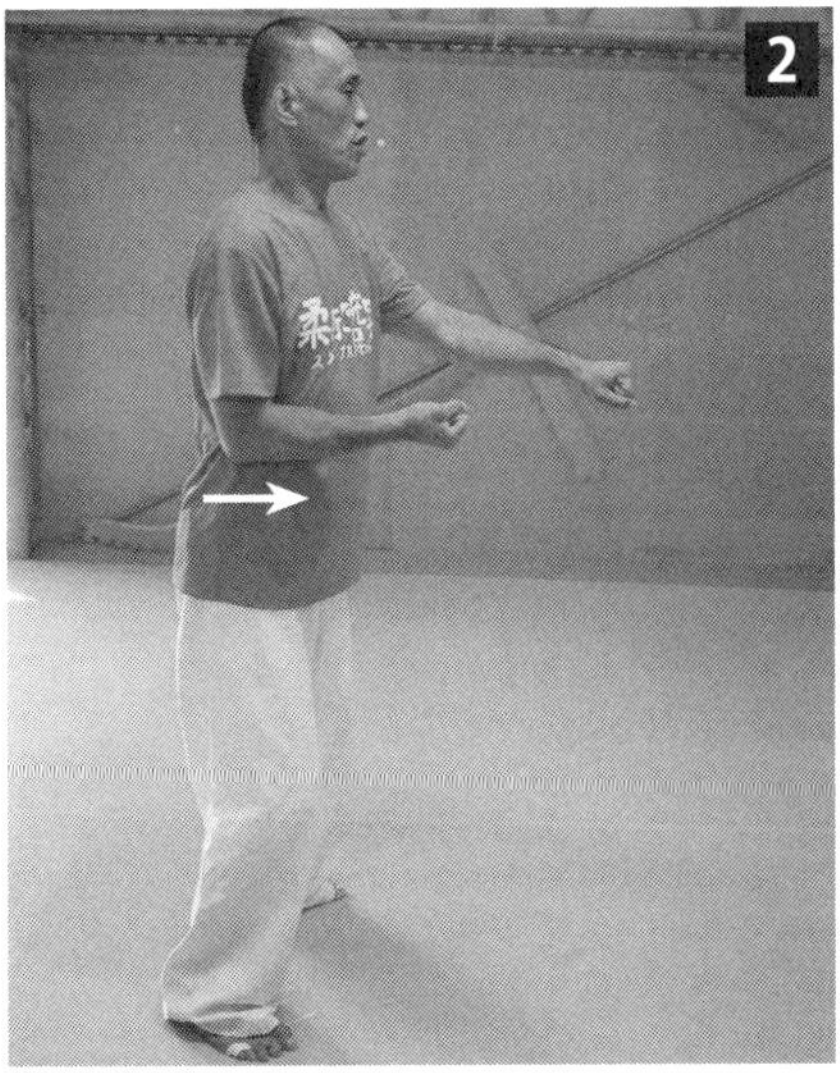

「こっちが大切なんだ。」

正拳突きの突く方じゃなく引き手を動かしながら先生は教えてくれた。それでも意味が分からない。反対をきちんと動かすと拳に全身の力が出る。それ位知ってるぞ、と思いながら、私は話を聞いていた。先生の話は続く。

「こうやるんだ。」

先生は脇腹に引き手をあててゴシゴシ擦るような動きを見せてくれた。

「こうやって馴染ませるんだ。」

「そのうち風が吹いても動くようになる。」

先生はそれだけ言うと元の場所に戻っていった。

その時には全然分からなかった意味。それは無意識的運動だった。無意識的運動を空手もやっていて、脇腹を擦って体を変えるという事を私に見せてくれていたのだ。古い時代の教え方は、言葉によらない。たった1度の機会に見せてくれた動き。盗んでごらんという事だったのだろうか？　武術や芸事は盗んだら褒めてもらえる不思議なジャンルだ。教わるよりも盗んだ方が自分の物になるのが本当の学び方なのかもしれない。

あの時教わった事が時間の積み重ね、稽古の積み重ねの中で繋がって体の中から出て来たのだ。ご縁とは不思議なものだ。「風が吹いても動くようになる」、この言葉が次の閃きをくれた。

2人で組んで刺激を加えて体の奥から繋がった動きを引き出す。次に自分1人でも引き出せるようにして稽古は進む。

次にやるのは自分の動きの中に無意識の動きを繋げてゆく事だ。実際に使うパンチやキックなどの動きでも同じ反応が出るように丁寧に作業を繰り返す。一度でできなくとも、日々続けることで体が変わってゆく。お経を唱えるように毎日続けるのが大切だ。健康のためであれば、そこそこやれば高い効果が出る。

そのうちに自分の動きが変わって行く。後から抱きつかれた時にも、パンチを打つ時にも、そして日常の動作も別人のように変わっていく。型とは、武術の知恵とは、これほど素晴らしいものだったのだ。

動きの質が変わるという事

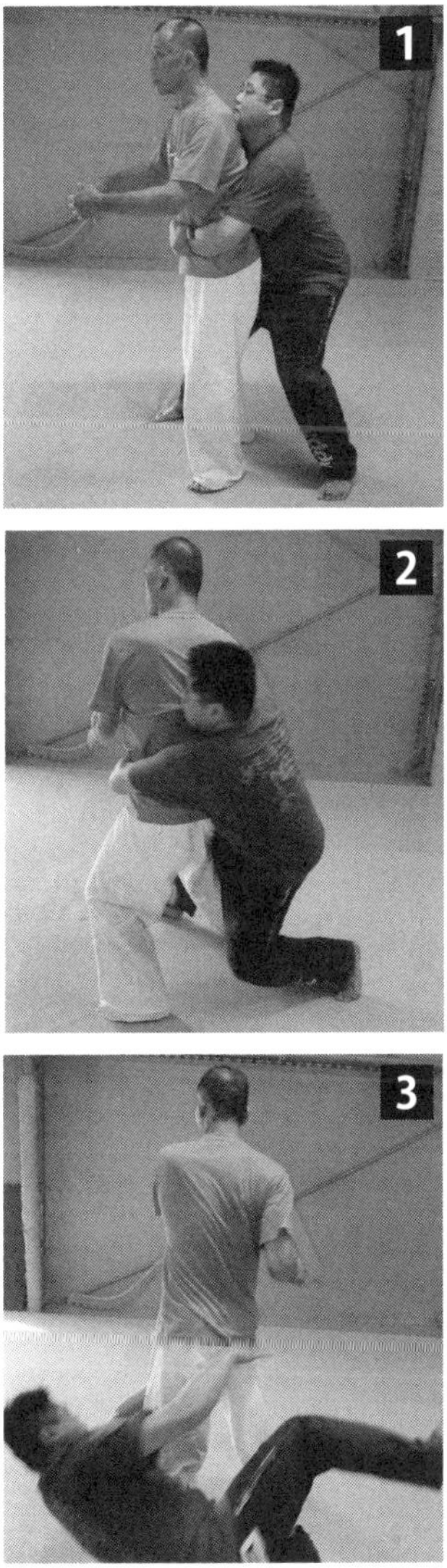

自分の動きの中に無意識運動を繋げる練習を丁寧に積んで行けば、パンチやキックから本当に何気ない動作まで、その質が根本から変わる。後から抱きつかれた時にどう対処するか？　角度？　筋力？　そういった要素以前に大切なものを高めてくれる知恵が、武術にはある。

本当に使える技とは？

手首を持たれた時、いきなりパッと殴ってすまうのが一番早い対処。しかしこれを動作として反復練習しても、使えるものにはならない。

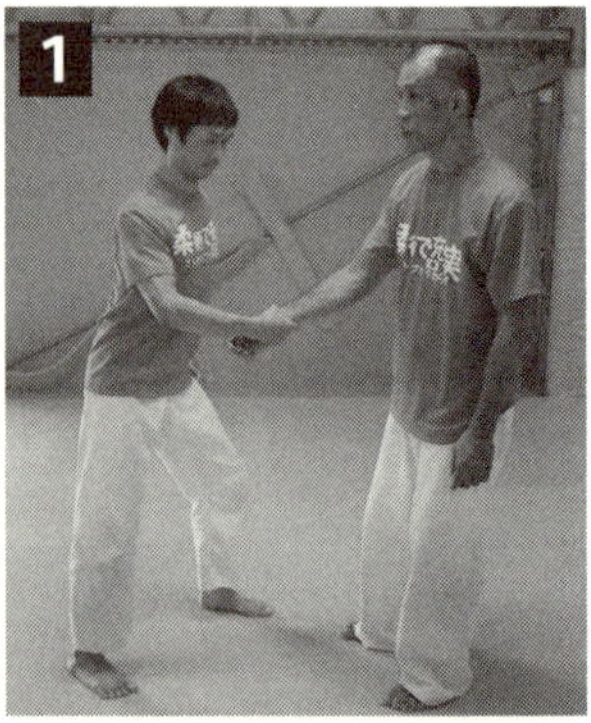

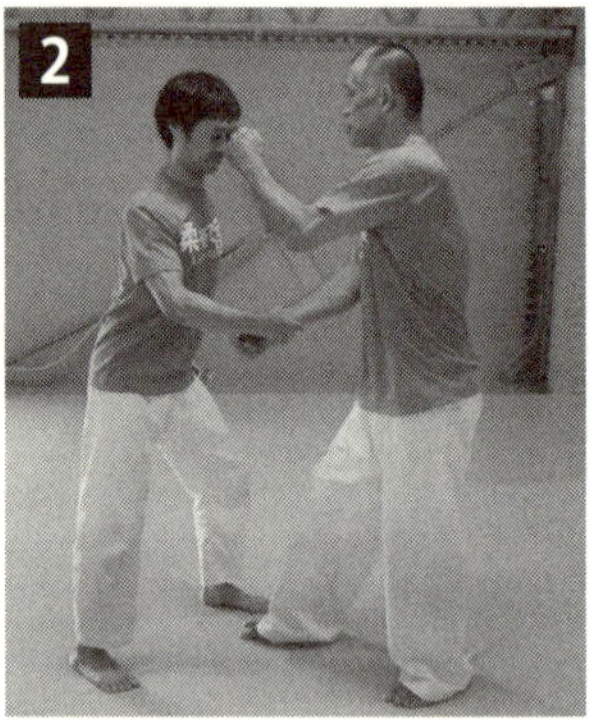

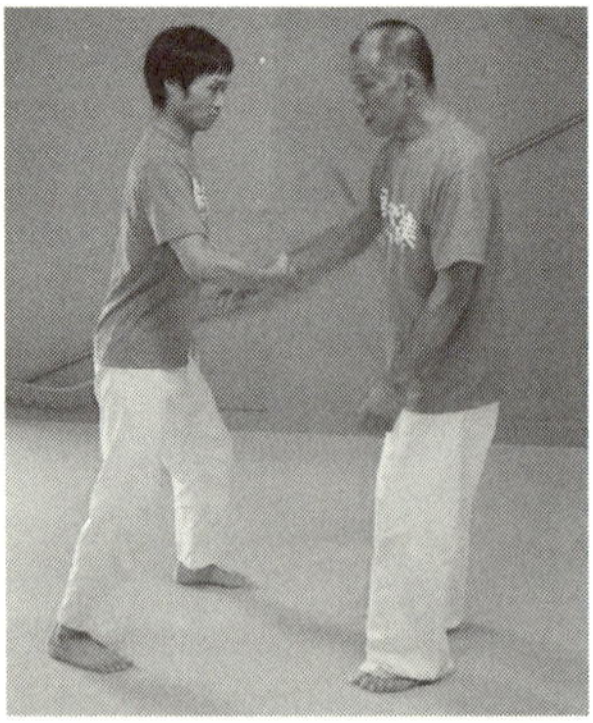

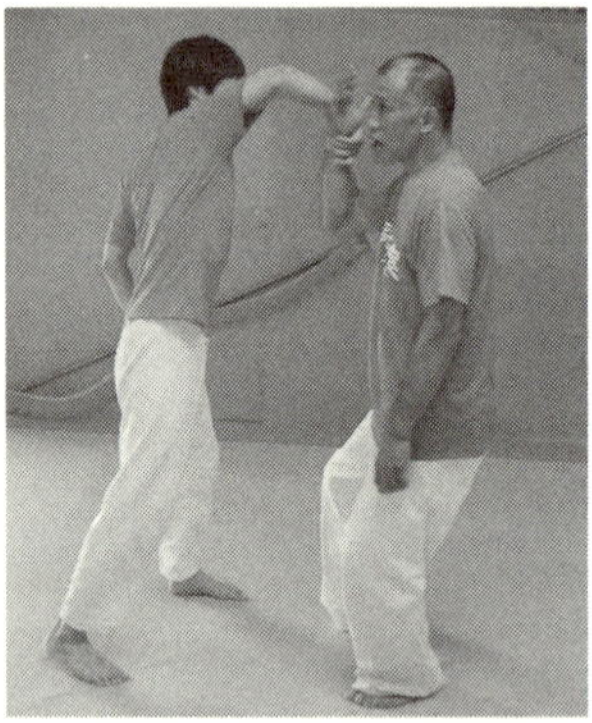

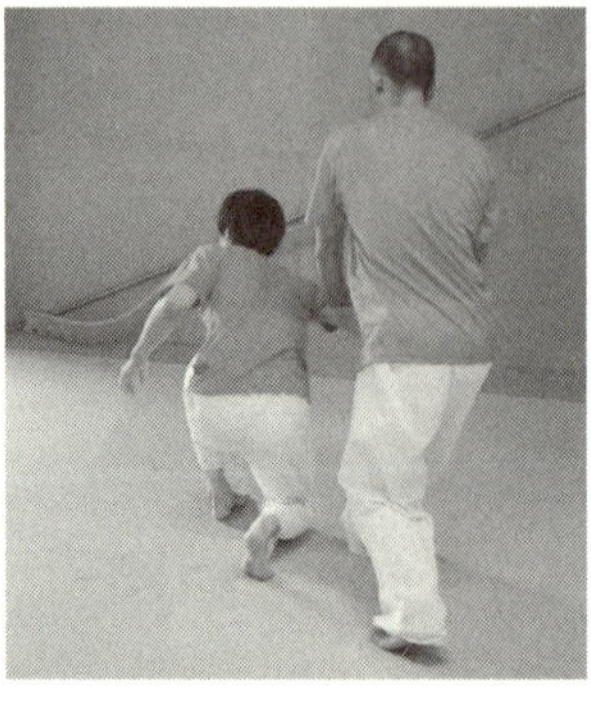

武術の稽古は〝わざとやりにくい形で動く〟という要素を内包しており、実戦動作そのものではない。しかし、この稽古を経て動きの質的転換を果たしてこそ、本当に使える技というものを獲得できる。

型を繰り返す時に、本当はこうやった方が早い。こんな話を聞かせて頂いた事がある。手首を持たれても、抱きつかれても、護身術のような動きではなく、パッとかわして殴る。確かにこの方が簡単だ。これだけやると簡単過ぎて実際には使えない。だからわざとやりにくい形で動くのだ。これをやらないと本当に使える技にはならない。

確かに格闘技の経験から、いくらワンツーを上手に打てても、相手がいたら全く変わってしまう事を、私は経験から知っている。実際に相手と向き合った時の緊張は、シャドーとは全く違うし、決まった動きを相手とやる時とも全く違う。格闘技のプロはその誤差を埋めるためにスパーリングを繰り返し、ミットやサンドバッグで体を鍛える。そうやって頑張って強くなっていく時に欠けていた落とし穴が、無意識の動きを置き去りにした練習だった。確かに型を繰り返せば、格闘技の練習で欠けた無意識の運動によって、動かせなかった箇所に命が吹き込まれ体は元気で強くなる。パッと目の前が開けたような気がした。

この知恵は、スポーツや格闘技で強くなるためだけに使うのはもったいない。普通の人が日常を健康で楽しく過ごすために使えば、素晴らしい新しい健康法になる。

そんな事が閃いた時に、タクシーの運転手さんの背中が見えたような気がした。沖縄の太陽いっぱいの風がふっと私の体を撫でてくれた感じがした。風の向こうには、目には見えないご縁があったような気がした。

第6章

手指の動きによる無意識的運動

1 腕の動きは手指によって決まる

次に体を更に向上させる鍵は、手の指だ。脚は非常に強く体を支えて動いてくれる。人工芝による、脚から胴体の覚醒は体の強さに関係してくる。一方、体の詳細な動きは手指からの無意識的運動により覚醒する。脚は手の何倍も力が強く、手は脚の何倍も器用に動くのだ。

強さと器用さ双方を覚醒させるには手脚両方からの覚醒が必要になるのだ。

柳生心眼流の島津先生と出会い、対談が掲載された号には対談と共に、心眼流の指先の使い方が掲載された。〝指先は体の動きの水先案内人〟という口伝の意味を具体的に公開した記事だった。島津先生にそれぞれの指の意味を教えて頂いても、当時は頭で知った知識に過ぎなかった。武術とは、頭で知った知識を具体的に体に落とし込む作業、稽古が欠かせない習得の仕組みになっている。そのためいくら頭で理解しようとしても深くは分からない。時が重なり、稽古を重ねることによって体に染み込んだ教えが満ちると、体の内側から自分の感覚と言葉になって滲み出るようになってくる。これが武術の習得の仕組みだ。滲み出るようになってくると、知らなかった事が体を通じて分かるようになってくる。頭で考えて理解できないことは、稽古を重ね時間が満ちると、体が具体的にやってくれだすのだ。

指を動かす鍛練を日々行なうと、ある日突然体の変化を感じるようになる。無意識の動きは感じることができないものだが、それが感じられるレベルになってくるには時間がかかる。無意識の動きが大きくな

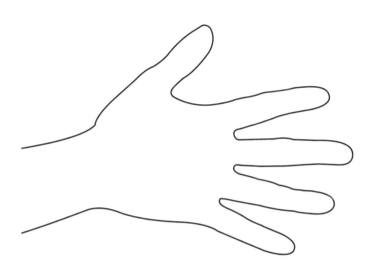

れば、意識的な動きが変化して、ある日突然意識できる動きに変化が訪れる。

具体的に出てきたものは、そのうちに自分の動きになってゆく。道具でも、手に入れて使いこなすうちに、自分の使いやすいように変わってゆくものだ。自分の体の内側から出た新しい身体感覚も、はじめは師から聞いた口伝のまま。しかし、使いこなすと、そのうちに自分のものになっていく。

新しい包丁はどれも同じだが、使い込むほどに使いやすくなる。日々使い、砥ぐ事で包丁は自分にとって最適な包丁に変わってくる。口伝に従った稽古で体が理解してくると、自分だけの言葉がやってくる。

この章では、私の言葉で、手指と体の関係に関して紹介していきたい。

第2章でも書いたように、現代は人が作った、持ちやすい物が、そこらじゅうに溢れている。むしろ自然が作ったそのままの物を持つ事、触れる事は、日常でしまう。

人が考えて作った道具は一見使いやすいが、実は体の機能を眠らせてしまっている。人の体は1つの無駄もないようにできていて、人の指にはそれぞれの役割がある。無駄がないように生まれながらにできている体を充分に使いこなす対象は、本来の地球にある自然の物だ。自然の物であれば、一見持ちにくそうでも、体がそれに合わせて動く。しかし、人工的なコップを持つ時に小指が浮いてしまうのは、持ちやす過ぎる事が原因で、無意識の指令が体の本来の動きの指令を出せないのだ。

稽古によって指の動きが覚醒してくると、物を持つ感覚が変わってくる。柳生心眼流ではじめに行なう稽古に「手捕り」がある。「手捕り」とは、相手の手首を持って制するだけの単純な動作だ。ちょうど合気道とは反対の動きになる。また現代の日常で動かす手ではなかなかその意味が分からない稽古が手捕りだ。手捕りは、相手を力で制するだけの単純な動作ではない。相手の内側を感じ、相手と繋がる。まさに武術の口伝を一番敏感な手指と手を使い、覚醒させるのが手捕りという稽古の意味だ。

薬指には交感神経と副交感神経が一緒に通っている。接触した物との関係を入力と出力で詳細に把握する機能が薬指にはあるのだ。だから第2章で書いたように、薬指と小指を立てると雑草でさえ上手く抜けない。人差し指と親指は、単純に大きな力を産み出す指だ。

人差し指と親指の力で雑草は軽々と抜ける。力だけですむのであればそれで充分だ。ところが雑草は生きている自然の物なので、ただ力で引き抜こうとしても、途中で切れてしまう。切れない力をはかり取りながら、抜かなければならない。人差し指と親指で雑草を抜く時に、残りの3本の指をまとめれば力のな

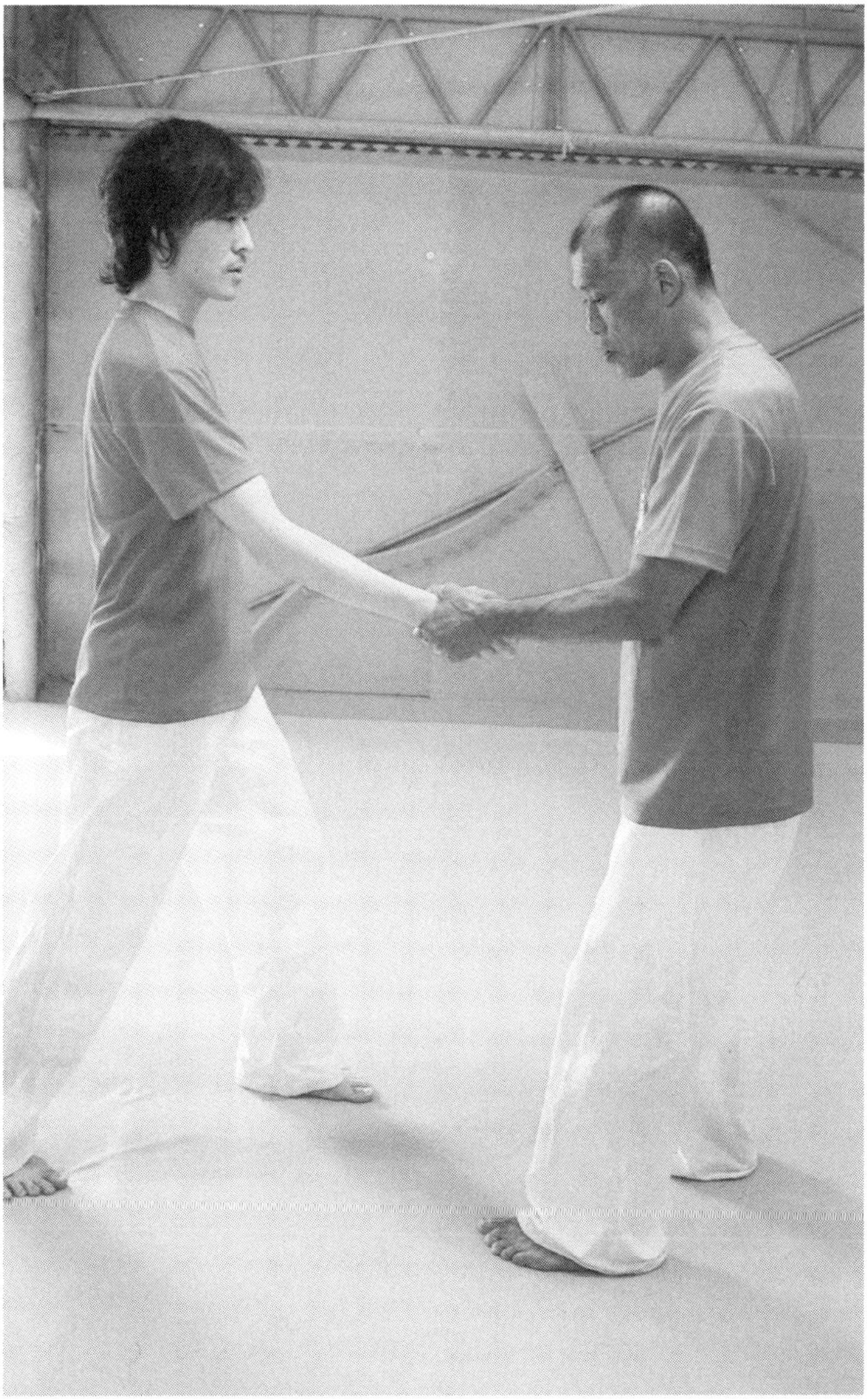

相手の手首を持って制する「手捕り」の稽古には、〝手〟ならではの深い意味合いがある。

い子供でも簡単に根っ子から抜くことができる。この指の使い方は、雑草と繋がり根っ子を感じて、土の中までの情報を感じているからできるのだ。

相手の手首をつかむ時にも同じ原理が働く。人間の手首は雑草の何倍も大きく強いのだから、単純に3本の指をまとめればよいというものでもない。稽古を重ねることが求められる訳だ。手捕りの稽古を積めば、雑草を抜く時と同じように、相手と繋がり内部を感じることができる手となる訳だ。

現代の日常は、小指を立ててすまされるような道具で溢れている。パソコンの指使い等は不自然極まりない動作になっている。日常の動作の方が稽古の何倍も長い時間行なうのだから、稽古でその癖が抜けないのも当然なのだろう。昔の人は日常で藁を編んだり、洗濯も手でやったりと日常のほとんどを指先からの正しい動きでやっていたので、きっと「手捕り」をやっただけで体が変わったのだとも考えられる。しかし、現代人が現代の便利な日常の動作を引きずったまま稽古をしても効果はそこそこでしかないだろう。

現代に合わせた「手捕り」の稽古を以下にご紹介したい。

2 手捕り

手捕りでは、相手の手首を掴む。ただこれだけの単純な動作に深い意味合いが隠されている。

日常で衰えた指先の動きでは、自然に持つと57ページの写真のようになってしまう人も多いと思う。小指側できちんと持つと人差し指が浮く。一方、今、多くの方がやってしまうように、人差し指と親指で力

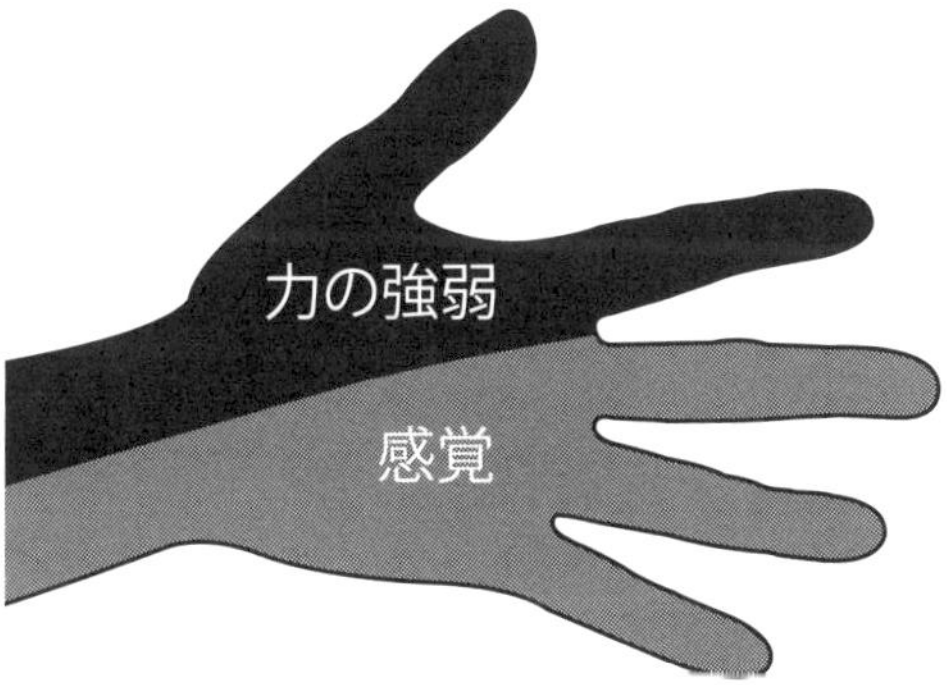

手指の役割は、〝親指・人差し指〟と〝中指・薬指・小指〟に分かれており、それぞれ「力の強弱」と「感覚」の領域を担っている。
この構造のため、〝親指・人差し指〟と〝中指・薬指・小指〟というまとまりで使うOKサインやピストルサインのような動作は誰でもやりやすい。

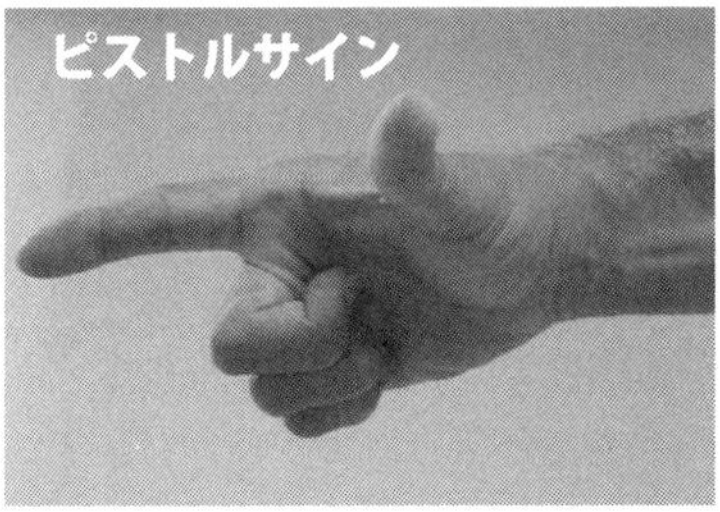

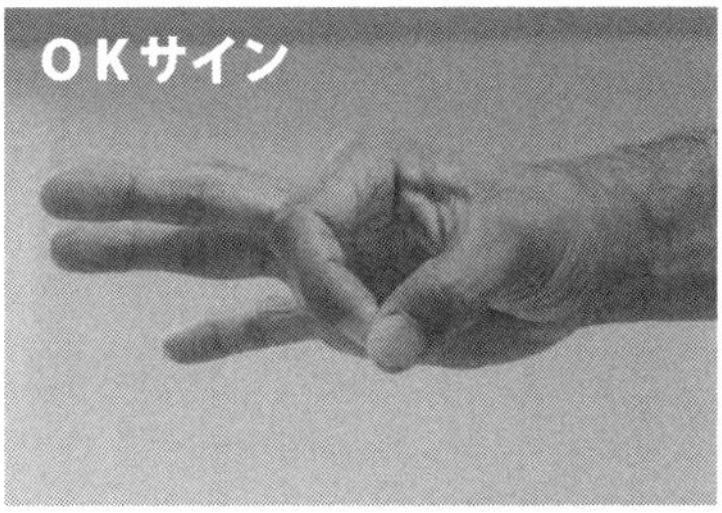

を込めて持つと小指が浮いてしまう。
　人差し指と親指は力の強弱に関係する指、残りの3本は感覚に関係する指だ。5本の指を大まかに分けると、このように2つに分かれる。そのため、OKサインとピストルのようなサインは、誰がやってもやりやすい動作だ。
　誰でも簡単にできる動作と、そこからの運動を紹介しよう。この運動をやるだけで、体の指令は格段に向上し、体全体のセンサー機能が向上する。その結果として無駄な動きが少なくなり、体が整ってゆくのだ。
　まずOKサインを作ってみる。そのまま残りの3本の指を開いたり閉じたりする。これだけでも日常動いてない箇所が動き出す。次にピストルサインをして残りの3本の指を閉じたり開いたりする。

体全体のセンサー機能を高める指トレーニング

ピストルサイン　　**ＯＫサイン**

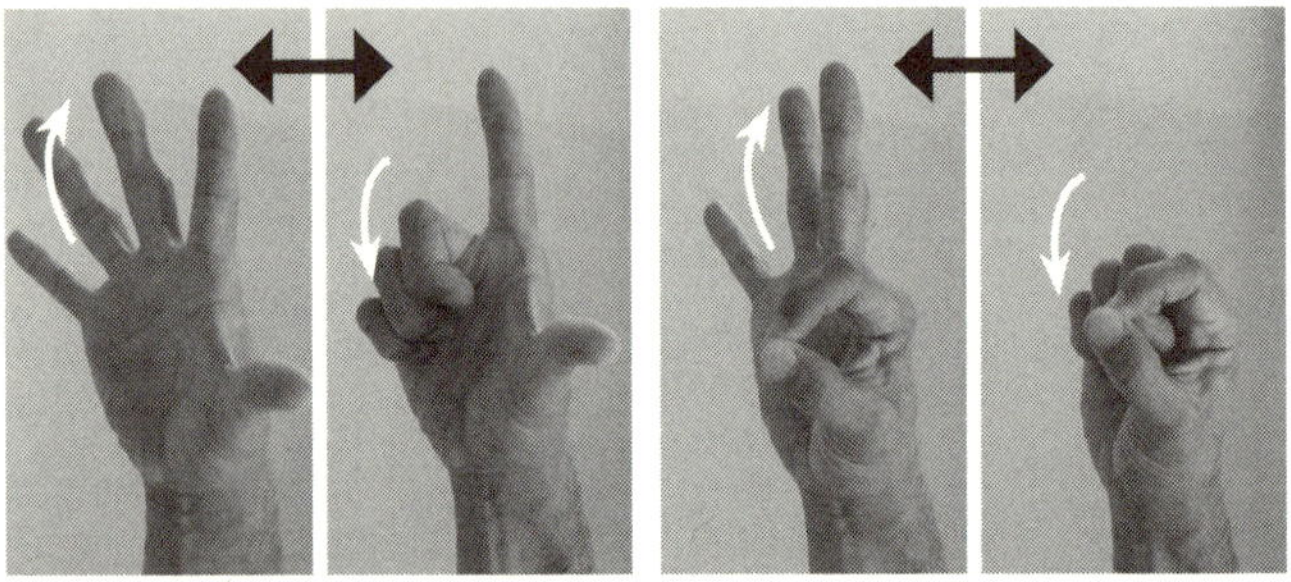

1

ＯＫサイン、ピストルサインから、中指・薬指・小指の開閉運動をそれぞれ行なう。

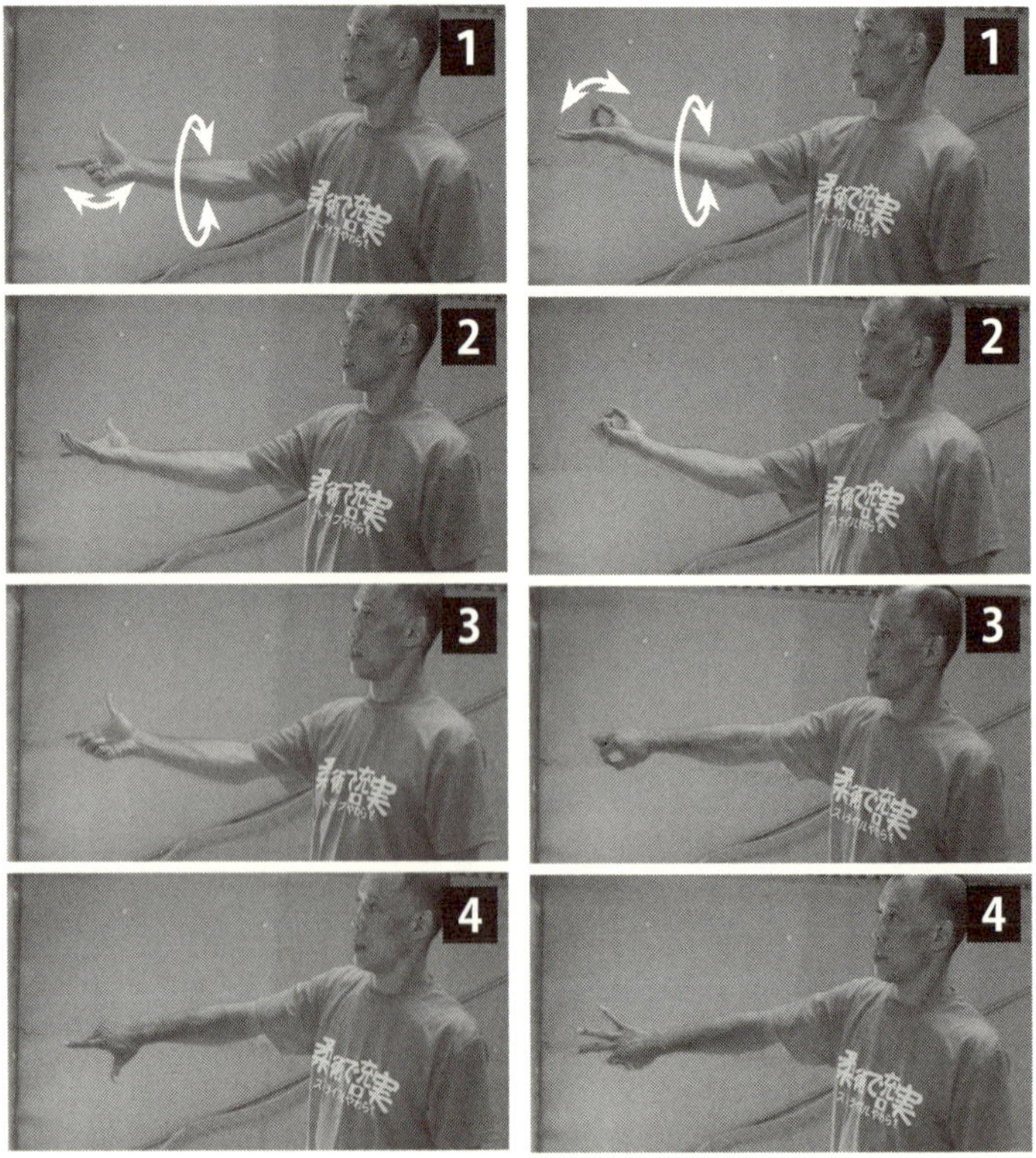

2

上記「1」の開閉運動を、腕を回転させながら行なう。

3

前記「2」の腕を回転させながらの開閉運動を、さらに腰を捻じりながら、肘を曲げて行なう。

ピストルサイン

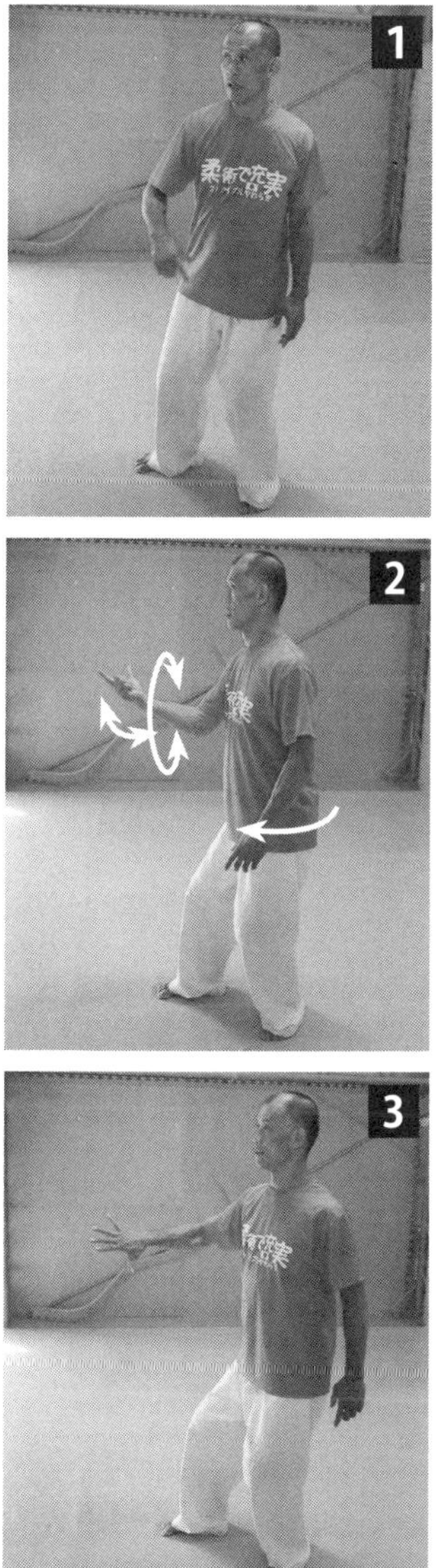

OKサイン

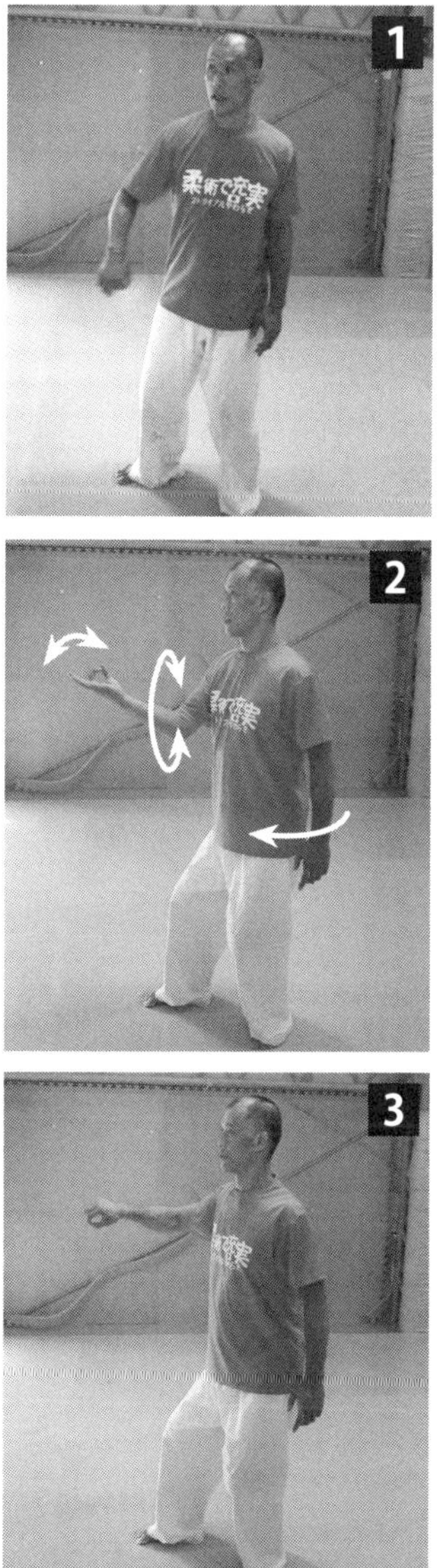

これが楽にできるようになったら、次に腕を回転させながら同じ動作を行なう。さらに向上させたければ、腕を捻じりながら肘を曲げて行なうとより深い体の覚醒が起きる。さらに腰を捻じれば健康法から強靭な肉体鍛練になっていく。

今まで動かしていなかった、体の奥の動きを引き出す運動なので無理しないで少しずつやってみてほしい。動きを複雑にしていくと、体の奥の動きが自然に出て来る。複雑にした動きができるようになると、指先を動かすだけで肩の奥が動き、さらに腰の奥が動いたりする。日常の動作やスポーツをやっても動かせない体の奥が動くと、健康で強靭な肉体へ向け、覚醒していく。この運動を続けると指先から体の動きが変わって手捕りが上達する。

3 活殺は手捕りから始まる

手捕りの稽古を行なうことで、薬指の交感神経と副交感神経がさらに覚醒する。手捕りの稽古によって、触れたものや持ったものの情報がさらに詳細に把握できるようになっていく。雑草を根っ子から抜くには、力だけでなく雑草の葉から根っ子までの情報を把握しないと途中で雑草が切れてしまうのと同じ理屈だ。薬指は根元で小指と繋がっている。きちんと指から手を使えるようになると、体全体でまとまって触れたもの持ったものの情報を把握し、そういった前提の動きができるようになる。

人差し指と親指は力を加減する指だ。人差し指は力の方向、親指は力の強弱を加減する。残りの3本の

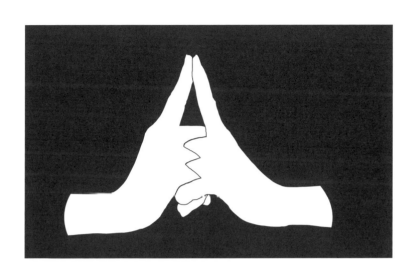

指で対象物の状態を把握しながら力と方向を詳細に動かすには指を2本と3本に分けて動かす必要がある。中指は回転に関係している。

そのために他の武術も含め、色々な指から手の形がある。また忍者や山伏の印、仏像の手なども様々な手指の形がある。昔の仏像には戦に破れた場合に、その手指の秘密を隠すために手首から先が切られた物もある。

このような手指の形を取っても、時に現代の日常の手の動かし方の癖で指が利かなければ、意味が消えてしまう。実際に手捕りで検証してみよう。

まず相手の手首を持つ。人差し指・親指と残りの3本を少し離すのがポイントだ。そのまま相手の手首を持って制する動きを行なう。

ただこれだけの動きだが、手捕りをきちんと習得した体の内側で起こっている動きは別の動きになる。親指と残りの4本を一緒に握ると握りやすく思えるが、実際には力が出ない。

手捕り

相手の手首を持って、そこから制していく「手捕り」。その持ち方で、相手を制せるか制せないかが如実に分かれてくる。それは、接点から相手の状態をしっかり感じ取れるか否かの差でもある。

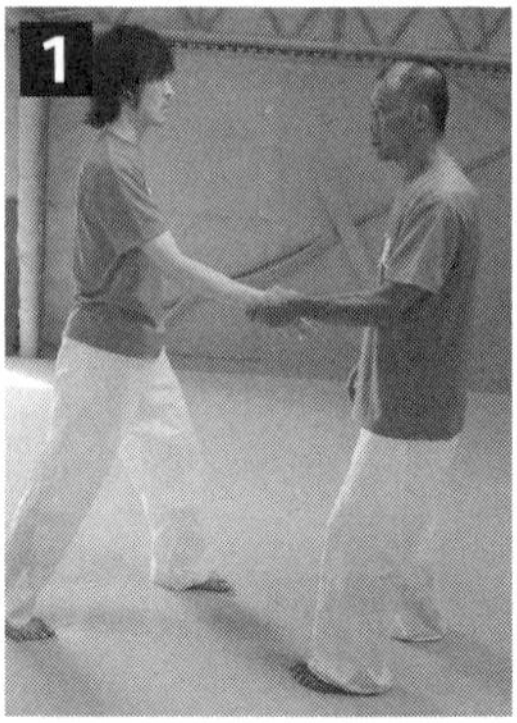

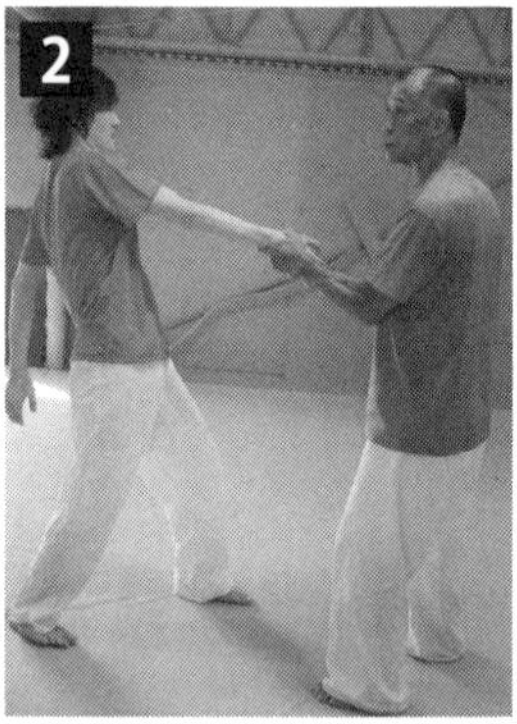

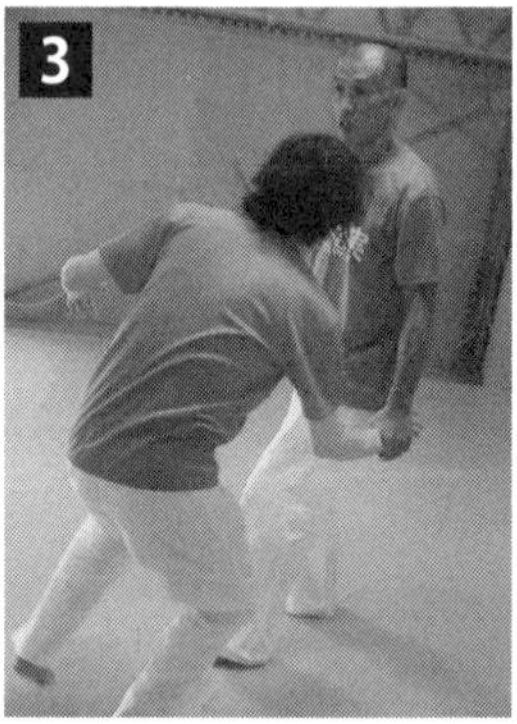

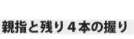

親指・人差し指と残り３本の握り

〝親指・人差し指〟と〝中指・薬指・小指〟と分けた意識で握ると、相手全体をとれる事ができ、片手でも制する事ができる。

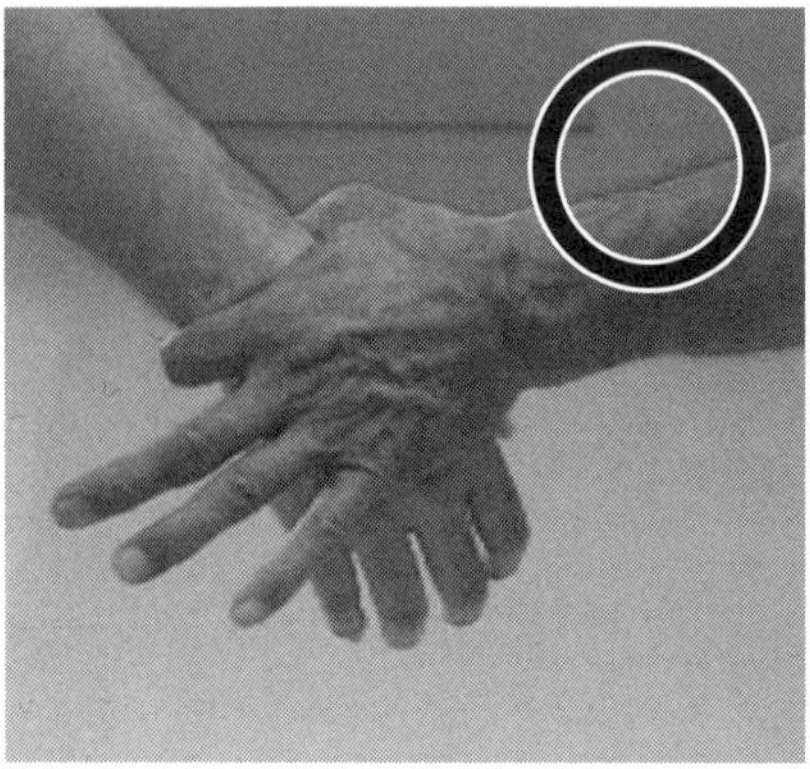

親指と残り４本の握り

〝親指〟と〝それ以外の４本〟という使い方は握りやすそうでいて意外に力が入らない。

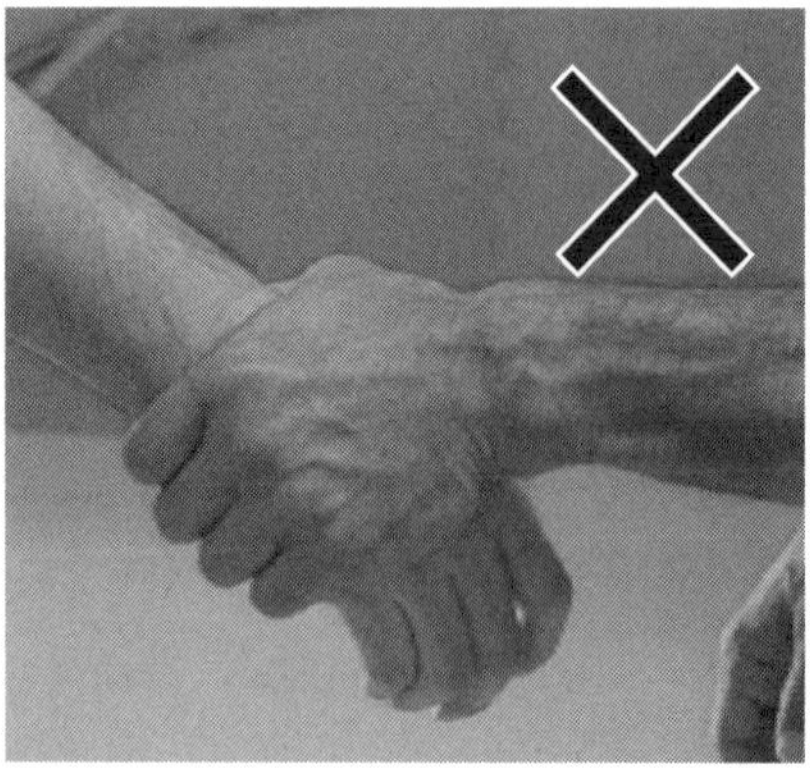

手で洗濯をしようという時の感触、洗いやすさも「手捕り」と同じ。洗濯するもの自体をしっかり感じ取れる握りはどちらか、ぜひ試してみてほしい。

“親指と残り4本”の握りで洗濯すると…

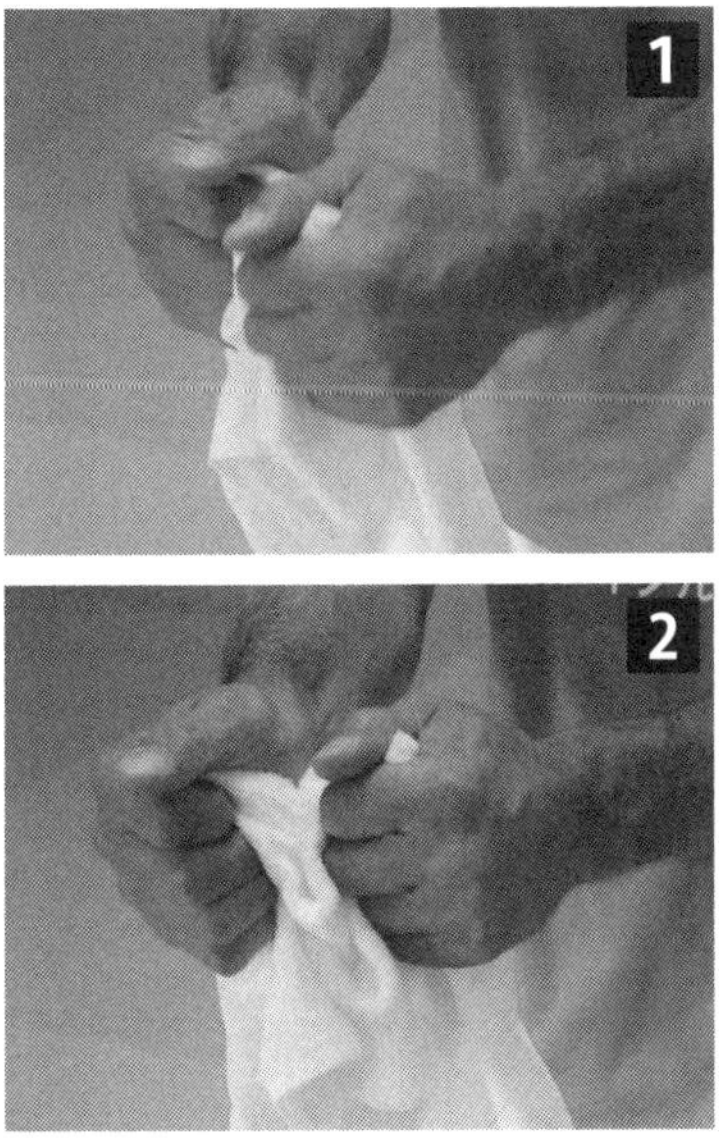

“親指・人差し指と残り3本”の握りで洗濯すると…

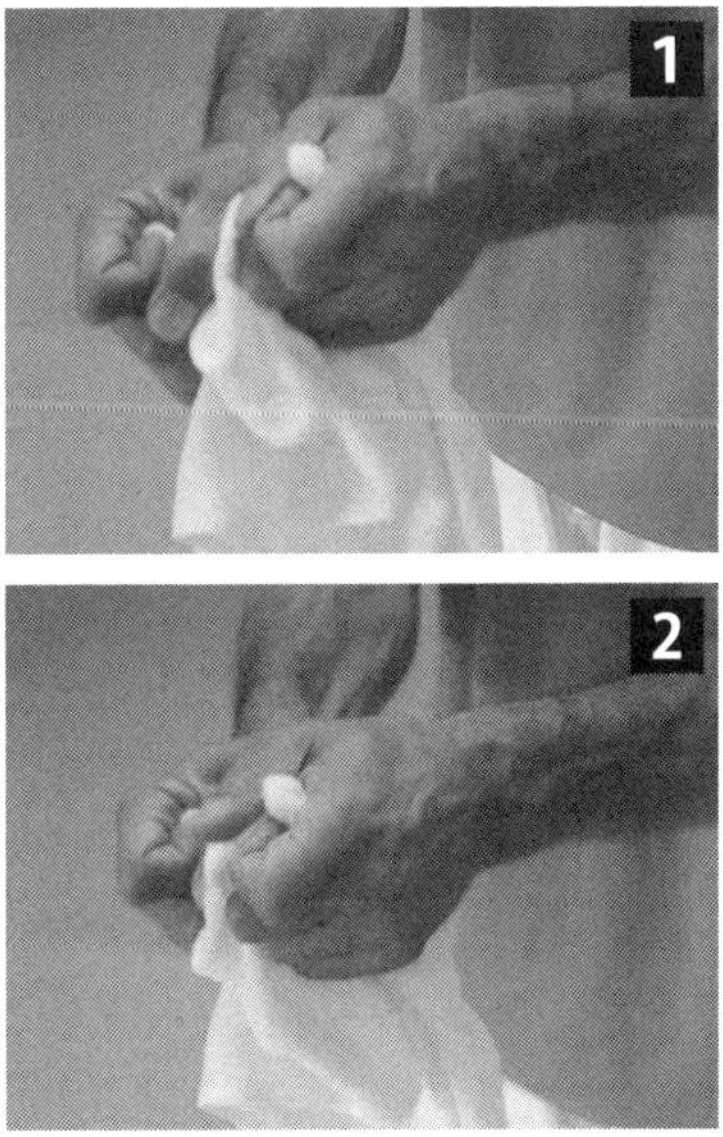

手で洗濯をするときに親指と残りの4本を一緒に使うと、とても洗いにくいはずだ。もっとも日常生活で手で洗濯をすることさえしないのが現代の暮らしだ。洗濯を5分もすればスポーツで鍛えた人でも手がパンパンに張ってくる。動かしやすい安全な空間での運動は、自然な動作からどうやってもかけ離れているのだ。自然の物に触れたり持ったりする時に動かす筋肉はスポーツで鍛えた筋肉とかけ離れている。5分も手で洗濯をし続けると自然に手の形が変わってくる。自然に人差し指と親指が残りの3本と離れていく。手で洗う場合には、洗濯するものを感じる必要があり、同時に洗うための

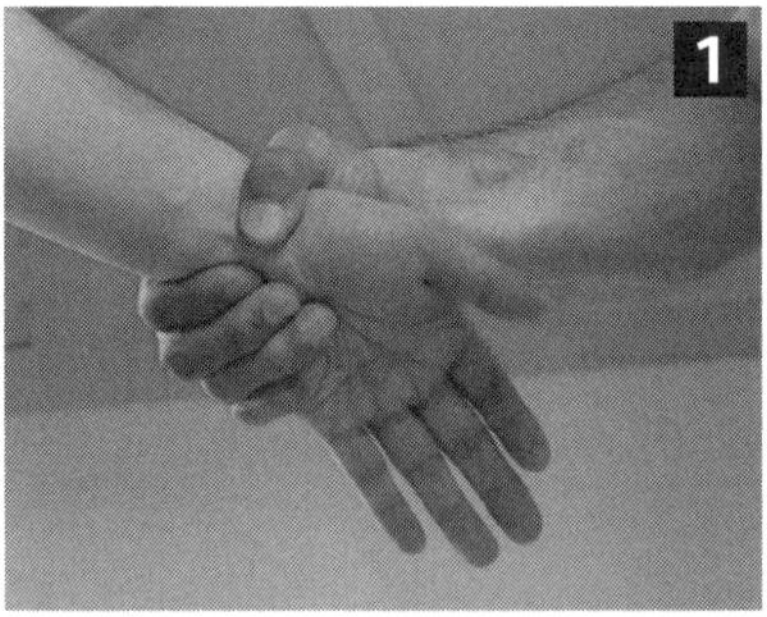

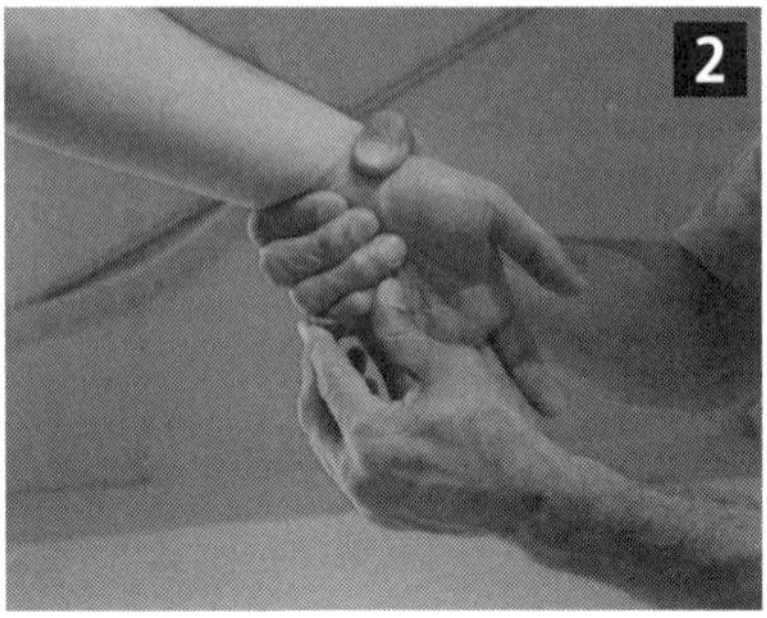

持ちやすいものばかりに馴れた現代人は、小指〜薬指の働きが不自由になってしまっている。結果として〝親指・人差し指〟―〝中指・薬指・小指〟の握りがしにくくなってしまっているが、自分自身のもう片方の手で握り手の小指を薬指にくっつけるようにしてやると、より対象をとらえる事のできる握りが簡単に体感できる。第三者に同様の事をしてもらってもよい。

力が必要になる。そのために5分も洗濯をすれば無意識に正しい手指の形を体が勝手に選んで引き出すのだ。

洗濯でさえそうなのだから、格闘技や武術で相手が逆らうような状態では、手指の形が相当に重要になってくる。はじめは上手くできない。いつも別の手指の使い方をしているのだから、そんなに簡単にはできないのが当たり前だ。一般の主婦でさえ手で洗濯をして日常で藁《わら》を編んだり裁縫をしていた時代、それは、この手指の使い方を誰もが当たり前のようにしていた時代。その時代でさえ武術家は手を作り磨くことを稽古の基本にしていた。

現代の手指ではできない事は、少しの工夫ですぐに経験できる。片手で相手の手首を持って、残りの自分の手で自分の小指と

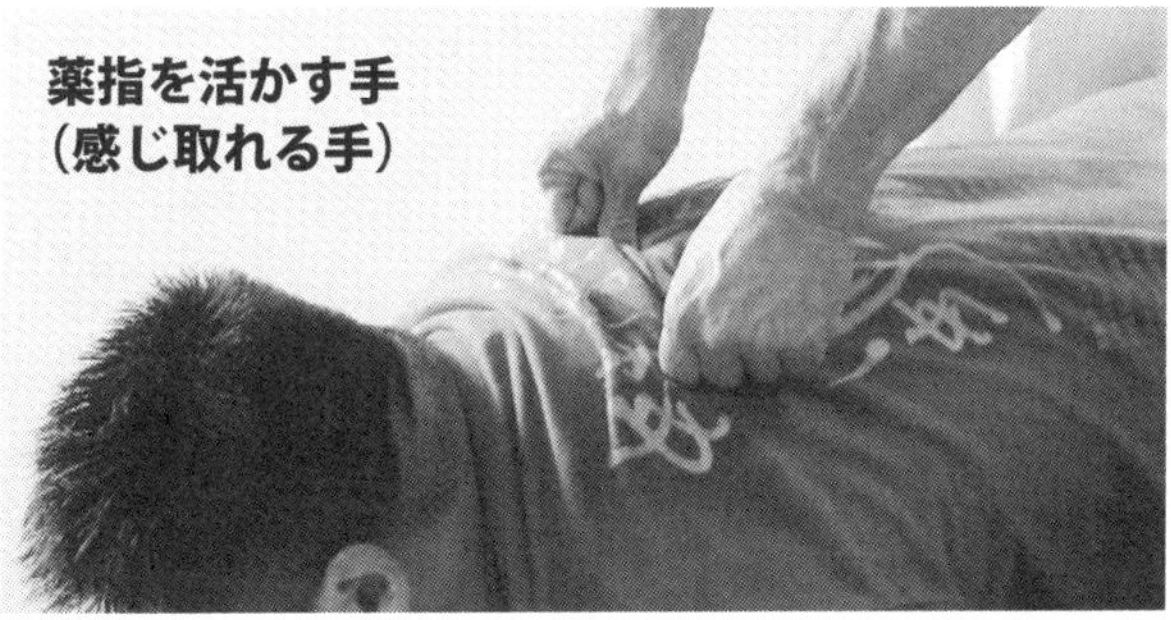

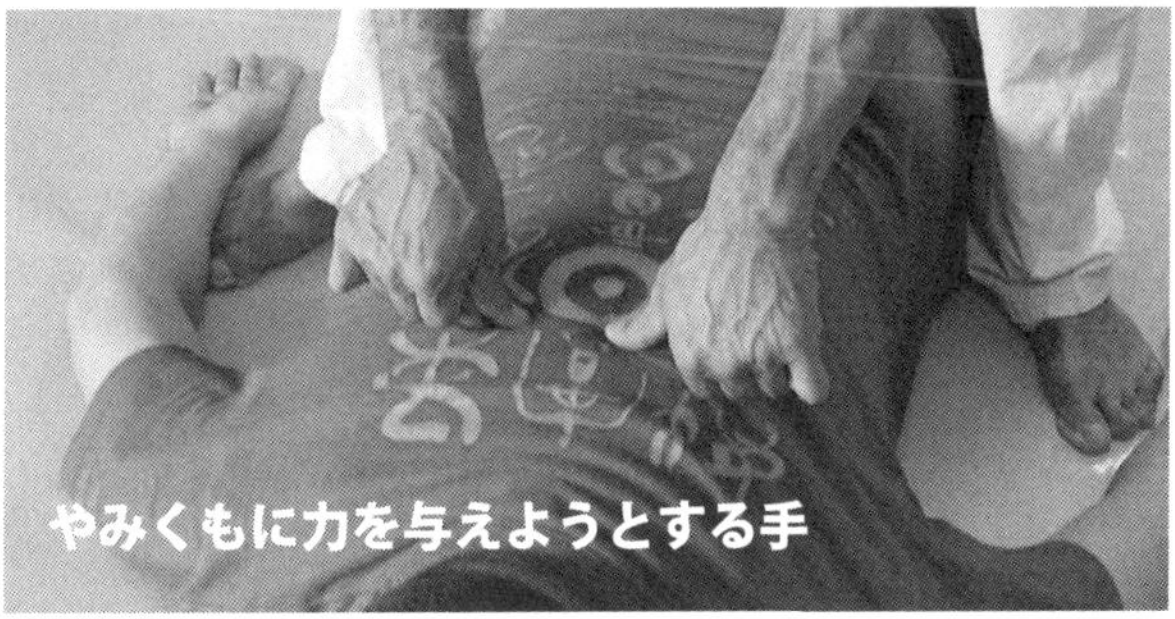

相手の状態を感じ取らねばならないのは、マッサージも同様。小指を締めて薬指を活かす手（上写真）なら詳細に感じる事ができるが、やみくもに力を与えようとする手（下写真）では、相手の筋肉の状態や変化を感じ取れず、効かせられないばかりか、無駄な力によって自らの体を痛める事にも繋がる。

薬指をくっつけるようにする。もう1人誰かいれば手伝ってもらうと効果がさらに簡単に実感できる。自分でできなくとも、助けてもらえば動きは変わる。相手を制する精度と力がこれだけで大きくなる。この時も自分では力が増えた感覚はない。無意識の動きが拡大して、意識の動きの力はむしろ減少する。武術家が力が必要ないというのは、こういった力の出し方を行なっているからだ。力を加減する親指と人差し指の握りと、相手の内部までの情報を把握する残りの3本の指を正しく使えば、瞬間的に体が変わる。この感覚を掴みながら稽古すると体は正しく良い方向に変わっていく。

施術やマッサージを行なう際にも、手捕りの稽古は役に立つ。触れた相手の内部までの情報は薬指で把握する。薬指を活かす

パンチ“乗り”も握りで違う⁉

拳に“乗せられるか”は握りで大きく違ってくる。当たる瞬間に小指を内へ締めると“相手を感じ取れる拳”になる。これがすなわち、体全体を乗せたパンチになる。

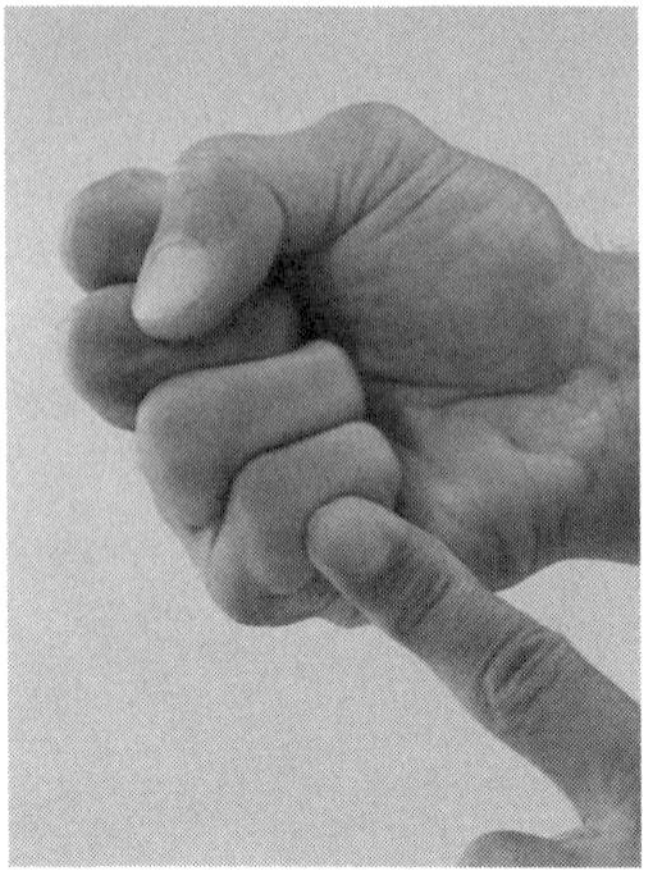

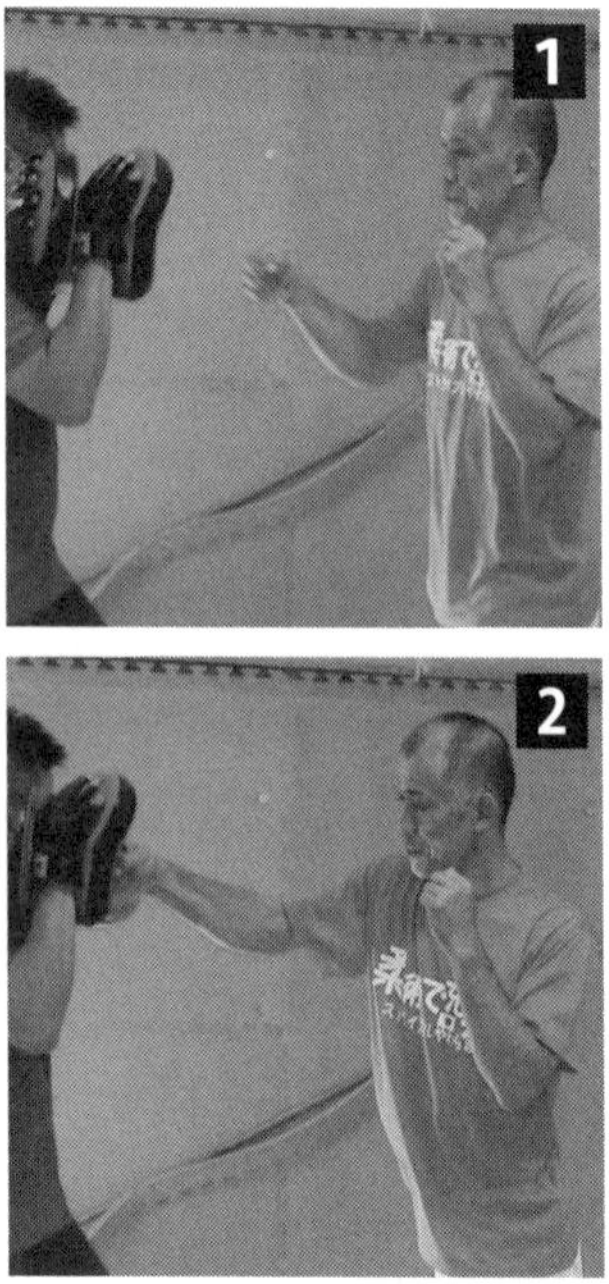

「力を与えよう」という意識と実際の威力は別物。パンチの威力は、相手に触れた瞬間に体全体を相手に同調させて拳に乗せられるかで決まる。

のは小指だ。指を2つに分けて、薬指を活かす手の形でマッサージを行なうと、相手の筋肉の状態を詳細に感じる事ができ、その感覚に合わせた親指の力使いを、意識しないで体が行なってくれる。マッサージで指が消耗して体を痛める人がたくさんいる。強く揉み過ぎてしまうのも、感覚で筋肉の状態と変化が分からないからなのだ。

体の感覚が磨かれると、打撃技にも効果が出る。パンチが相手に触れた瞬間に体全体が相手と同調して拳に乗ったとしたら、単純な筋力を遥かに凌駕する威力になる。触れた瞬間に、頭で考えた力の加減とタイミングではなく、体が最適の角度と方向と繋がりで勝手に動くと、パンチは強烈な威力になる。この時にも、パンチを放つ力は意識で力を入れた時に比べて減少し、実際の威力は大きくなる。格闘技の試合で相手を倒した感触は、スッと触れたような感じしかなかったりする。関節技が上手く決まる時にも、綺麗に相手を投げた時にも、そんなに力を働かせていないような、同じ感覚がある。現役の頃を思い出すと納得がいくのだ。脱力とは、意識的ではなく、無意識に体が正しく動いて機能する結果なのだろう。

意識で脱力をしても、無意識の動きが働かなければただの無力になってしまう訳だ。野性動物が力んだ無駄な動きをしないのは、本来暮らす環境で本来の暮らし（動き）をしているからだけなのだ。それだけで野生動物は人の遥かに及ばない高い身体能力を持っているのだ。

刀も、力だけで斬れる訳ではない。物を斬るには刃筋を整える事が大切だ。キャベツの千切りでさえ包丁の刃筋とキャベツの繊維の筋が合わなければ上手に切れない。刃筋は目では追いきれない。手指からの感触で刃筋を取る。本来武術家とは、刀などの武器を扱い、素手の戦闘にも秀でて、なおかつ活法にも秀でていた。これらの全ての技には、すべて、相対する物へのセンサーが必要になる。「手捕り」が武術の基本である訳だ。

4　ビー玉を使って手指を覚醒する

手指も刺激によって勝手に動きが覚醒する。手で洗濯を毎日やっても覚醒するが、あまり現実的ではないだろう。ビー玉（道具）を使うことで誰でも簡単にできる手指の覚醒のやり方を紹介したい。

ビー玉を使った手指覚醒術

1

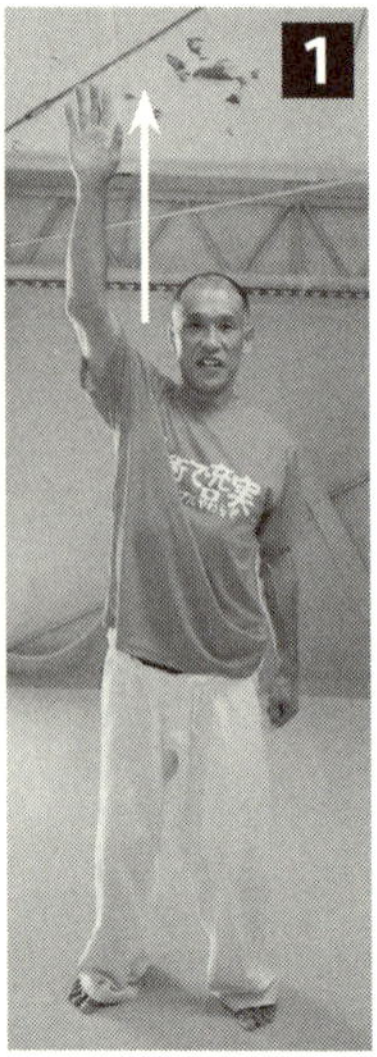

ただ、腕を真上に伸ばす。この時、指まできちんと伸ばすと自然に肩から上に伸びるようになる。これは指を働かせる事で無意識的反応が起きたため。

2

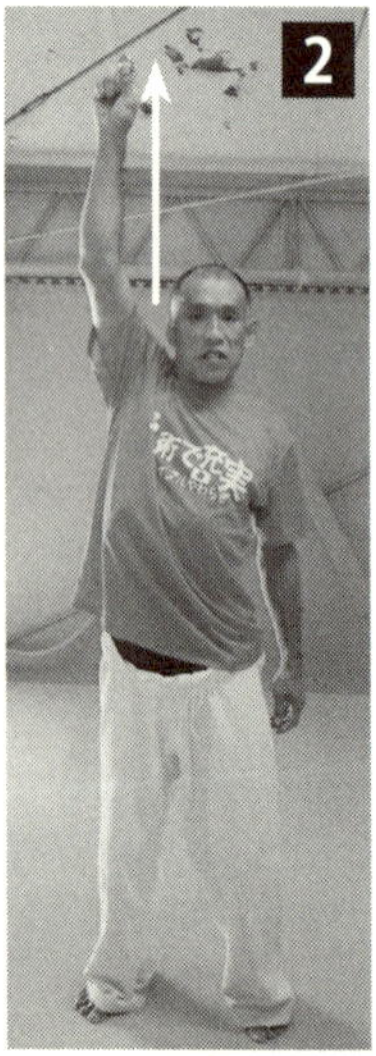

ビー玉を人差し指と親指で挟むように持ち、落とさないように玉を動かしながら腕を伸ばす。上記「1」の時よりも上に伸びるようになる。

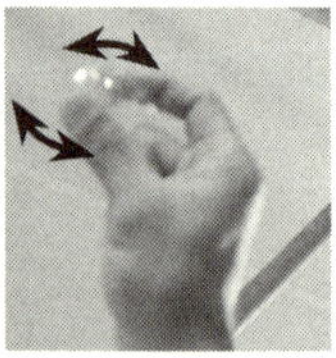

3

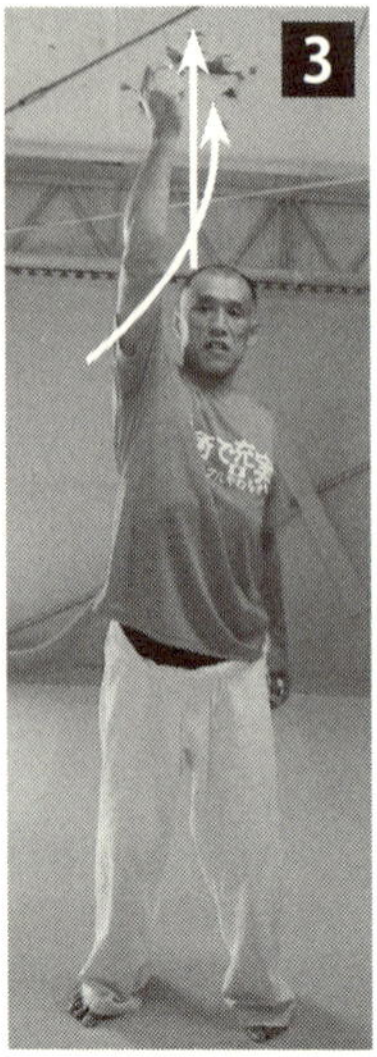

腕に捻じりを加えると、筋肉の螺旋構造に沿った連動が起こり、さらに上に伸びるようになる。

4

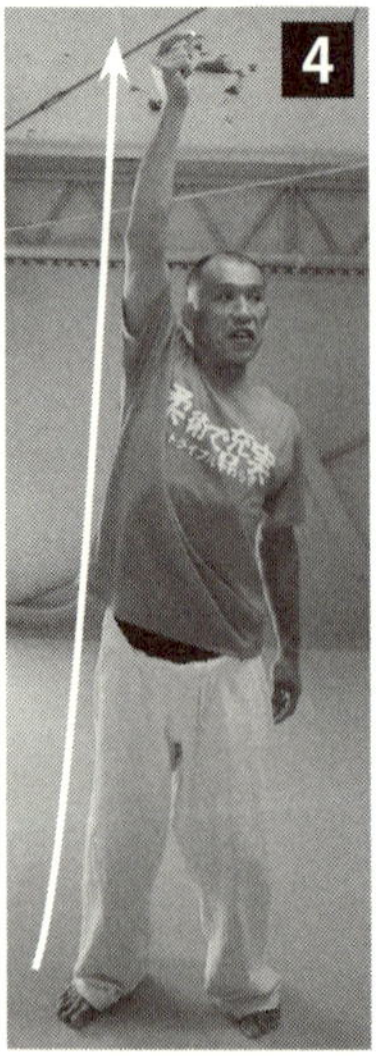

ビー玉を1つ加えて中指・薬指・小指で包み込むようにして持つ。さらに体全体が伸びるようになる。

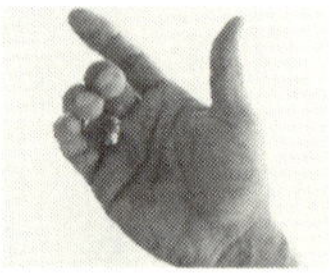

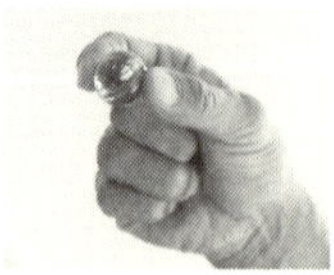

腕を上に伸ばしてみる。そこから、指まできちんと伸ばすと勝手に肩はさらに上に伸びる。これは、無意識的反応が指を動かすことで高まった事が理由だ。日常の動作で、指まできちんと動かす事を現代ではあまりしなくなっている。便利な空間がその必要を消したのだ。ところが、自然の中で暮らせば自然に手足の指先からきちんと動かすようになる。たったそれだけのことを意識して体を動かすと、体は元気に動き始める。意識で無意識は動かせないので、ビー玉を使う事で接触からの無意識的運動をさらに引き出せる。無意識的反応を覚醒させるには道具による刺激を使うと効果的だ。

ビー玉を人差し指と親指で挟むようにして持つ。OKサインの形だ。このままビー玉を落とさないように人差し指と親指を動かす。

少し続けると落さないでできるようになってくる。上手くできるようになったら腕を回転させながら伸ばしてみる。この動きでさらに腕は上まで伸びるようになる。筋肉は螺旋構造なので、捻じる事で機能が高まる。

この動きが簡単になってきたら次に進む。中指、薬指、小指の3本でもう1つビー玉を包み込むようにして持つ。力と感覚の2つの動きを刺激で覚醒させる訳だ。さらに向上させるには、ビー玉を挟む場所を人差し指と親指の間に変える。この持ち方をすると指は奥から動くようになる。はじめは動かしにくく感じるはずだ。中には上手く動かせないでビー玉を落としてしまう人もいると思うが、少しずつ段階を踏んで進んでほしい。この動きができると体の中の動きはさらに覚醒していく。

ビー玉を握るだけで力が大きくなる⁉

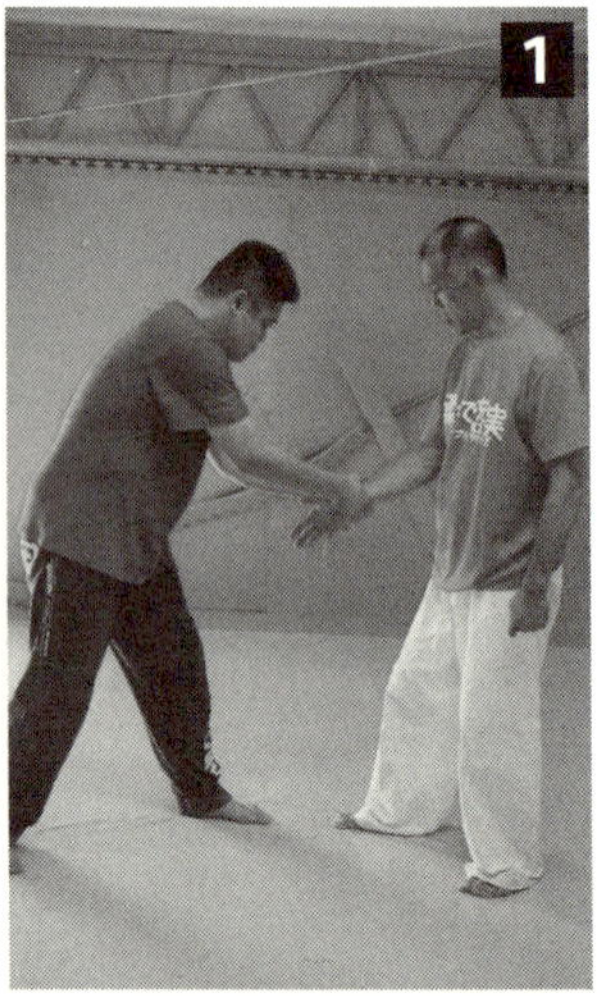

片手を両手で掴んで抑え付けてもらう。これを上げようとしてもなかなか上がらない。この力加減を記憶する。

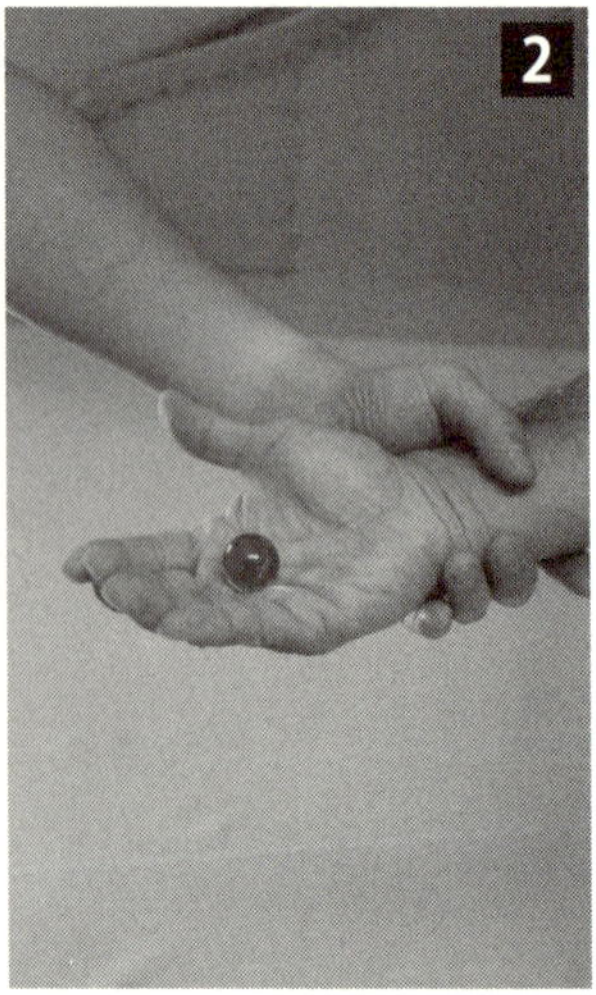

掴まれた手にビー玉を握り込む。

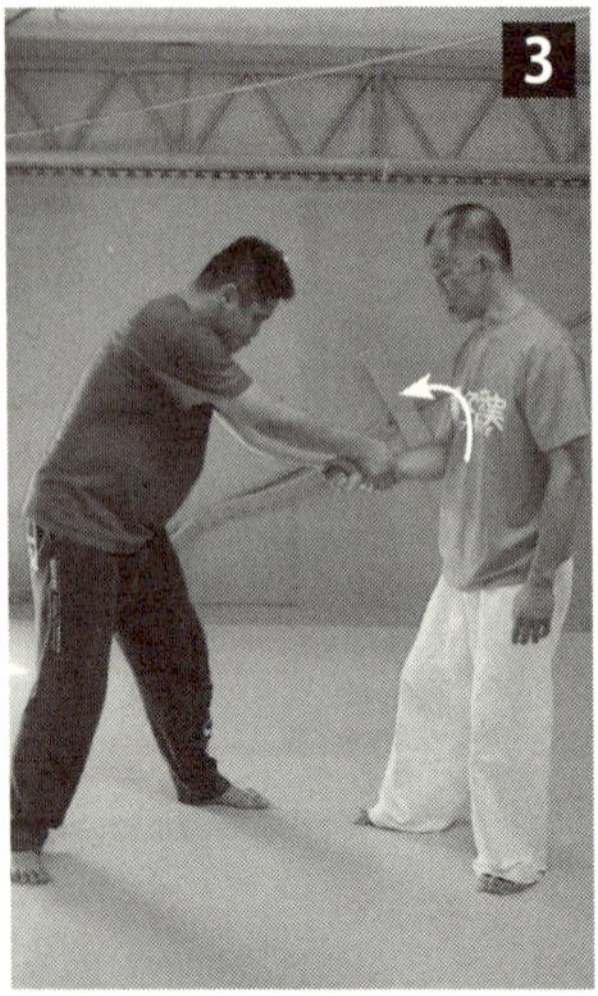

ビー玉を握り込んだまま、腕を捻じるようにしながら上げてみると……

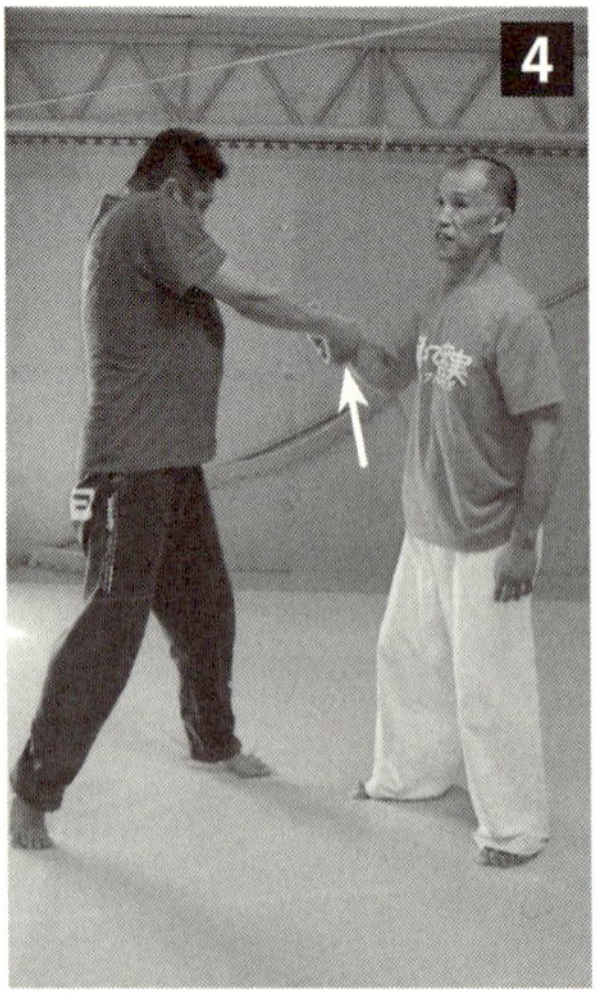

「1」の時よりも頑張って力を出している訳でもないのに、上げる事ができる。

相手に手首を持たれた時にもこの原理は作用する。相手に手首を持ってもらい、動かしてみる。これは何もしない普通の状態での力だ。次にビー玉を握って同じ動作をしてみる。ビー玉を握って腕を捻じりながら動かしてみてほしい。たったこれだけで、力を出す感覚は同じであるにもかかわらず、力は大きくなる。ビー玉を握る事で、指からの体の無意識のセンサーがキャッチする情報は、より奥から体を動かす必要を感じさせる。その結果勝手に体が繋がり、力が大きくなるのだ。

ビー玉による刺激によって無意識的運動が高まり、体が勝手に大きな力を引き出した結果だ。指の動かし方は武術の秘伝だ。武術の秘伝は、さらに詳細に5本の指を複雑に組み合わせて動かす。

人は意識で物に触れた感覚を作り出して神経に繋げることはできないのだ。意識と無意識はお互いに関係し合いながらお互いの領域に立ち入らない関係を保つ。

この原理を覚醒した体によって使うと、相手の無意識の動きのセンサーを狂わせる事も可能になる。手首を持たれた時に、手首を通じて相手の骨格をホンの少しずらす。大きくずらす必要はない。大きくずらせば相手にリセットしようという感覚が働いてしまう。それではただの取っ組み合いと変わらない。意識の動きで感じない程度に無意識の動きに働きかける。ここがポイントで、そのために自分の体の感覚を磨くのだ。触れた箇所を通じて相手の内部感覚を感じる事で、微妙な相手の体の内部の動きの変化を感じられるようになってゆく。

この動きを仕掛けられた相手は、意識と無意識がずれ、体が思うように動かせなくなる。例えるなら、平地で走ろうと思って走り出した瞬間に地面が泥濘《ぬかるみ》に変わったような感覚だ。自分の意識的な動きと無意

覚醒身体ゆえの達人技!?
"相手のセンサーを狂わす"崩し

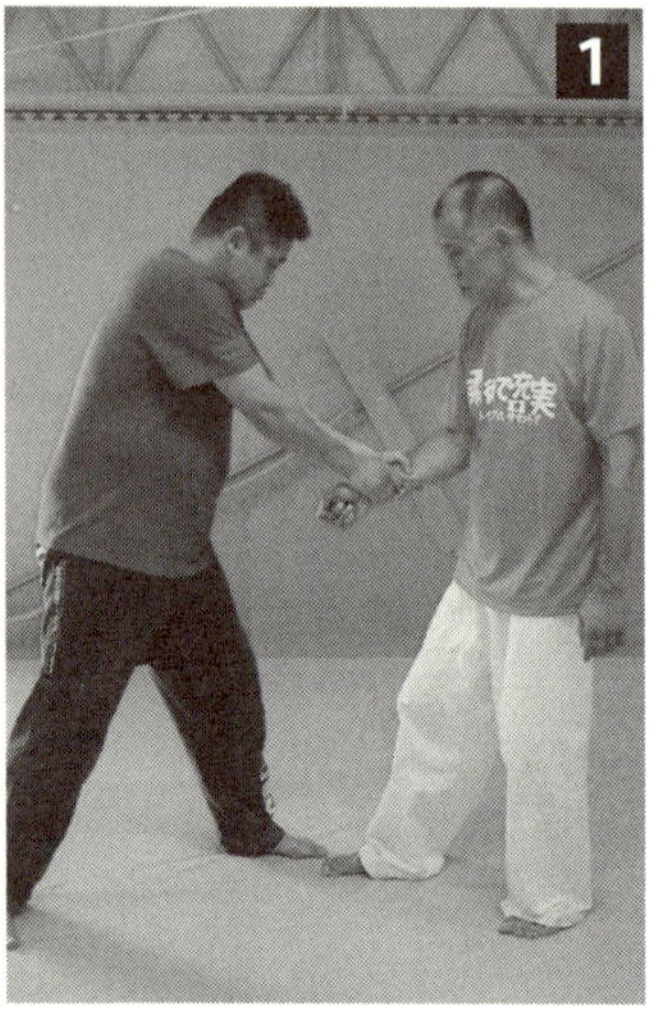

片手を両手で掴んで抑え付けられた状態から、

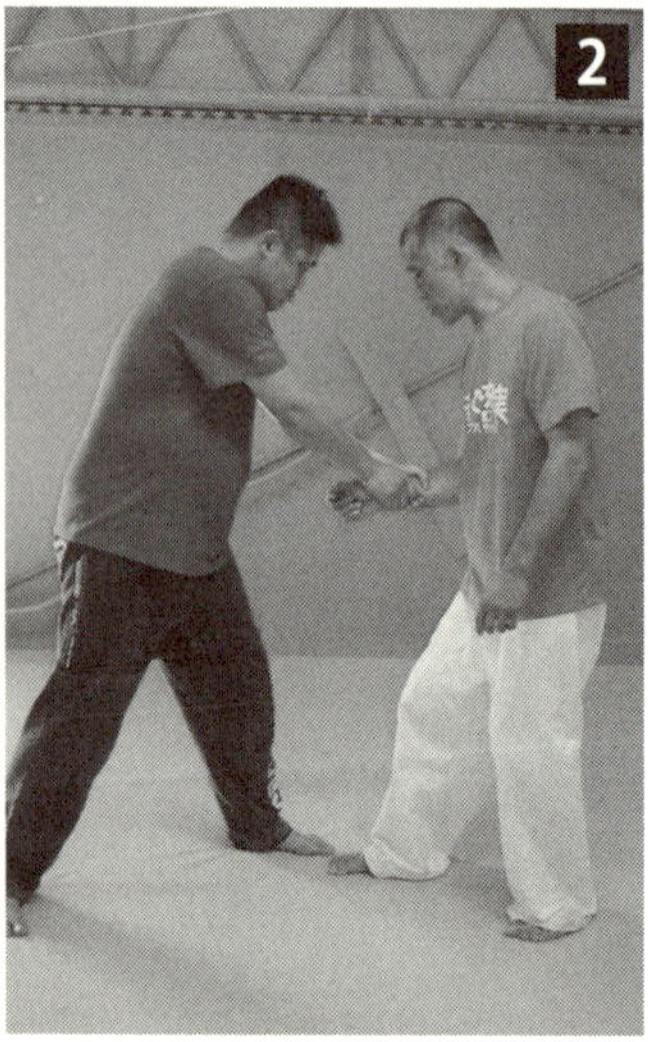

見えないほどわずかに相手の骨格をずらす。

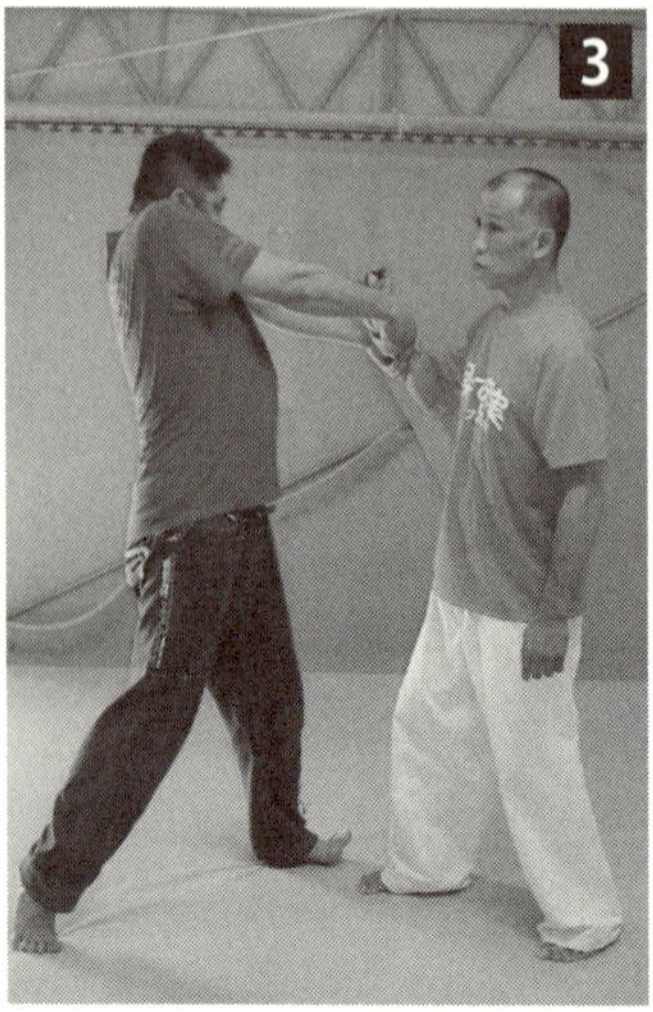

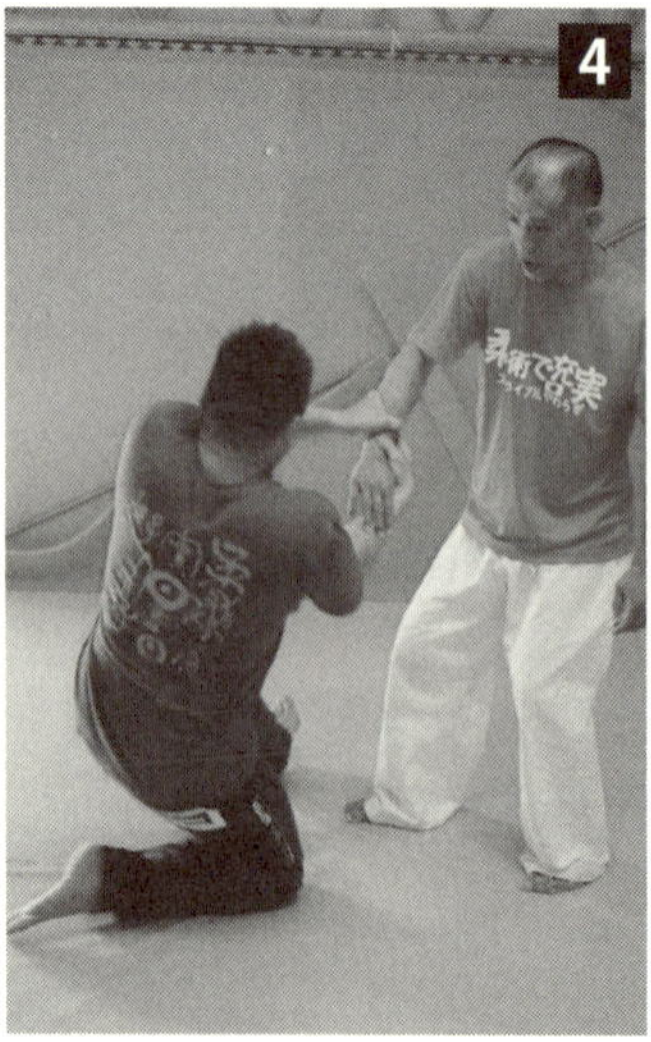

認識できない無意識下で〝ズレ〟を生じさせられ、思うように体が動かせない状態に陥った相手をコントロールするのは容易。相手を感じ取る事ができる鋭敏な身体があればこその繊細な技だ。

識的な動きが分断すると体は判断に苦しみ、一度パソコンがフリーズしたような状態になるのだ。おそらくこれが、武術において力ずくでもなく相手をコントロールできてしまう、不思議な状態なのだ。

5　格闘技と武術の原理で体を強靭に変える

運動としてのストレッチやトレーニング自体に問題がなくとも、それを行なう施設や道具に問題がある。安全過ぎる施設や道具だと、意識では自然な動きと感じて上手に動かせても、無意識では戸惑ってしまい、正しい情報を提供できない。自然な動きは自然に触れることで勝手に体の奥から出て来るのだ。人工的な施設では体から無意識に人工的で中途半端な動きが出て来る。それにより、身体が覚醒しないぬるま湯のような状態の動きになっているのが現代の運動の本質だ。

それを改善するには、自然本来の場所で、裸で自然本来の物を使ったトレーニングを行なう事が解決策になると思うが、これもあまり現実的ではないだろう。

楽な場所では人は無意識に体の奥を休ませる。それが生命本来のしくみなのだろう。無駄に動いて無駄にエネルギーを消費することは生命を減少させる事でもあるからだ。

無意識に働きかけるには格闘技の技が向いている。格闘技は相手と向き合っただけで、意識と同時に無意識が働き出す。試合で相手と向き合ったら、勝手に無意識が戦闘状態になるので血圧が上がったり呼吸が激しくなるのだ。相手と向かい合い、これから闘うと感じると無意識が何かを察知して動き出すのだろ

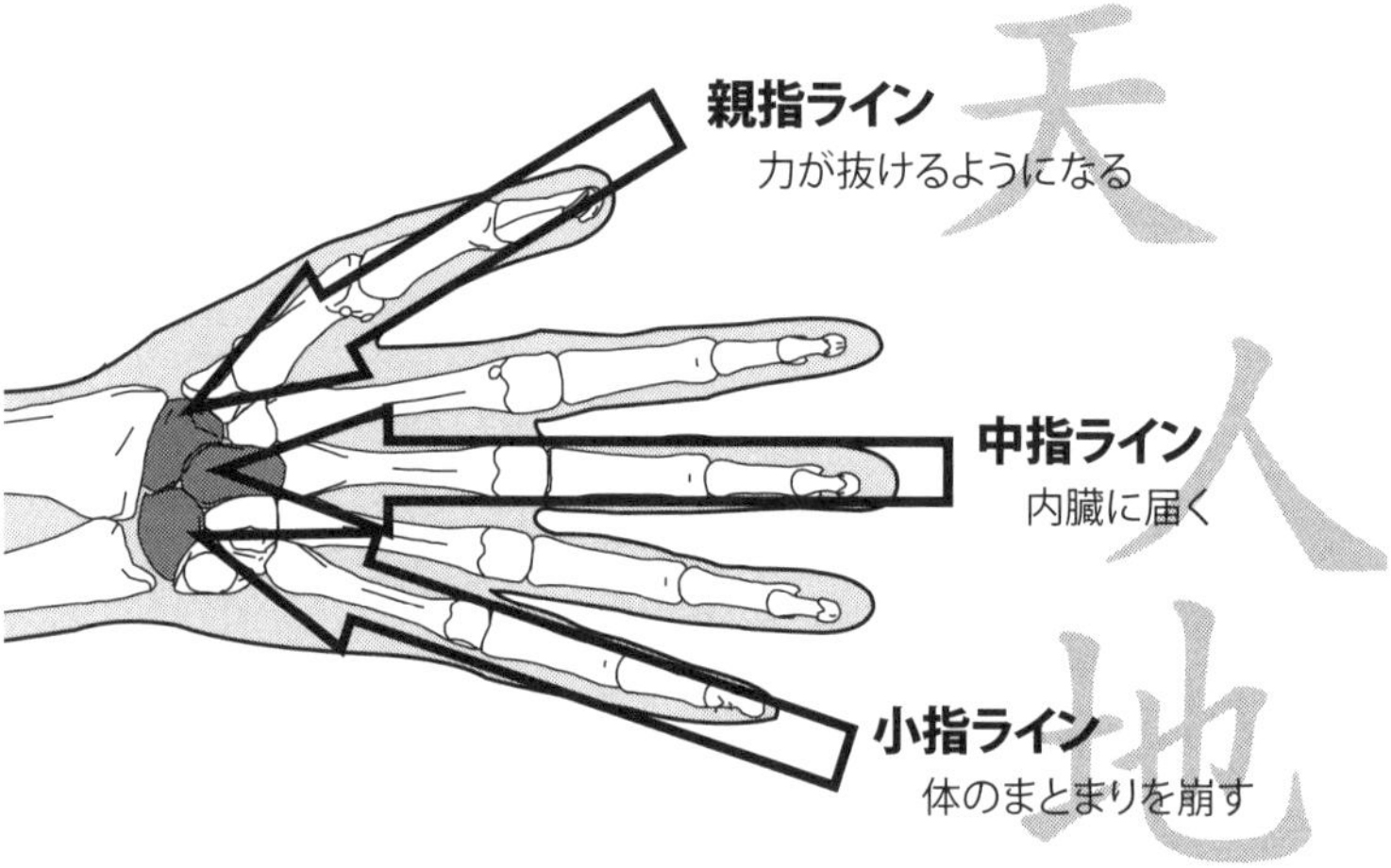

う。人にはそういった感覚が実際に存在している。

手首の骨は3つある。武術には天地人という口伝がある。口伝によると親指が天、中指が人、小指が地になる。親指は強い力に関わっている。中指は回転に関わっている。回転は中心から回ることで真価を発揮する。自分自身の体の内部と繋がっているのかもしれない。小指は地、体の繋がりとまとまりに関わっている。小指と一緒になっている薬指も口伝は一緒に指し示しているのかもしれない。

滲み出た感覚を検証してみた。相手に力を入れてもらい、手首の骨の3つを、ひとつずつ動かしてみる。親指の下は力が抜けるようになり、中指の下は内臓まで届き内臓が動く。小指の下は体のまとまりが崩れるようになる。

手指から体に繋がる骨格はたくさんある。指先から物を持つ時や触れる時には、骨格が動く。骨格の

手首3つの骨を動かす

小指

相手の体全体のまとまりを崩す。

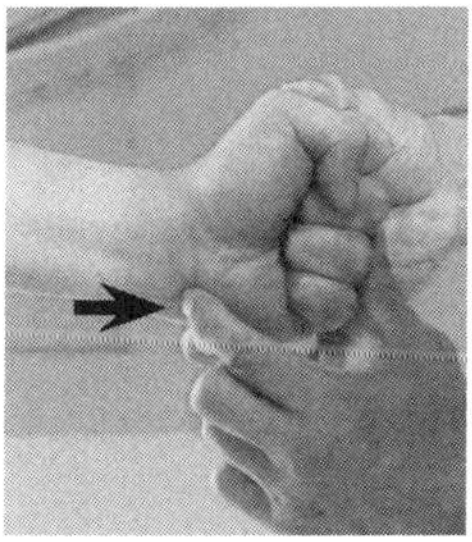

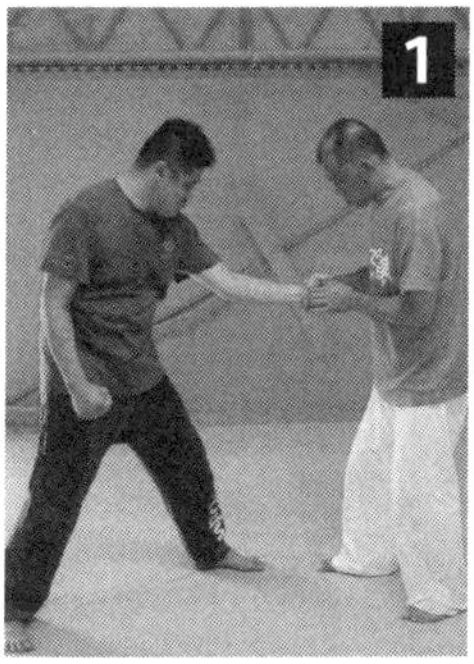

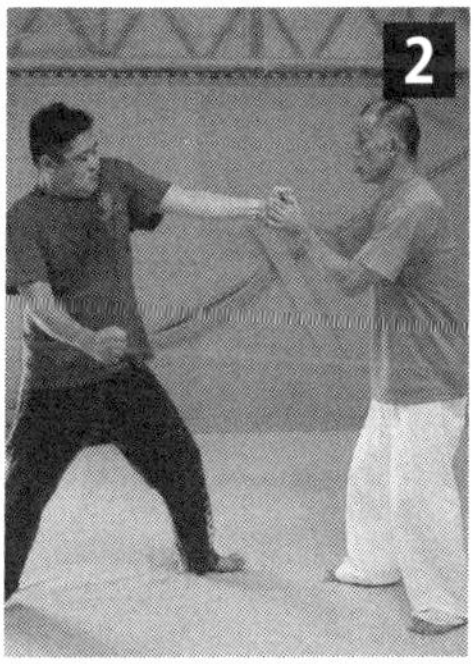

中指

内臓に届き、相手は肚から崩れる。

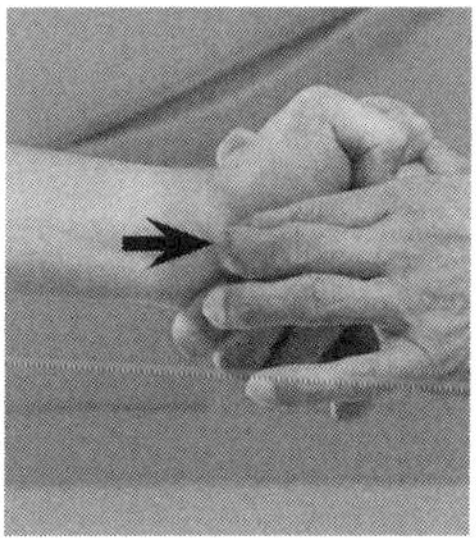

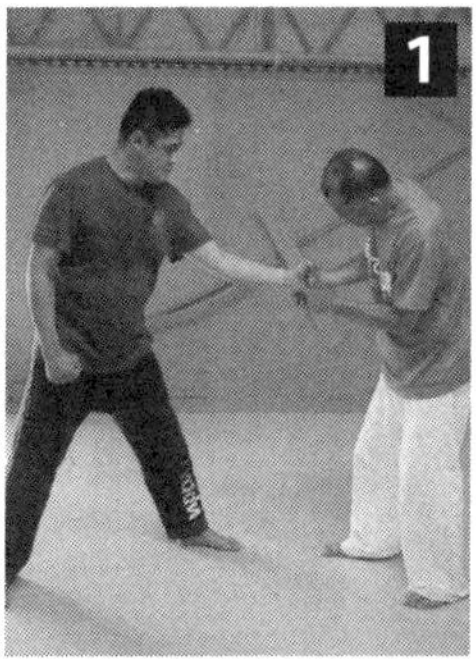

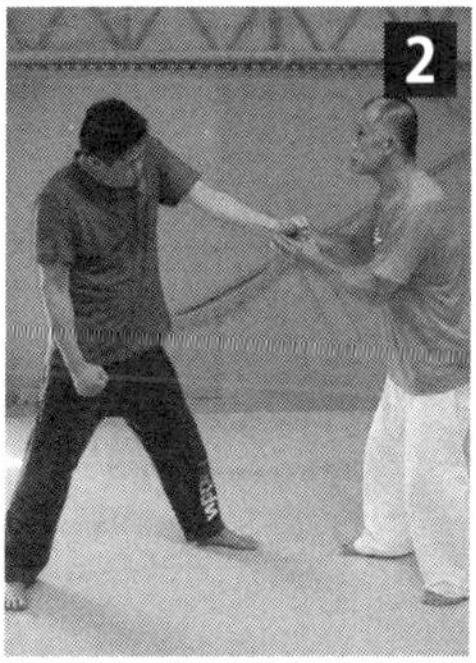

親指

相手の力が抜けるようになる。

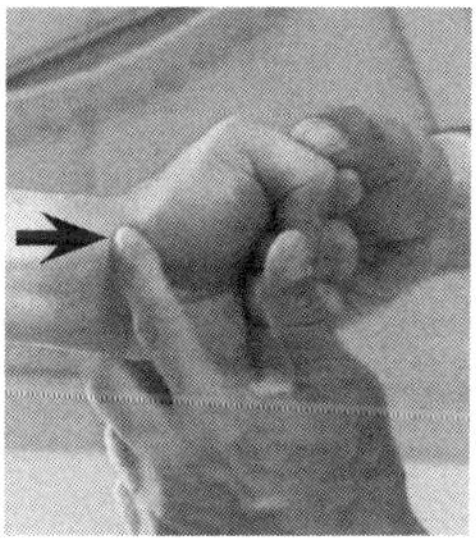

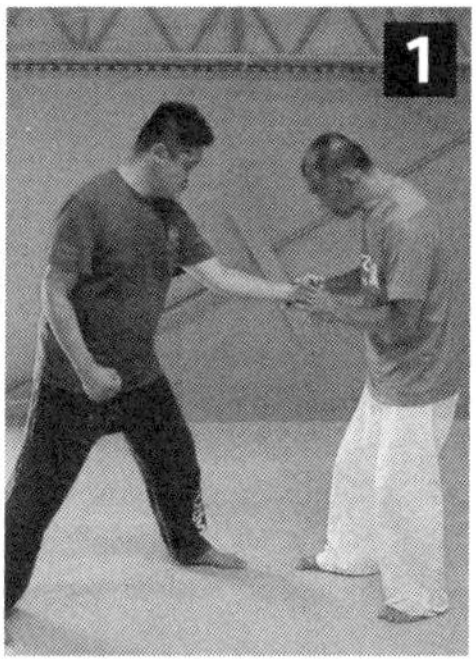

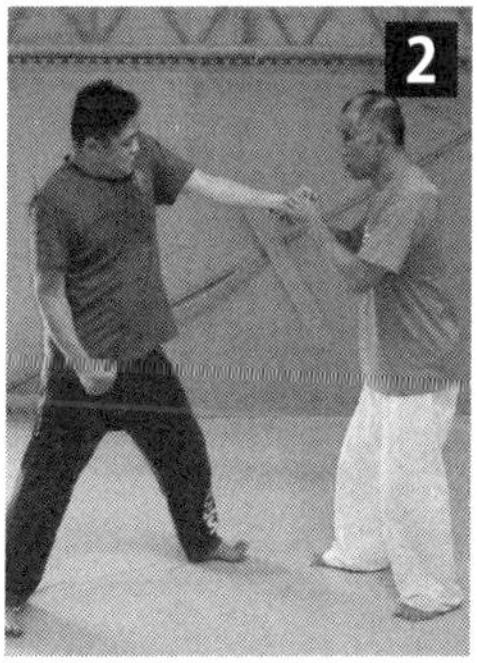

組み合わせで無意識の動きが決まる。地球にある様々な形態の物のすべてに適応する形と数の組み合わせが人の骨格であり。手は器用に様々な形に対応する必要があるので、沢山の骨格によってできているのだろう。

手指からの骨格の動きは手首で3つにまとまる。手首の上辺りの神経が、手指からの動きの情報をキャッチして体全体の動きを決める事は、西洋医学でも発見されている。

天地人の動きを自分で感じながら動かす。これが本来の武術の上級者の稽古だったのだろう。内臓を動かしたり、体を自由自在にまとめたり、強弱をつけたりして武術の稽古をしていたのが、本来の武術が存在した時代の稽古だったのかもしれない。その時代の稽古を再現するのはおそらく至難の技だろう。それでも温故知新、その時代の知恵を使って、格闘技を健康と身体能力の覚醒のために使う新しいやり方を発見した。

相手の手首を、骨格を意識して掴む。そのまま反対の手で相手の皮膚をずらす。骨格の動きと皮膚の動きがずれると、体は危険を察知する。その時に無意識のセンサーが機能を始めるのだ。殺法と同じ原理で、相手の体を覚醒させると活法に変わる。さらに格闘技の技をかけると、無意識に体の反応が変わっていく。この場合に大切なのは、勝敗を意識しないでお互いを感じ合い、お互いに守り合いながら動く事だ。殺法の原理を用い、それを活法にするにはお互いの関係が大切になる。

無意識に危険な状態を認識させると、体が自分で考えた動きの何倍も良く動く。少し続けていると、体の反応が高まって自分の知らない、やった事のないような動きを勝手にやったりするようになる。

相手の“皮膚をずらす”と起こる事

“皮膚をずらす”技

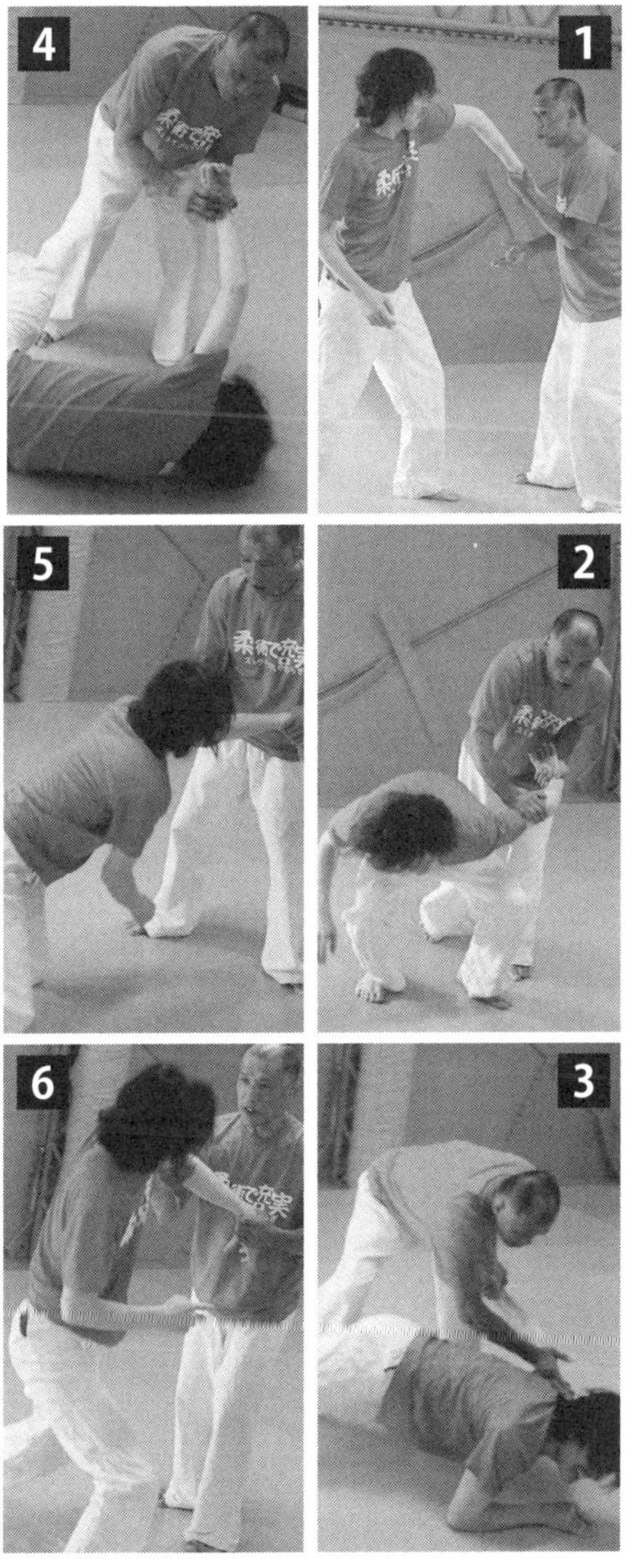

相手の骨格を意識して掴み、逆の手で前腕に触れ〝皮膚をずらす〟。相手はむしろ動きが拡大し、自分自身が意識していないような動きまでもを示すようになる。これは、骨格の皮膚のずれが相手に無意識下の危険察知反応を起こさせるため。

一般的な技

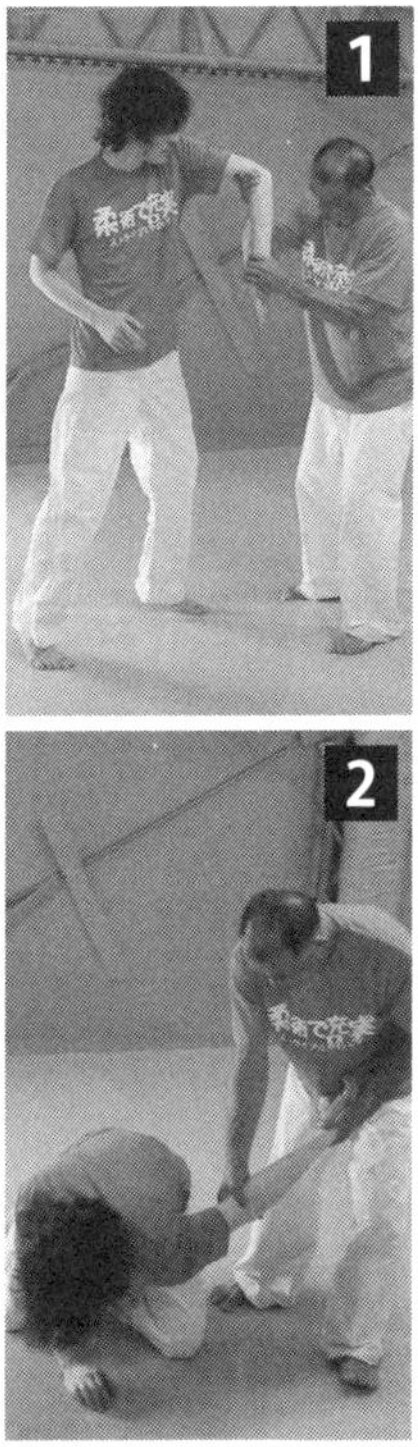

一般的な柔術技法は、相手を動けない状態に追い込むが……

人の動きは本来無意識（潜在意識）の中に全て入っているのだろう。生まれて勝手に寝返り～ハイハイ～立ち上がり、人は成長して自由自在に体を使って生きる。体の動きは本来誰に教わる事もなく勝手にできるのだ。無意識で体の動きは全部知っていて、余計な知恵と体を動かす環境が本来の無意識の動きの邪魔をしているのだ。意識が変われば体は変わる。意識は自分で変えるのは難しく、無意識を変えるのは至難の技だ。ところが環境が変われば意識も無意識も一瞬で変わる。危険な情報を適度に意識と無意識に加えた瞬間に体は変わり、動きも変わるのだ。

相手を制し殺すために生まれた武術。戦が終わった時代から、長い時間が経ち、武術には新しい役割が待っているのかもしれない。相手に勝つのではなく、お互いを活かし合う。この動きが上達すると、技を仕掛けている方も相手の動きと同調して、自分1人でできないような動きができるようになってくる。無意識の動きを引き出せば引き出した分だけ体は健康で良くなっていく。やっているのは格闘技の組技だが、動きは何となく合気道っぽくなる。

もしかしたら、合気道が目指したのはこういった体の覚醒も含めた新しい身体運動だったのかもしれないとも思う。合気道が生まれた時代から現代～これから世の中が変わるとその時代に感じたのかもしれない。

一体未来はどのように変わるのか？　暮らしも環境も一見便利になり、その分体が不便になっていく。

体が不便になると心も不便になっていく。自然から離れれば心も体も萎んでいく。

環境を元のままに戻す事は簡単ではない。武術の技をお互いに熟知して掛け合えば、体は自然に近くなっていく。人も自然の作った自然その物だから、人と触れ合うことは自然と触れ合う事でもあるからだ。

自然と争って目先の勝負に勝ったとしても、長い時間をかければ結局自然には敵わない。全くの私の勝手な思い込みかもしれないが、合気道の開祖植芝盛平先生には、そういった事まで見据えていたのかもしれない。

まさに現代の環境問題の全ては、自然を征服したと勘違いした人の驕った便利の追求にある。その場で便利と思っても、時間が経てば全てが環境問題として人に仕返しをしてくる。その仕返しに人類は苦しめられる。現代の環境を汚染する全ての物質は、人が便利と思って作り出したものだ。天才植芝先生には、そんな未来が見えていたのかもしれない。

第7章

さらに向上させる鍵 そして東洋の身体論

1　顕在意識は潜在意識と繋がる

人工芝を使った無意識的運動を道場やセミナーで教えながら、生徒や参加者からも学ばせて頂いている。〝これは自分だけの秘密にしておこう〟…そう思った内容は将来使う事もなかったりする。発見した事は人に伝えなければ消えていく。人は入力したら出力をする事で内容を深めていくのかもしれない。全ての文化や文明は、人が伝え引継ぎ磨かれてきたのだ。これもまた陰陽なのかもしれない。

ある日セミナーで人工芝を使って体の柔軟性を高める指導をしていた時の事だ。人工芝を使うと柔軟性がすぐに高まるので、参加者のみんなが興味津々にやっている。参加者の中には、この理論を自分で応用してやってみる人もいる。その日、私自身の意識的な思い込みが何かを邪魔している事を参加者から教えて頂いた。

「人工芝1つにしたらもっと前屈が伸びますね。」

セミナーの参加者が当たり前のように言った。私に告げる表情が、自分で発見したという感じではなかったのが不思議だった。

セミナーでは、人の動きと動かす環境の関係を話して伝えながら実技を行なう。人は安楽な場所では、意識では動きやすいと感じる。そして自由に体を動かす。ところが無意識では、ここは動きやすい楽な場所だから体の性能はそれほど出さなくても大丈夫だと判断して、体の機能を出してはくれない。体が不安

アンバランスがいい⁉

重ねた人工芝

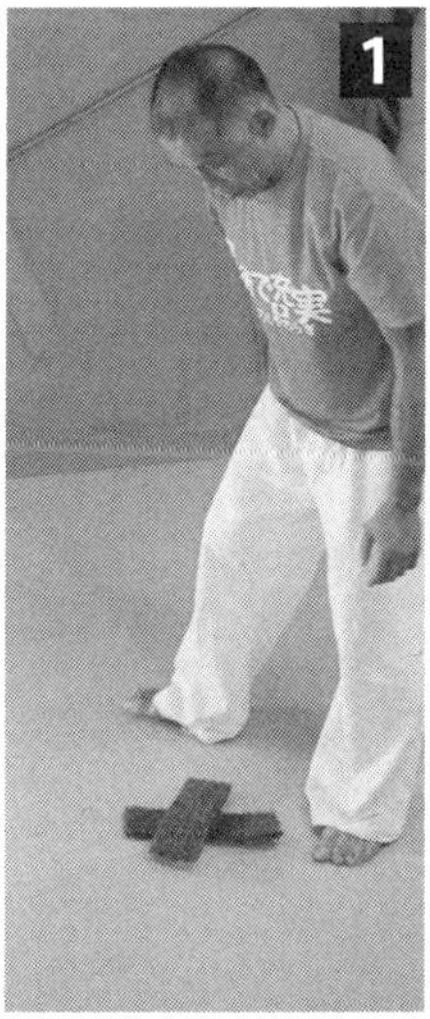

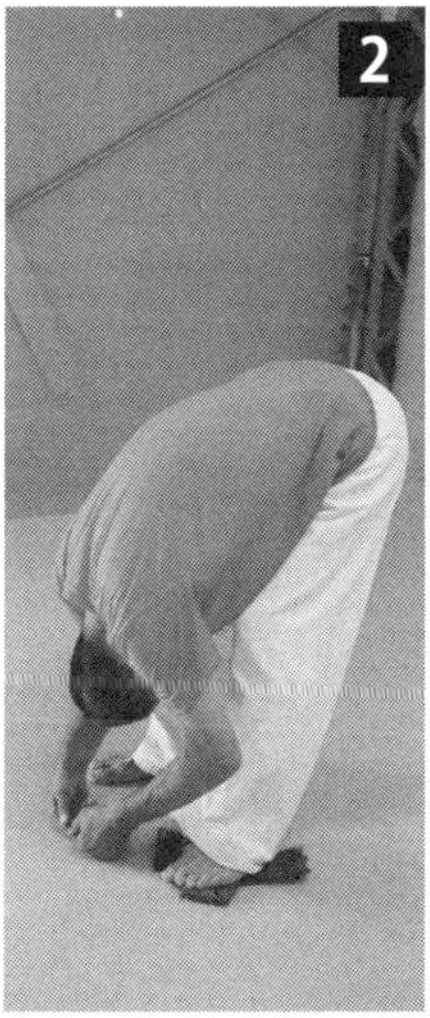

重ねた人工芝の上に乗る。前屈はさらに深くなった。明らかに不安定さが功を奏している。

片足に人工芝

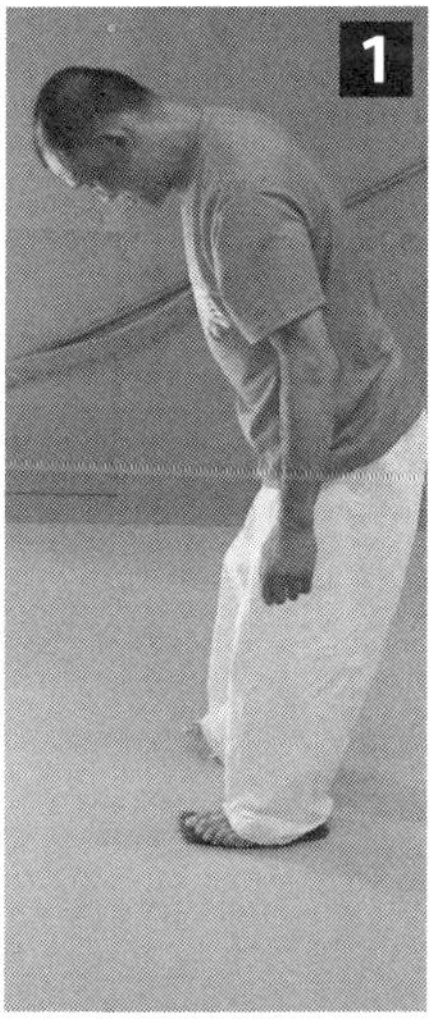

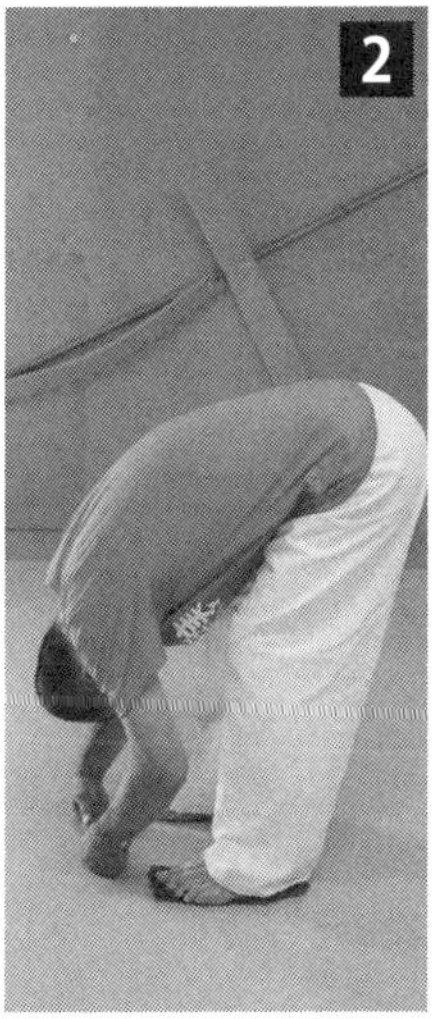

片足だけに人工芝を敷く。不安定が身体覚醒を誘起し、意外にもこちらの方が前屈が深くなった。

両足に人工芝

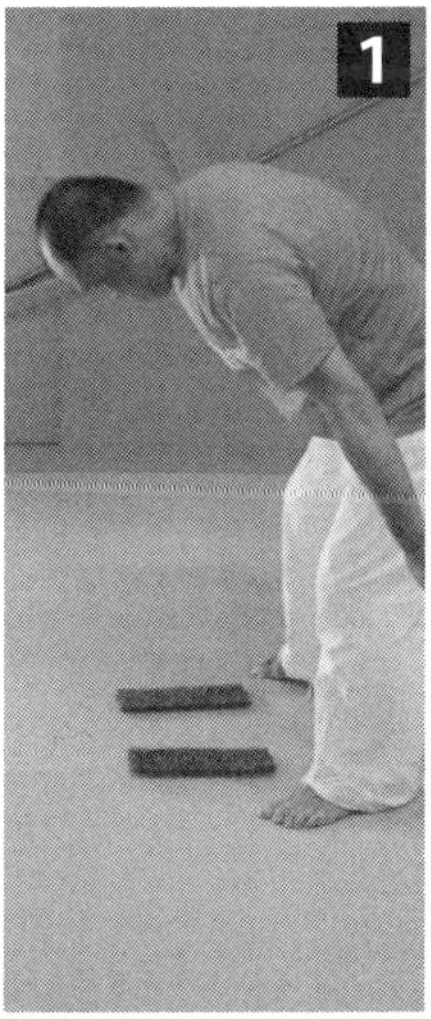

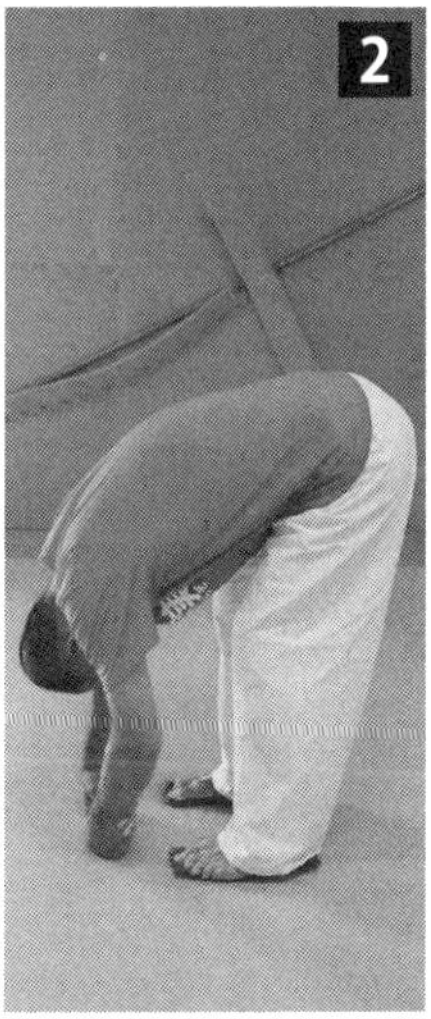

両足下に同じように人工芝を敷いて前屈する。安定しているし、これが一番よさそうだが……

定なほど、人は無意識に体の潜在能力を引き出しているのだ。頭で理解してセミナー等で伝えている事を実はまだ深く理解していなかったのだ。セミナーの参加者は私が伝えた事を、私とは違った観点から感じたのだろう。人工芝を使って皮膚を通じて刺激を加えると、体が無意識に潜在能力を引き出す。潜在能力は不安定な場所で引き出される。だったら人工芝を1つ取って片足で前屈をすればもっと潜在能力が引き出される。確かに私がこの日のセミナーで伝えた内容と同じだった。

私はストレッチという固定観念に囚われていたのだ。ストレッチは安定した場所で伸ばした方が良く伸びる。これは人が意識できる感覚と頭で考えた理屈だ。私はこの固定観念から抜け出せていなかった。セミナーで教えながら、参加者に教えて頂いたのだ。固定観念を疑えと。

すぐに人工芝を使って色々とやってみた。セミナーをやりながら、新しい発見を参加者も交えてやってみたのだ。より不安定な状況を人工芝で作ってみる。片足に2枚人工芝を重ねて乗って前屈をやると、さらに前屈は深まった。人工芝の端っこに乗って前屈したり、人工芝を変な重ね方で試したり、いろいろな不安定を作り出すといろいろな効果が出た。いろいろなストレッチも人工芝に乗るだけでなく、いろいろと工夫をしてさらに不安定を作り出して実験する。どれも効果が高まった。いろいろな形に変えると、体の奥の動きもいろいろな変化をすることが分かった。セミナーにはいろいろな人が来るので、いろいろな反応があって、とても面白い時間になる。あの日をきっかけにまた一歩進んだ気がする。

2　食に関する実験

体の動きを引き出すことを毎日続けているとこんなことをふと思ったりする。本来の環境が人の本来の体の能力を引き出してくれる。だったら、食事も同じ原理が当てはまるんじゃないだろうか？

自然食のブームは長く続いている。自然な食べ物って何だろう？　生野菜かな？　自分の中にはすでに常識を疑う顕在意識が芽生えているので、生野菜も疑う。野生の動物は何を食べるんだろう？　野生動物は地面からあるいは樹から直接そのままの状態で食べる。野菜を洗う事は基本、ない。土が付いたまま野菜を食べたりする。もしかしたら土に含まれるミネラルも本当は体に必要な物だったりして？　そんなことを思ったりもする。

動物は包丁を使ったりしないな。生の野菜を洗わないでそのまま食べてみようかな？　ふとこんなことを思いついた。もっとも、まったく洗わないのはやっぱり抵抗感があるので、洗ってそのまま食べてみることにした。何となく普段生で食べたことがないもので、それ程抵抗がないような食材……！サツマイモを選んでみた。

普段食べるサツマイモは焼いたり蒸かしたりしてから食べる。ホクホクして甘くて美味しい食べ物だ。ホクホクして甘い焼き芋をほおばるとニッコリしてくる。大きな口を開けてほおばれば幸せな感じがする。ホクホクしてるので食べると喉が渇くが、そんな時には日本茶が合う。少しつかえるくらいにほおばった焼き芋をお茶で流しこむと口の中がさっぱりしてまた別の美味しい感じがする。渋い日本茶とホクホク甘い焼き芋を交互に口に入れるのはたまらない。

さて、この日目の前にあるのは、洗っただけの生のサツマイモだ。全然ホクホクしていない。焼き芋を食べると喉が渇くので、生ならさらに食べにくいと考えてたっぷりのお茶も用意し、食の実験開始だ。

生のサツマイモは食べやすい形に切っていない。なのではじめから違和感たっぷりだ。大きな口を開けてかぶりつく。今まで味わった事のないような歯の感触、そして食感だった。はじめは噛むのに一苦労だった。味も良く分からない。何だかジャリジャリと変な感じがした。しかし、少し噛むと慣れてきた。生のサツマイモを噛んでいるうちに段々口の中が変わっていく。何だか顎が良く動くのだ。

体の不調の隠れた原因に〝片噛み〟というものがある。物を食べる時に片方の歯だけで噛むので段々顎が歪み、体も歪んで行き、それが原因で腰痛や肩凝りになったりする。片噛みが原因の腰痛や肩こりは顎の矯正が必要なので改善するのが難しい。食べにくい形と生の硬さなので、片噛みにどうしてもなる。ところが初めての感覚がこの時に訪れた。片方で噛んでるのに、噛みにくいのできちんと両方の歯が動くのだ。噛みにくいので片方の歯で噛む時にも顎はきちんと両方動く。人が美味しいようにと考えて料理したものは、噛みやすいので、実は片方の顎しか動かない。まるで環境と体の動きそのものだ。

人が歩きやすいと考えて作った舗装道路と靴の関係は、頭では歩きやすいと感じて、体は歩きやすい事が本来（自然）の範疇を超えているので困惑してしまい、本来の歩き方ができなくなる。人が美味しく食べやすいと考えた料理は、本来（自然）の範疇を越えてしまっているので、正しい噛み方ができないのだ。

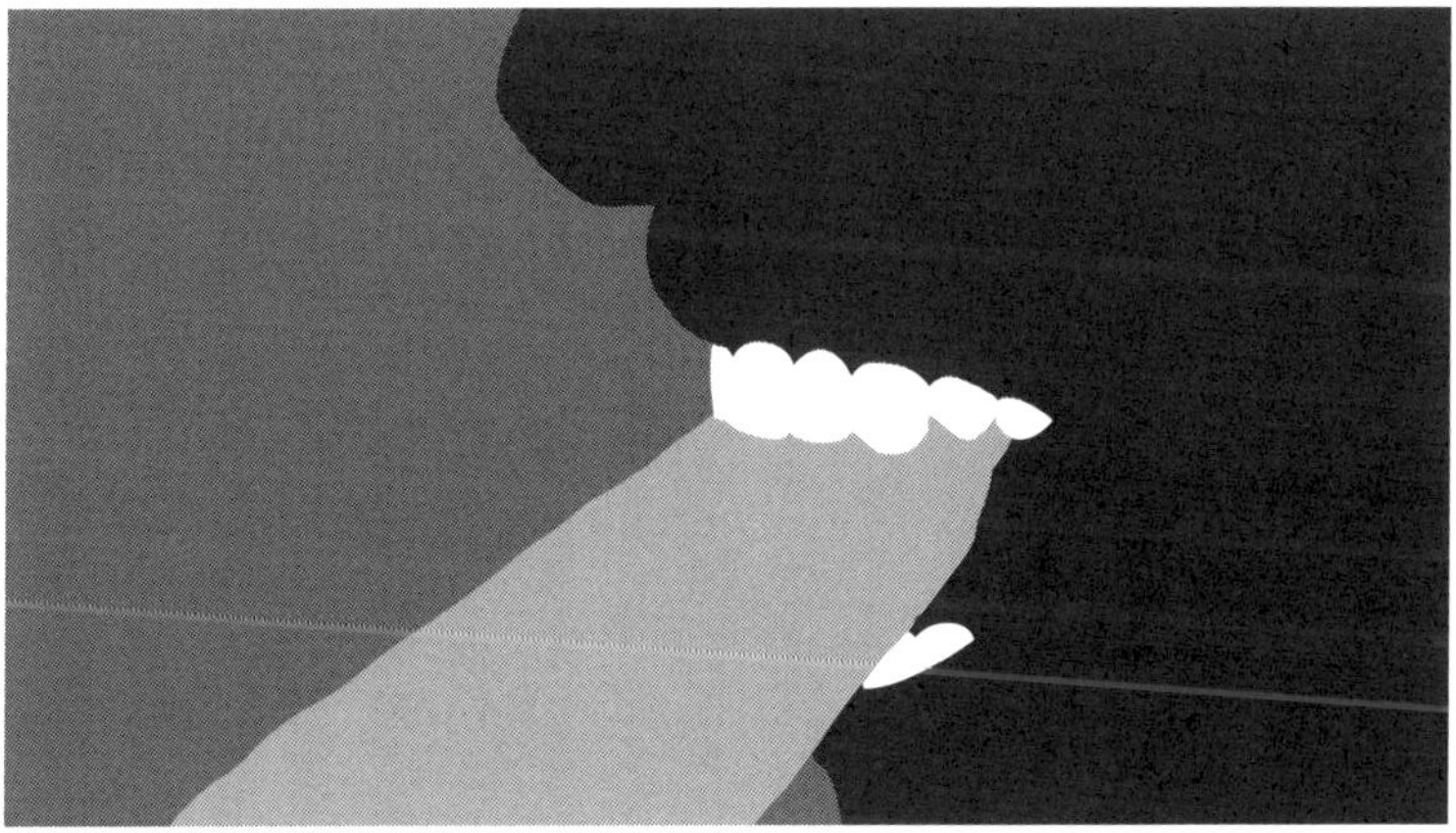

きちんと噛まないのではなく、〝噛めない〟という事が、人が調理した結果に起きているのだ。

生のサツマイモを噛んでいるとドンドン唾液が出て来る。食べる前の予想に反して全く喉が渇かなかった。自然は上手くできている。水分の多い果物などはそれ程噛まなくて良いような硬さになっている。何でも何回咀嚼しなさいというのも、もしかしたら人が頭で考えた理屈で、体の理屈と合っていないのかもしれない。生のサツマイモは噛むなと命令されても、充分に噛もうとする。そうでなければ飲み込めないからだ。生のサツマイモを食べやすいようにカットしたら、噛む回数は少なくなる。さらに食べやすいように薄くスライスすればさらに自然に噛む回数は減り、途中で飲み物が欲しくなる。

美味しく食べるためにドレッシングをかければ、さらに噛む感覚が変わってしまい、喉が渇くので噛んでいる途中で飲み物で流し込むような食事になったりする。生のサツマイモをそのまま食べると、充分に咀嚼する。咀嚼を重ねるとサツマイモ本来の味わいを感じるようになる。はじめから美味しければスッと飲んでしまうのだろうが、噛む毎に美味しくなるのだから、自然にじっくりと噛んで味わう食事になる。

自然とは、本当は人に一番優しく適したものを無償で提供してくれるのだろう。そこに余計な手を加えれば、本来の優しさを無駄にしてしまうのかもしれない。普段は充分に噛む食事をしていないので途中で顎が疲れてくる。噛む力は体の力を引き出すと言われるが、本来の食事をすればもっと体の力が出るのだろう。生のサツマイモを充分に咀嚼した食事の後で、不思議な感覚がやってきた。物凄く体が軽くなったのだ。普段充分に咀嚼をしていない（調理したものでは充分な咀嚼ができない）ので充分に噛んで、その食材の消化に必要な唾液が適切に出たからなのだろう。凄く内臓が楽になり、体が軽くなった。考えてみれば、野生動物に内臓疾患などはおそらくない。人が美味しいと感じる食事も、実は体にとっては困ってしまうものなのかもしれない。

もっとも、環境を変える以上に食事を変える事は難しい気がする。普通に食事をしながら、たまに生のサツマイモを食べたりしてみる。これだけで内臓の感じは変わってくる。興味のある方はお試しいただきたい。はじめから1食全部を生のサツマイモにする必要はない。食べたいだけ生のサツマイモを食べてその分普通の食事の量を減らす。これだけでも消化する力が変わる。人は頭でいろいろと考える。頭で良いと思うことは案外間違いが多いのかもしれない。それは運動だけでなく食事もそうだし、それ以外にも共通しているのかもしれない。21世紀の人類を悩ませる環境問題の原因は全て人が便利と思って作り出したものにある。頭で考えた便利で快適な暮らし。その結果起きているのが、自然界にはない人を悩ませる問題なのだ。

3　ビクトル古賀先生

固定観念がいろいろな邪魔をしている事に気が付くといろいろなことが閃くようになる。ある日こんな閃きがやってきた。体のくすぐったい箇所に触れると体の奥に無意識のサインが流れ、体が勝手に奥から詳細な動きを始める。脇の下もくすぐったい。それは分かっていたのだが、何となくまだやっていなかった箇所だった。

この閃きがやって来る1週間くらい前にこんな事を思い出して生徒に教えていた。教えたのはビクトル古賀先生に教わったサンボのテクニックだ。ビクトル古賀先生はロシアの国技であるサンボの世界王者だった人だ。旧ソ連時代に、外国人がソ連の国技の世界王者になる事は現在の大相撲の白鳳と比較しても劣らない功績だと思う。公式戦41連勝全て1本勝ちというのは本場ソ連の選手でもあり得ない優秀な戦績だ。

古賀先生は終戦を満州で迎え、たった1人で満州から敗戦の混乱を乗り越え日本に帰国した。古賀先生のお母さんはソ連人。お父さんは日本人だ。お爺さんは満州に暮らすコサック一族の長だ。

ソ連革命で負けたコサック一族は満州に追いやられ、そこで暮らしていたそうだ。幼い頃からコサック一族の訓練を受けた古賀先生は、小学生の頃に走る馬の上に立ち銃を撃つ訓練をしていたという。遊ぶ時にも走る馬の上に立ちながら、ジャンプして前後に方向を変えたりして遊ぶ。超一流のスポーツ選手にも難しいような運動を遊びながらやっていたのは、70年と少し前の時代のコサック一族の日常だった。もっと前のコサック一族の身体能力は想像を絶する。同じ事は日本の侍にも言え、世界中の民族にも共通する。自然と共に暮らした時代、人の身体能力は現代の想像を遥かに超えていた。特に体を鍛えるようなことはやっていなかった。ただ自然の中で体を動かしていただけなのだ。人が持つ本来の運動能力とは？　古賀先生の話を聞きながら、想像もつかない凄い身体能力を本来人は持っていたに違いないと確信した。

古賀先生はナイフだけを持ち森の中で1週間暮らす訓練もしていたという。コサック一族はソ連の戦闘部族だ。ソ連革命で負けた側についたコサック一族は満州に追いやられながらも、コサック一族の伝統を孫の世代に伝えていた。コサック一族はソ連のサムライだ。

「俺が試合で勝てた秘密は子供の頃の暮らしだよ。」

ある日古賀先生が聞かせてくれた話だ。その時には全く意味が分からなかった話は、古賀先生の元に通う回数を重ねて行きながら少しずつ理解できるようになってきた。古賀先生が聞かせてくれた話は時を経て、無意識の運動理論の発見に繋がった。コサック一族は幼い頃から自然の中で暮らし、自然の法則を学ぶ。大陸の広大な原野で雨が降れば寒い時期には命に関わる。だから風の方向と強さで雨が降るのを予測できるようになるそうだ。森の中には水道はないから、飲んでも大丈夫な水を見分ける必要がある。少年の頃に訓練を積んだ古賀先生は、流れる水に手を入れるとその感触で飲めるかどうか分かったと聞かせてくれた。とても不思議な話だ。その感触を、古賀先生は生きてる水と死んでる水と言っていた。

「ただ何となく分かるようになるんだ。」

「それが必要な事だからできるようになるのは実は当たり前なのかもしれない。」

古賀先生はいつも訪ねていく居酒屋で焼酎のウーロン茶割りを飲みながらニッコリしながら聞かせてくれた。

考えてみれば動物は水を飲むときにその判断を勝手にする。飲めるかどうかを頭で考える動物はいないはずだ。飲んで大丈夫なのかを感覚で分からなければ、野生動物は死んでしまうのだ。人間にもその能力はある。水道がなかった頃にその能力を持って生きていた人類の子孫が我々なのだから。

森での暮らし、広大な原野で馬と共に過ごした日々の話。人の体の可能性を古賀先生は聞かせてくれた。確かに、のちに世界王者になった秘密は幼少期から過ごした自然の中での暮らしなのだろう。古賀先生のテクニックは同じ人間の体の動きとは思えない。手が、体が、同じ人間とは思えないような内部の動きをする。自然の暮らしこそが人間の持つ能力を最大に開花させるのだろう。

古賀先生から教わったテクニックは見た目は簡単そうだが、実際に試合で相手にかけるのは難しいテクニックだ。教わったのはもう30年以上も前になる。当時はやり方が分かってもスパーリングになると使えないテクニックだった。相手が掴んできた腕に自分の腕を絡ませて相手を崩し投げる、一見簡単に見えるテクニックだ。簡単に見えるテクニックは実は奥が深かったりもする。コツを知らないでやっても相手は全く崩れない。同じテクニックを同じような動きでやっても上手くいかない場合は、大概体の使い方に問題があったりする。腕だけの力では相手を崩す事はできない、同じように腕を絡めても腕力に頼ったので

古賀先生に教わった技

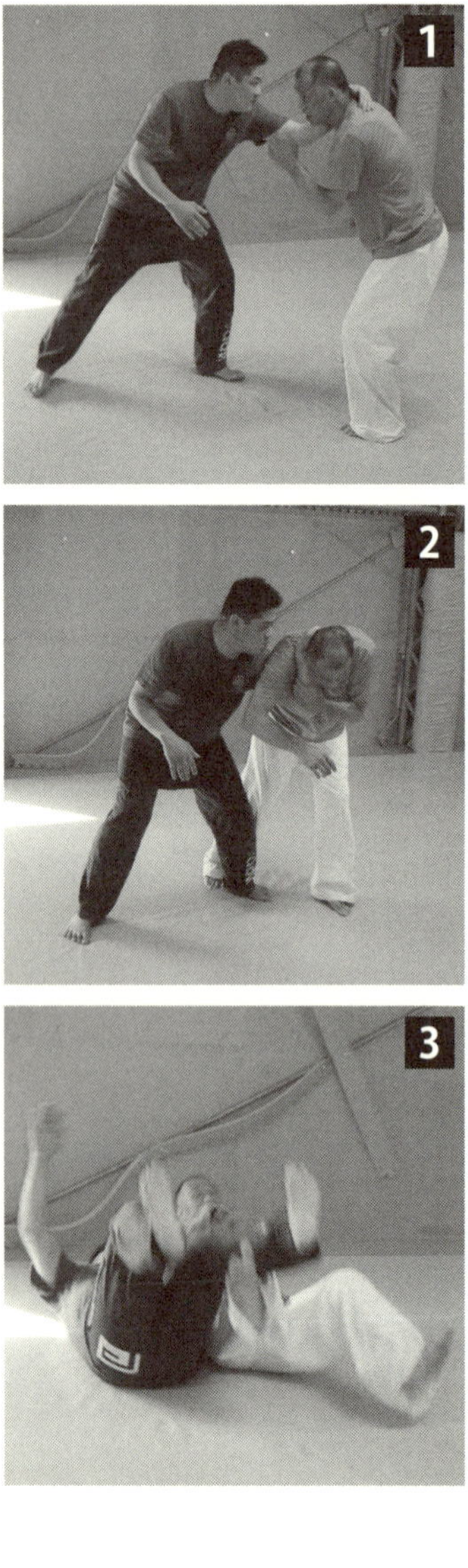

こちらの首元を掴んできた相手の腕に、自分の腕を上から絡ませるようにして崩し、後方へ投げる。腕を絡ませる瞬間に相手を崩せるかがポイントになる。

は相手を崩すほどの力は出ない。腕と体を繋げると、腕だけの力で全くかからなかったテクニックが面白いように決まるようになる。古賀先生の話を思い出しながら、そして教えてくれた居酒屋での動きも思い出しながら繰り返す。このテクニックを若い頃の古賀先生が実演した映像を私は持っている。いつも行く浦賀の居酒屋で頂いたのだ。いつか役にたつかもしれないからと、古賀先生は照れくさそうに私にくれた。若い頃の映像を頭に焼き付けながら繰り返した日々が、やがて繋がっていったのだ。

古賀先生は自分が強いと言われるのを嫌う。テクニックも質問すれば教えてくれるが、こうやった方が良いとか自分の考えを押し付けるのを嫌う。ただ、ヒントをくれる。古賀先生は初めて会った頃、もう35

年近く前に私に聞かせてくれた言葉がある。どんなに素晴らしい技を知っていても使えなければ意味がない。使えないテクニックは無駄なだけじゃなく自分の邪魔をする。余計な物は自分の邪魔になるのだ。〝どんなテクニックでも自分で考えて練習して実際に使えればそれが立派な技なんだ〟この教えは今でも大切にしている。

古賀先生は相手の腕に自分の腕を絡めるようにして技をかける。私は古賀先生の動きを思い出しながら、技の動きに隠れる体の動きを分析した。古賀先生の身体能力の秘密は、幼い頃から自然の中で充分に動かしてきた体の繋がりにある。体全体が繋がっているのだ。自然の中で毎日遊びながら体を動かせば、自然の変化に体が繋がり、満州の広大な自然の変化のように、多彩で豊かな体の動きが自然に体の奥から導かれるのだろう。特に腕と胴体の繋がりがこの技では大切なんじゃないのか？そう思って試してみた。

この時のコツは、腕ではなく脇の下で相手の腕を挟み絡むようにして体で相手を崩し投げる事だ。たったこれだけで使えるテクニックに変わった。

腕だけでどんなに力を大きくするよりも、脇の下で腕と胴体を繋げるようにして力を出せば、簡単に体全体の力が腕に伝わる。体全体を繋げるのは簡単じゃないので、脇の下を直接相手の腕に乗せてみたのだ。たったこれだけで驚く程に変わった。ちょうど脇の下で相手の腕にぶら下がるような感じになるのがこのテクニックの体使いだ。この状態になれば何もしなくとも大きな力が出る。

上手に身体操作を行なうと、腕で持った状態でも似たような力が出るようになる。これが古賀先生の腕の秘密なのかな？そんな風にテクニックをやりながら想いを馳せた。秘密に気が付くと、同じ原理で別の組み方でもできるようになった。

脇で…

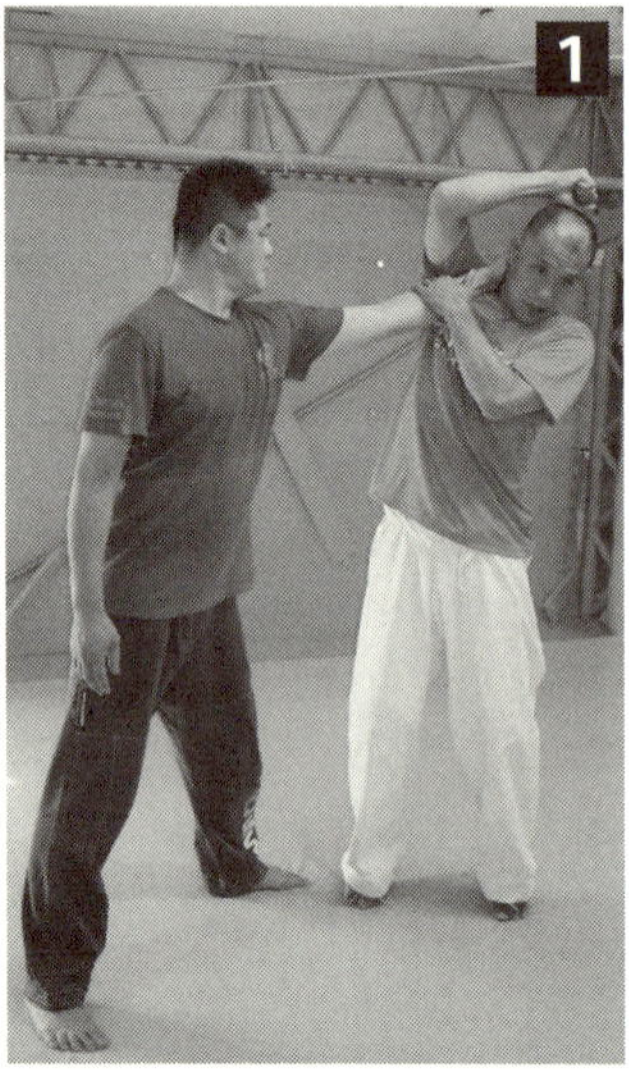

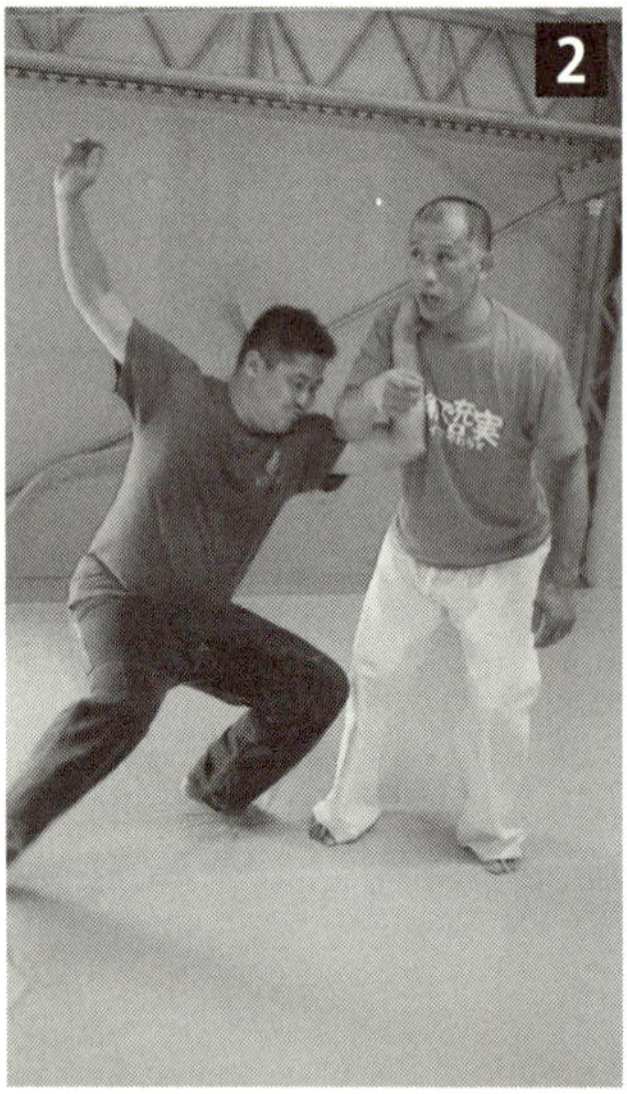

脇の下を直接相手の腕に乗せるように、深く挟み込んで落とすと驚くほど大きな力が相手にかかっていく。

腕で…

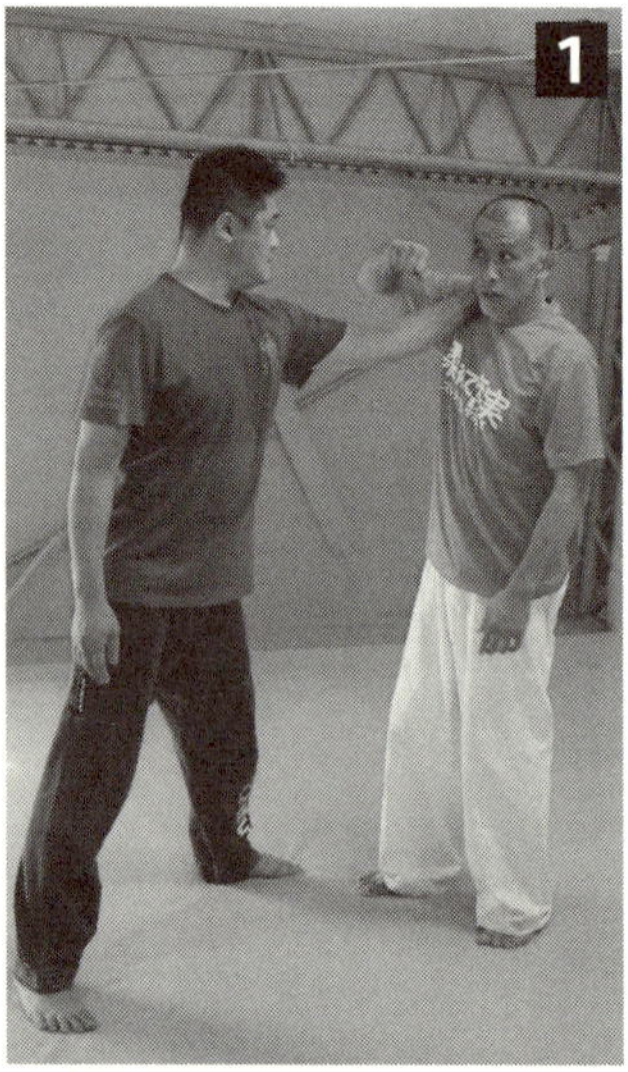

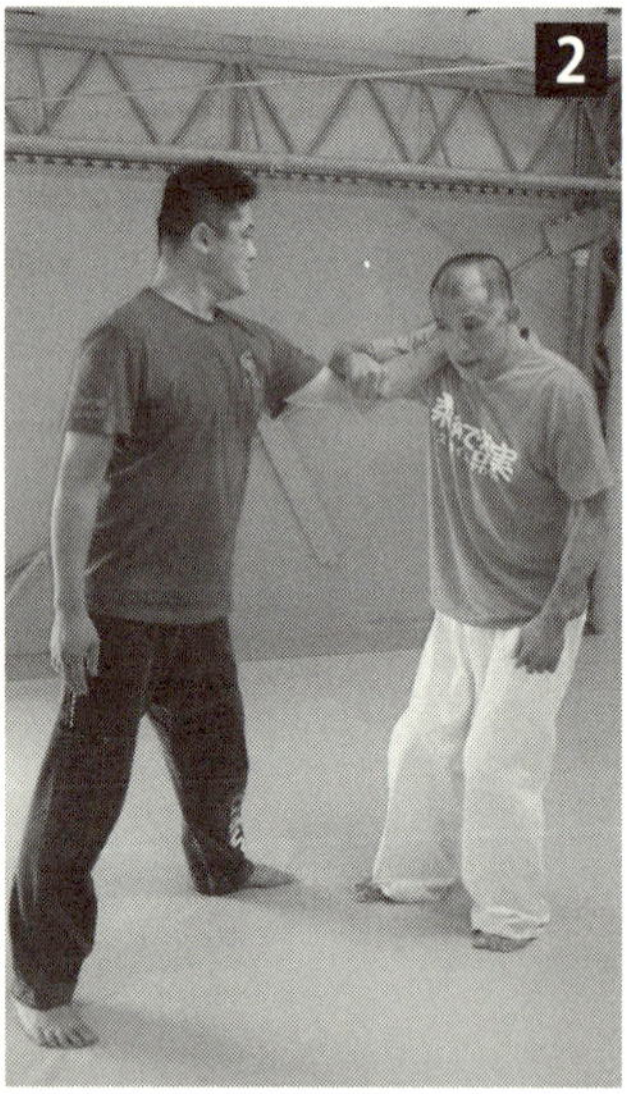

腕の力で崩そうとしてもなかなか崩れない。体重を利用したくなるが、体重そのものを相手の腕にかけるのはこの体勢からでは難しい。

また組み技だけでなくパンチを打つ時にも、脇の下を繋げることにより、同じ原理が働く。ボールを投げる時、バットでボールを打つ時、テニスでも卓球でも同じ原理で力が勝手に増える。原理が分かれば、実は脇を締めるという単純な動作を極めただけの違いだと理解できる。もっとも単純な動作を極める事こそが困難で一番役に立つのだ。

生徒に教えていると閃きがやってくる。なかなかできない生徒にこんなサポートをしてみた。レスリングのように相手と組んで相手を引いてもらう。私が脇の下の正確な位置に掌で触れた瞬間に、体の反応が

補助なし

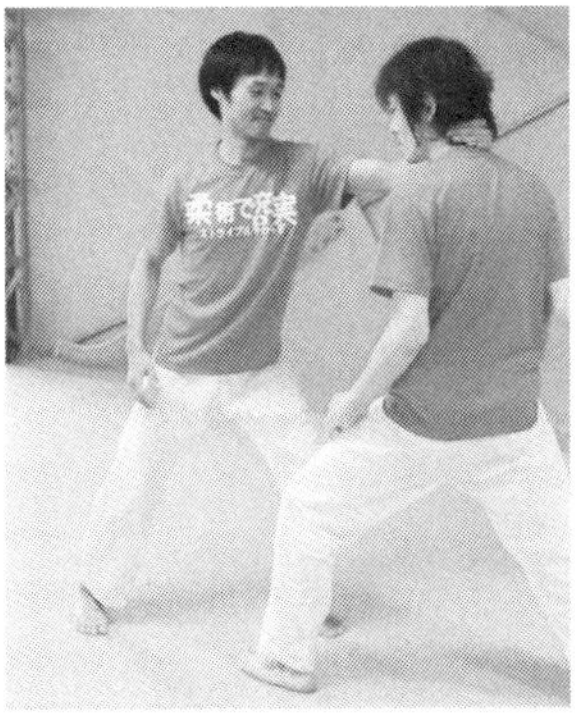

レスリングのように組んで、相手の首を引き込む。なかなか力ずくではかなわないが……

脇の下に触れる補助

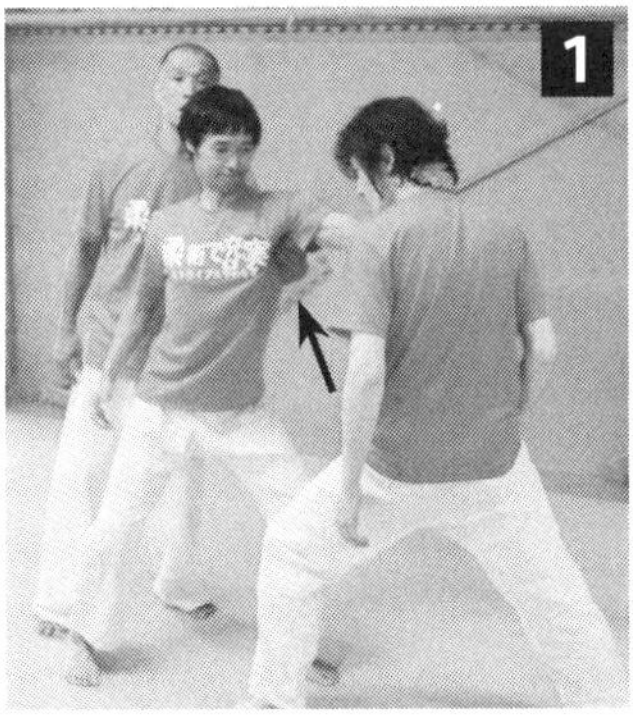

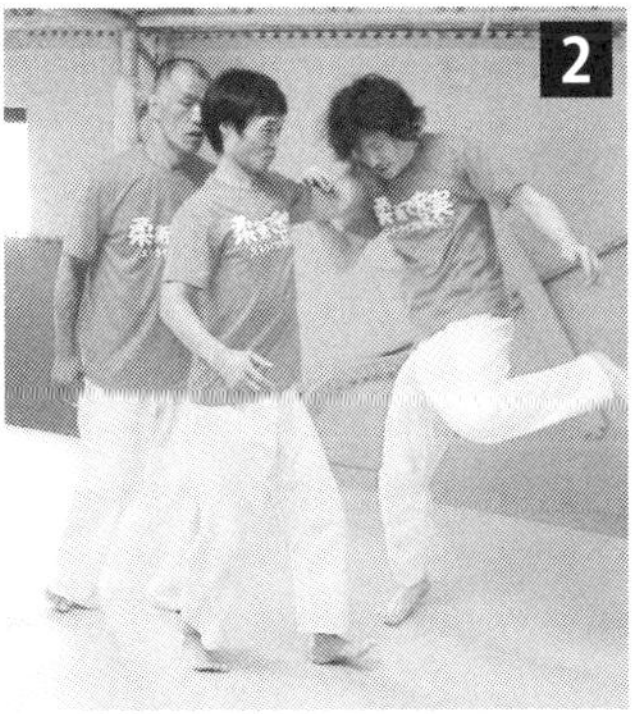

背後から脇の下に掌を当てる事によって、無意識下の覚醒が起こり、普通に引いているつもりの力が大きくなった。

刺激なし

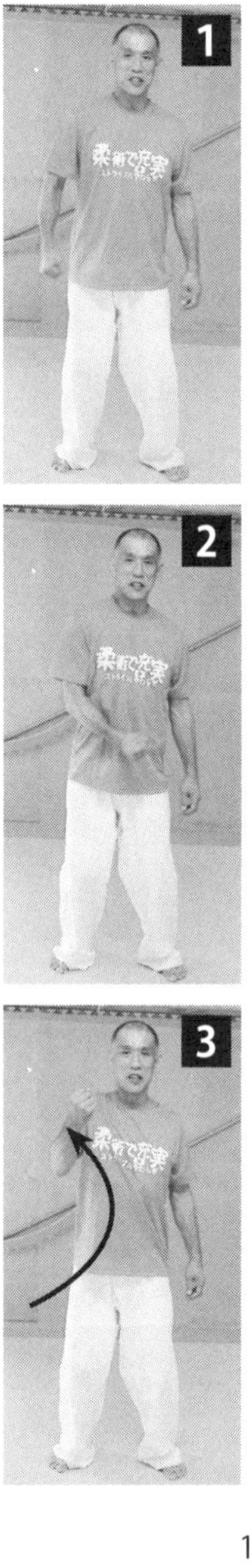

空手の受けのような動作を行なう。腕だけの動作になりがちだが……

脇の下を刺激

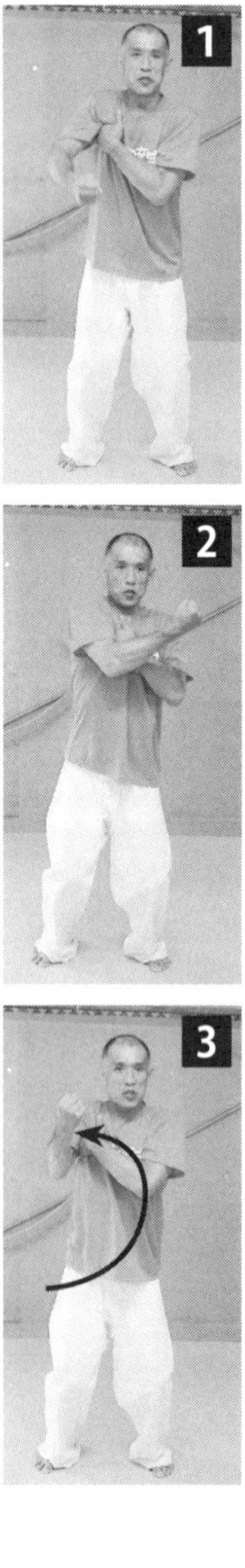

自分で反対の手を脇の下に挟むようにしながら行なうと、腕と体が繋がった動きになる。

変わり力が大きくなる。無意識の動きが流れるルートの中継地点は敏感になっているので、脇の下に掌で刺激を加えると、体が反応して体そのものが変化するのだ。教えながら次の閃きがやってきた。空手の受けのような形を行なう。そのまま腕を動かして体全体と腕を繋げるのはなかなか難しい。ところが反対の掌を脇の下に挟むようにして動かせば、誰でも腕と体が繋がった動きになる。

投げのような形で組んでやってみると力が勝手に大きくなった。脇の下に対する刺激は脇腹とは違った体の奥を覚醒させるポイントだったのだ。この動きを〝繋がらない状態〟でやると、自分では大きな力を出ているという感覚なのに、実際には大きな力は出ていない、という事になる。出ていないから相手を崩せないのだ。繋がらない状態でさらに力を込めても相手は崩れない。無理に力んで続けているとだんだんと肩に違和感が出て来る。一方、上手に繋げると肩が楽になっていく。そうかこれは肩に無理をかけない運動なのだ。この原理を上手く使えば体の問題を改善する運動にもなる。私はそんな事を思った。その時古賀先生のしなやかな動きが頭の中に浮かんだような気がした。

4　キックボクシングとムエタイ

ムエタイはタイの国技、世界最強の立ち技格闘技とも呼ばれている。同じような動きをするキックボクシングとの違いは明確ではない。タイ人に「なぜムエタイは強いのか？」そう聞くとこんな答が返ってきた。「それはタイ人がやるからだよ。」これだけで違いの意味は全く分からない。ずっと謎の格闘技だったムエタイ。ある日、その強さの秘密の一端が見えてきた。そして武術の歩法と立ち方の秘密の一端もが見えてきた。

秘密が見えたきっかけは、ムエタイは昔はリングではなく、屋外で試合をやっていたという事からだった。古賀先生の話、そして人の身体能力と環境の関係。ちょうど理解できる時期にはふとヒントが勝手にやって来たりするのだ。

屋外で試合をすれば足元は不安定になる。不安定な場所では体は安定しない。これが一般的な考え方だ。〝安定した場所の方が安定した状態から強い身体操作ができる〟これが思い込みだったとしたら……。

自然環境には凸凹がいくらでもある。むしろ自然にはリングのような安定した場所は存在していない。〝本来自然には存在していないような場所で力を充分に発揮できるしくみは、人の体は持ってはいないのではないか？〟この仮説が事実だとすると、ムエタイとキックボクシングの強さに関する違いが見えてくる。

普段姿勢が悪い人でも、平均台に立てば、姿勢は勝手に良くなる。不安定な場所だと体が勝手にバランスを維持するために、安定した場所よりも体の奥から力を出すのだ。意識と無意識は反比例の関係を持つ。意識・思考で感じる安定した場所では、無意識は安定するための体の能力を眠らせる。安定した場所では体の奥から無理に力を出す必要がないのだから、体は無意識に潜在能力を引き出すことを控えるのだ。

意識が不安定を感じる時には反対の現象が起こる。ここは不安定だと意識した場所では、無意識は勝手に、より安定する潜在能力を体から引き出している。安定した場所では体の潜在能力は引っ込み、不安定な場所では引き出される。意識で感じるものと反対のものを無意識は感じているのだ。だから平均台に立てば意識が不安定を感じ、姿勢が勝手に良くなるのだ。

この現象は姿勢のみならず柔軟性や力に関しても同様だ。〝ストレッチしにくい〟と頭が感じる場所では、無意識の指令は潜在能力を〝伸ばしにくい〟と感じた分だけ引き出している。力に関しても同じで、〝力が出にくい〟と頭で感じる場所では、頭で感じた分だけ無意識が潜在能力を引き出す。だから人工芝などを使い、不安定な情報を皮膚を通じて伝える事で勝手に力が大きくなるのだ。

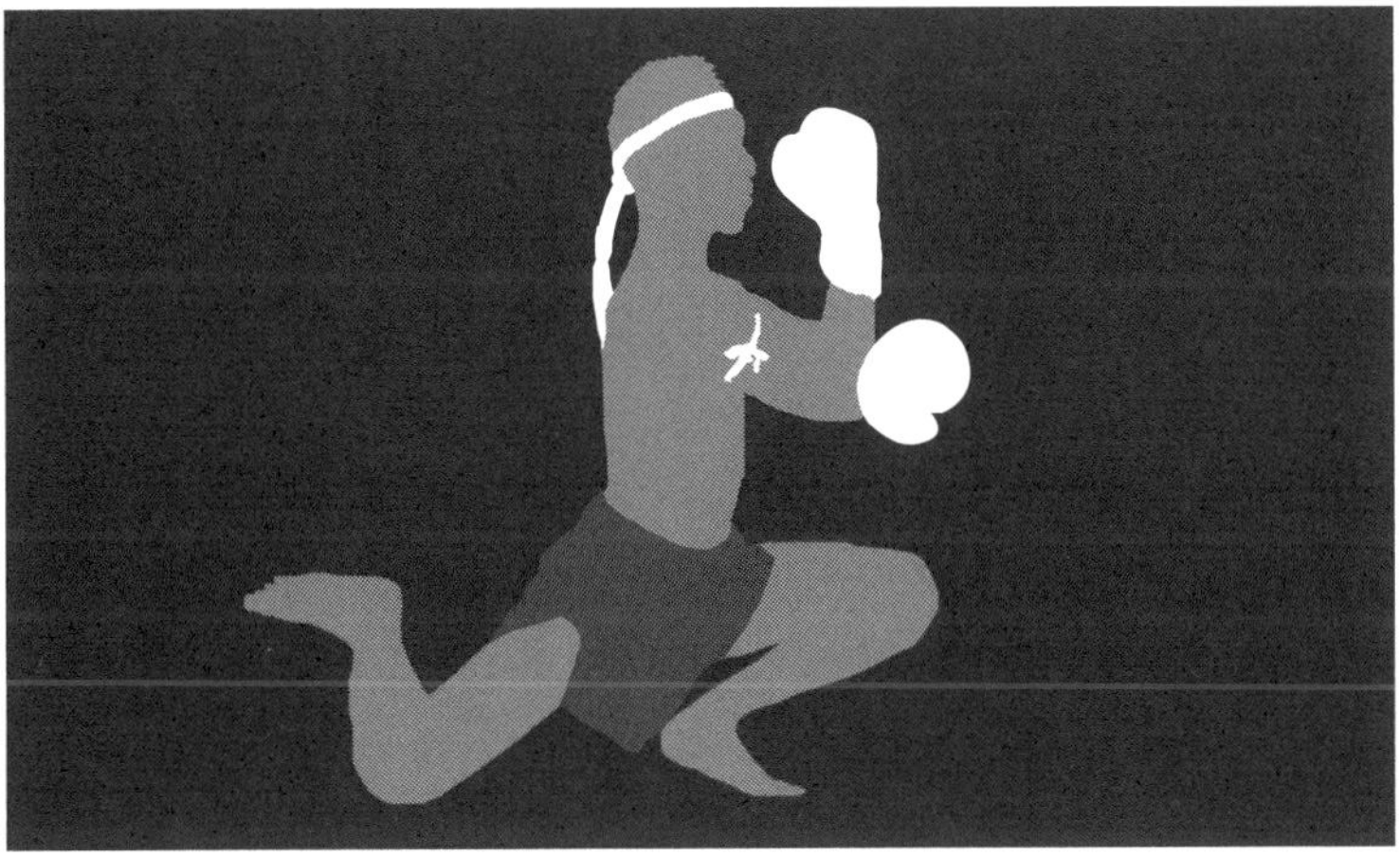

ムエタイの試合が屋外で行なわれた時代、おそらく試合をやるために平坦にならされた場所が試合場であったと考えられる。いくら平坦にならしたとはいえ、屋外だから少しの凸凹はあったと考えられる。ムエタイの試合の前に行なわれるワイクルーでリングに触れるのは、屋外で試合をやっていた頃に地面の凸凹を確認するための名残だと聞いた事がある。平坦に見えて少し残る凸凹の地面。ほどよく無意識が潜在能力を引き出す空間が、昔ムエタイが試合を行なっていた試合場なのだ。その試合場では一歩踏み出し体を動かすたびに、リングとは別の身体操作になっていた可能性が高い。

ムエタイは600年の歴史を持つ。その間常に試合が行なわれてきた。国技として高い水準の試合を続ける事で、技術を含め全てが維持されたものがムエタイなのだ。

なぜ、現在リングで試合を行なっているムエタイが屋外の動きを維持できるのだろうか？　ここからは推測だ。この推測には大相撲の旭道山さんから聞かせて頂いた話が力を貸してくれた。横綱になるのに必要な条件は、技術でも体力でもないという。大相撲で力士になるには、それくらいははじめから欠かせない。あるのが当たり前の条件なのだろう。

横綱になれる条件とは、〝横綱の体になる〟という話だった。横綱の体って？　おそらく見た目ではなく、単純な動きでもないと私は考える。四股の踏み方や鉄砲の突き方等、技術や体力を超えた体遣い、普段の佇まいも含めた身体操作、体の内に宿るような不思議な力、それこそが横綱の強さと品格になっているのだろう。

それは決して教わったからといってできる物ではない。常に横綱を観察して稽古を重ねて、土俵で取り組みを重ね、盗み取るようにして身につくものだ。技術や体力の奥に潜む、目には見えない何か、それこそが横綱とその他の力士を分けるものなのだろう。

大相撲は長い歴史を持ち、途絶えることなく取り組みを行なってきた。だから優れた身体操作が延々と引き継がれているのだ。６００年の歴史を持つムエタイも同様に、〝強いチャンピオンを見て盗む〟という強くなるためのシステムが続いている可能性は高い。大相撲ではあまり詳細な事は教えないとも聞いた事がある。全部教えるとかえって理解できない。これも意識と無意識の関係に似ているのかもしれない。頭で全て理解すると、無意識領域の体の潜在能力を引き出す事が止まってしまう気がする。

理解できないと、体を使って考えるように動かす。その時にこそ潜在能力が引き出される可能性が高いのだ。武術の稽古も同じだった。武術では、一番良い教え方は、〝なるべく教えない事〟だ。教える事が少なく、それを理解できれば達人になれる、そう聞かせて頂いた。1を聞き10を知る。日本の古い時代の人はいろいろな事を知っていたんだと思う。10教えると結果は1になってしまうのかもしれない。

若かった頃にムエタイのジムに住み込みで修行をしたことがある。ムエタイには細かいコンビネーションがない。ムエタイ独自の闘い方やコンビネーションを学ぼうとわざわざタイにまで修行に行った私は当時不満に感じた。ところがタイのジムから帰国すると、明らかに日本にいた時とは別の何かが体に芽生えていた。当時はそれが何なのか分からなかったが、今なら少し分かる。

ムエタイのジムでコーチがこんなことを教えてくれた。

「ムエタイの強さの秘密はこれだよ。」

コーチはただ立って構えました。それから少し動いてニッコリとまた言いました。

「立つ事、これがムエタイの秘密だ。」

あれから30年経ってようやく少しだけその意味が分かった気がする。

600年前、強い選手の動きを盗んで次のチャンピオンが生まれた。そういう繰り返しが600年続いているのがムエタイ。強さの秘密を一番たくさん盗んだ者が次のチャンピオンになり、それをまた次のチャンピオンが盗む。この繰り返しが厳しい世界での伝承なのだろうと思う。

リングの動きと屋外の動きは似て見えても実は異なる。その違いは小さいようで、実は物凄く大きな違いになっている。強くなるためにその違いを敏感に感じ取って盗み取る。その作業を延々と続けているのがムエタイの強さの秘密なんだと思う。

ムエタイのジムは、リング以外はむき出しのコンクリートだった。むき出しのコンクリートを裸足で歩くだけで足の裏が痛い。そこでサンドバッグを蹴ったりロープを跳んだり（縄跳び）する。むき出しのコンクリートには凸凹はない。それでも硬いコンクリートで運動をすると足裏の形が変わってくるのだ。足裏がコンクリートで剥けてしまうので、自然に足の指を使って足裏の皮膚を守ろうとする。自然に屋外に近い動き方になっていく。ムエタイのジムに流れる歴史はジムのトップの選手たちに受け継がれている。600年前の動きを盗み取るように練習を重ねると、ムエタイ独自の立ち方と動き方になってゆくのだろう。

ムエタイの強さの秘密は立ち方にある。その立ち方はリングで屋外の無意識の動きを引き出す不思議な立ち方なのかもしれない。武術が生まれた頃には稽古は外でやっていた。武術を使った戦《いくさ》も当然屋外で行なわれていた。武術に命を吹き込むには屋外の稽古は欠かせない。江戸時代、綺麗に整理された街並みで暮らす武術家は、あえて野山で稽古をしたと心眼流の口伝で聞かせて頂いたことがある。

5　スポンジを使った無意識的運動術

ビクトル古賀先生のテクニックから頂いたヒントは、体をさらに良くする次の無意識的運動術に繋がった。脇の下を上手に刺激すると、腕が体と繋がり覚醒する。肩の不調も改善し、運動能力も高まる。脇の下を刺激するのにはスポンジがちょうど良い刺激を与えてくれる。人工芝〜ビー玉〜スポンジ。どれも〝100均〟で購入できる安価な商品だ。世界最安値の健康運動グッズかもしれない（笑）。

スポンジを片方の脇の下に挟む。そのまま肩を上下させる。空いている手でスポンジを支えながら脇

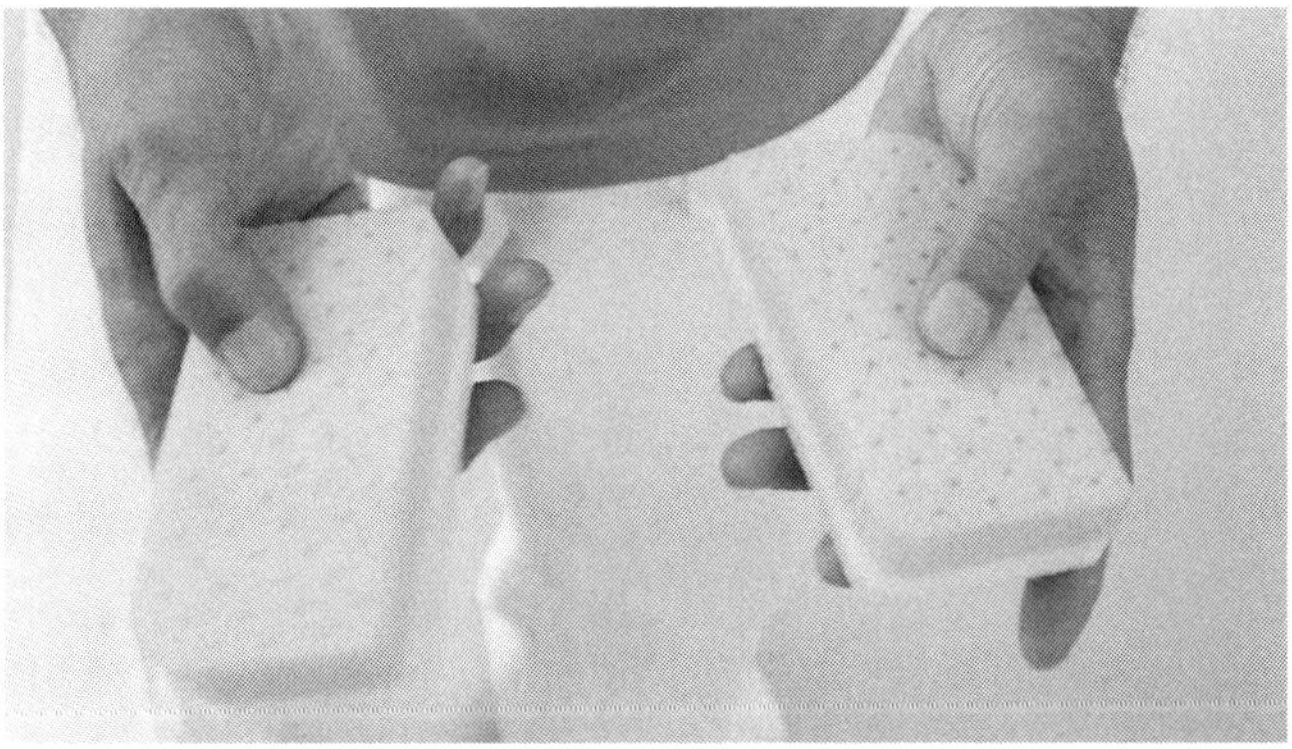

ここで使用するのは〝100均〟でもコンビニでも、どこにでも売っている洗浄用スポンジ。

の下の上の方に押し込むようにすると、より大きな刺激になり効果が高まる。スポンジを挟むと、その瞬間に肩の動きが変化する。無意識が反応すると体は0秒で変化する。暖かい場所から急に寒い場所に行けば0秒で体が変化するのと同じだ。無意識が覚醒すると稼働範囲が0秒で拡大する。覚醒しない場合はまだ体がそれを受け入れられる段階に達していないからだ。前章の無意識的運動術を無理せずに少しずつ繰り返してみてほしい。そのうちに必ず体は確実に変化してゆく。

脇の下にスポンジを挟んで肩を上下させる運動の効果をさらに高めるには、スポンジを挟む腕の角度を変える。腕を前に出しながらいろいろな角度にして腕を回転させる。

腕を背中の方にして同じ動きをやると、また別の効果が出る。これだけで肩は大きく改善していく。この無意識的運動術をやっていると、首も動かしたくなってくる。首と肩は繋がっているので肩が改善されていくと、今度は首も一緒に改善したくなるのだろう。首は顎の下辺りや、肩辺りの腕でスポンジを挟んで動かすと無意識の動きが覚醒していく。ここもやはりくすぐったい箇所

スポンジを使った無意識的運動術１

（脇に挟んで肩を上下）

まず、逆側の手で、脇の下の上の方に押し込むようにすると効果が高い。

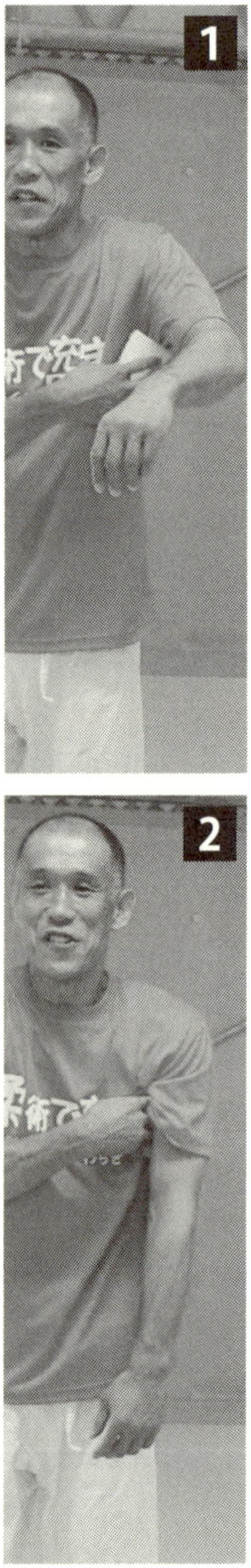

スポンジを挟んだ側の肩を上下させる。

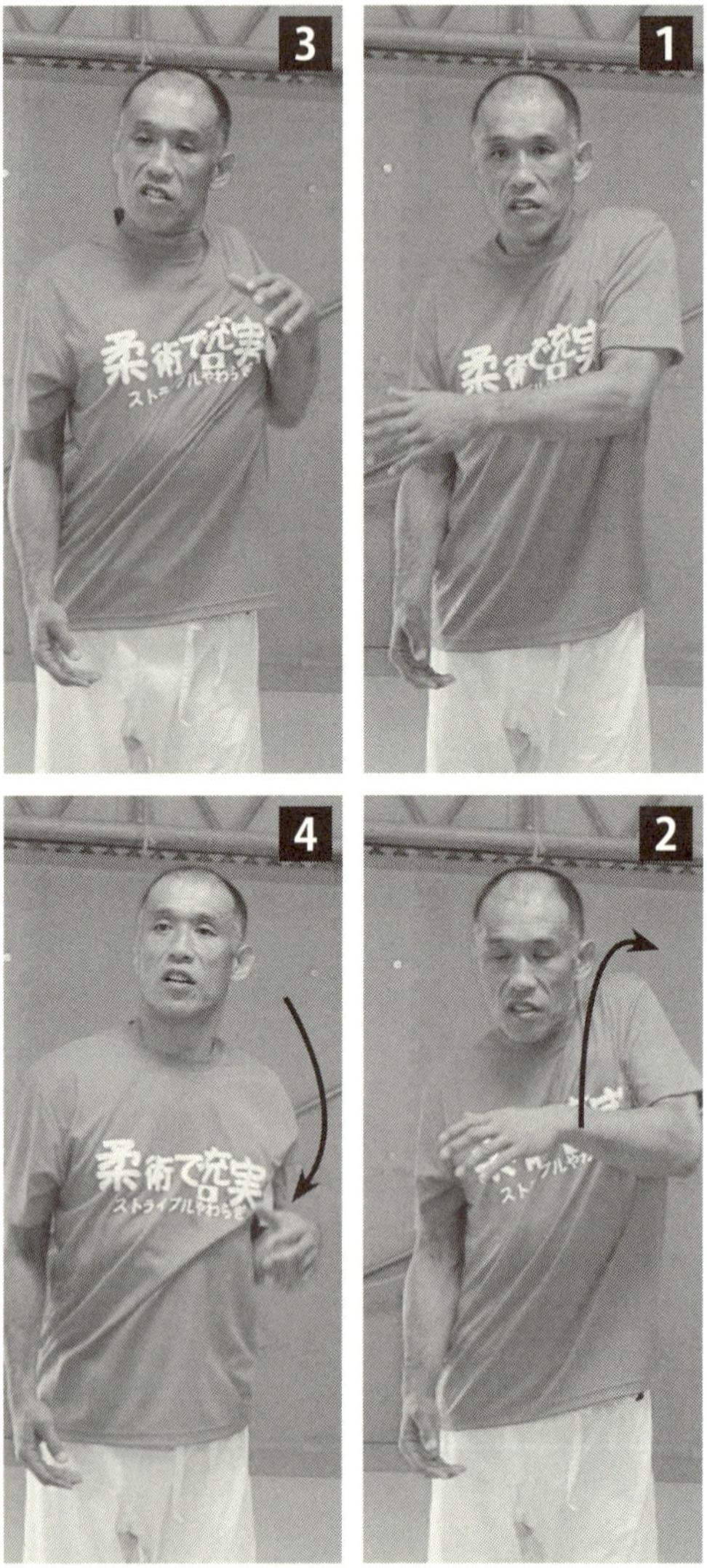

スポンジを使った無意識的運動術２
（腕をさまざまな状態にして回転））

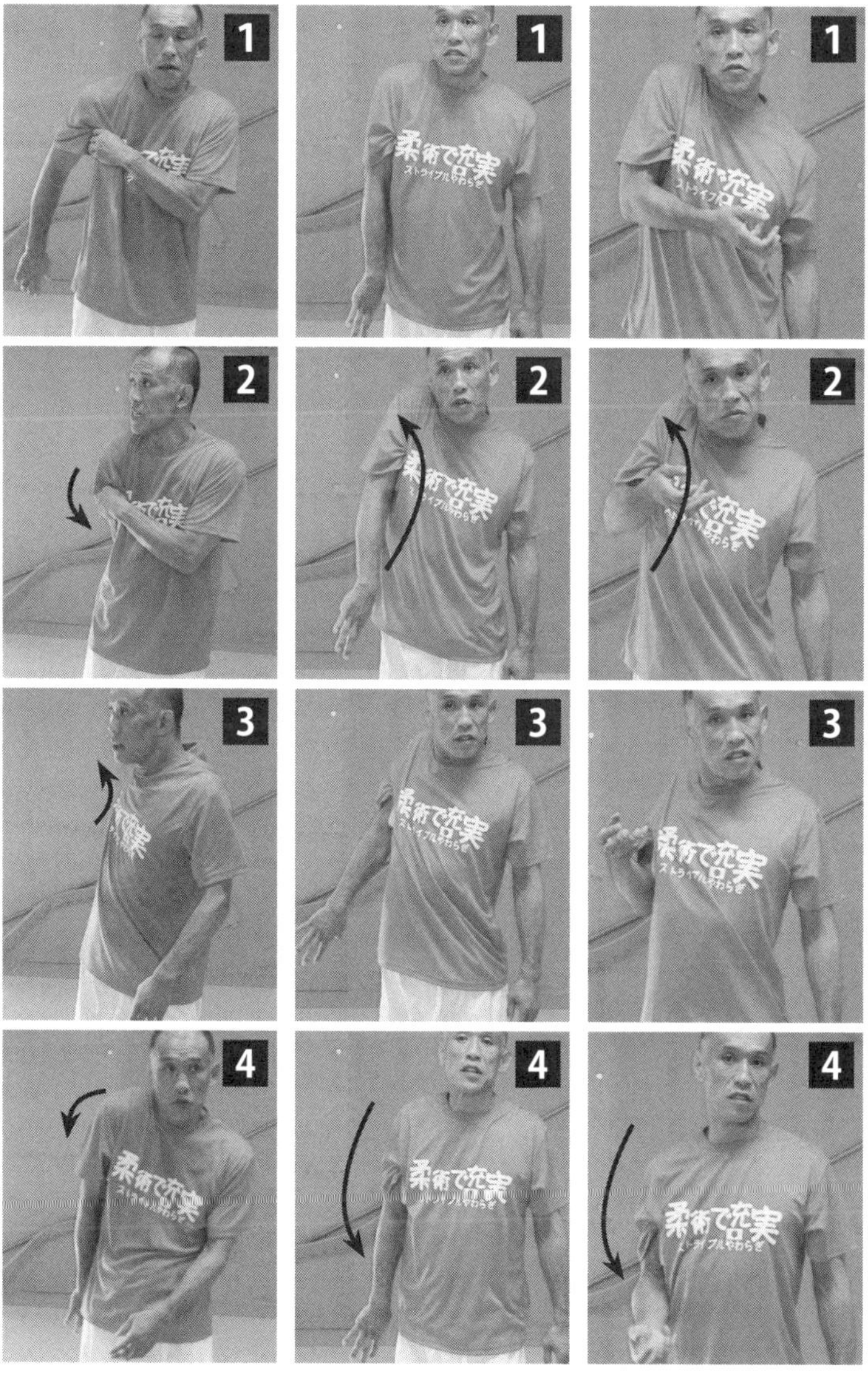

スポンジを挟んだ側の腕をさまざまな形にして、肩を回転させる。

スポンジを使った無意識的運動術３

（首、肩を動かす）

顎の下にスポンジを挟んで、首をさまざまに動かす。

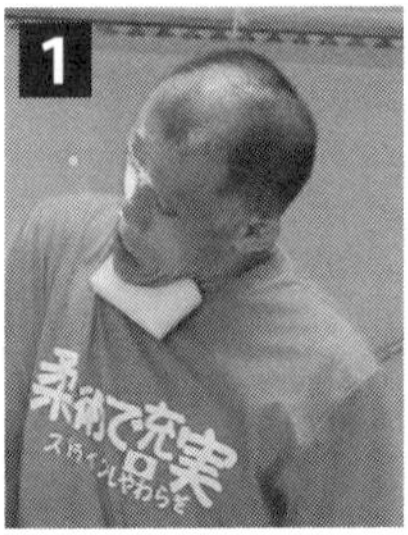

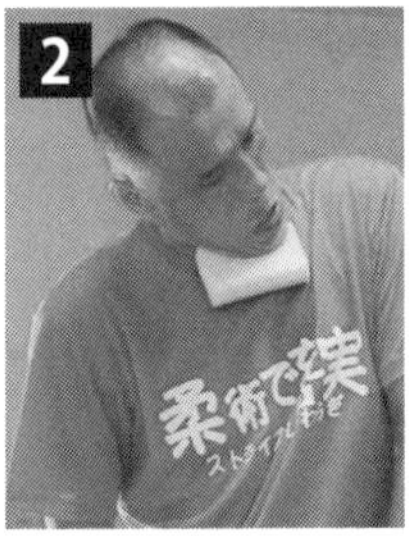

首の横と肩の間にスポンジを挟み、首・肩をさまざまに動かす。

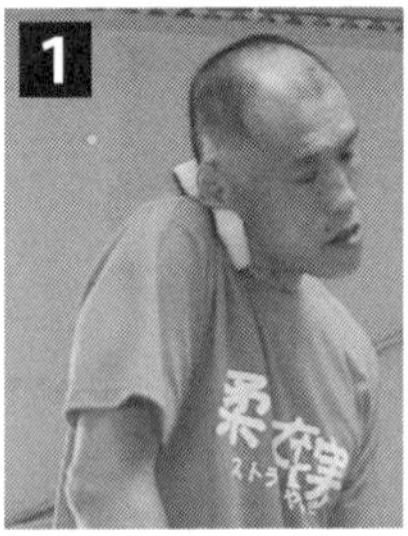

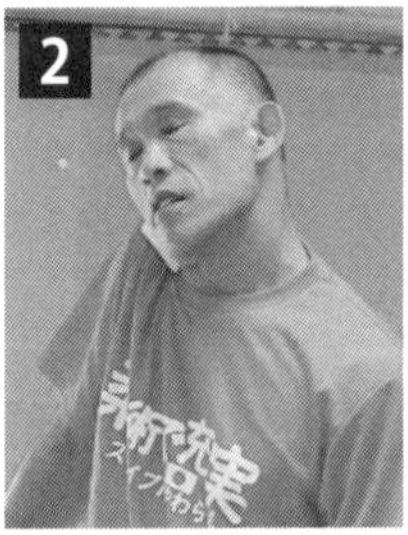

首の横と肩の間、および脇の下にスポンジを挟み、首・肩をさまざまに動かす。

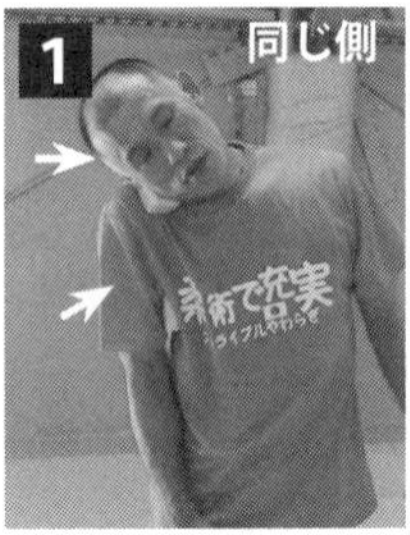

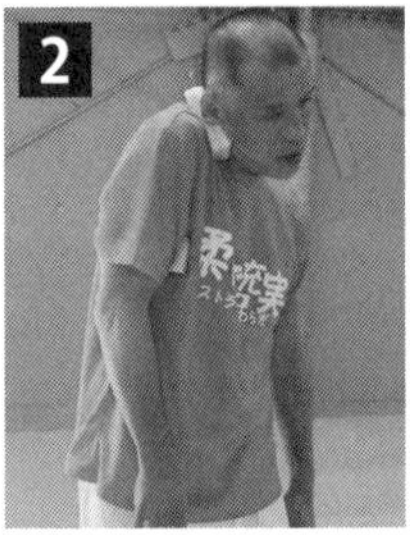

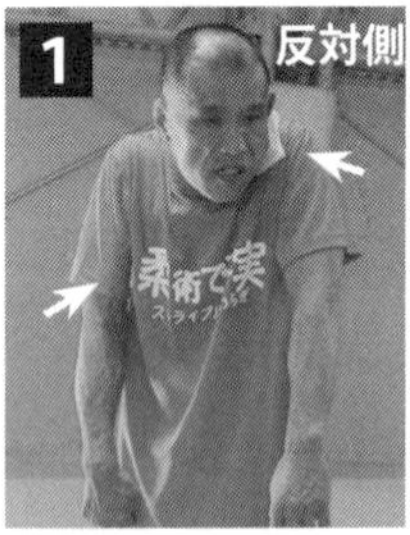

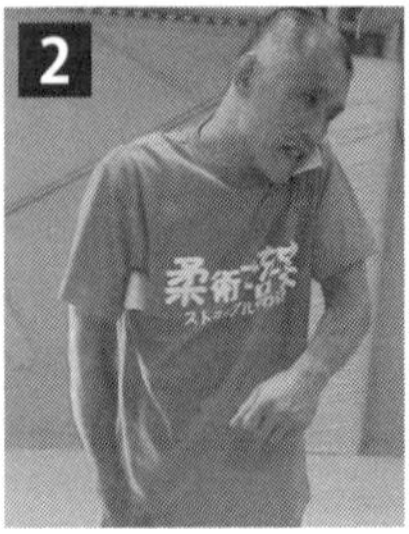

さらに、体を捩じったり、片足に重心を移動したりすると、効果が高くなる。

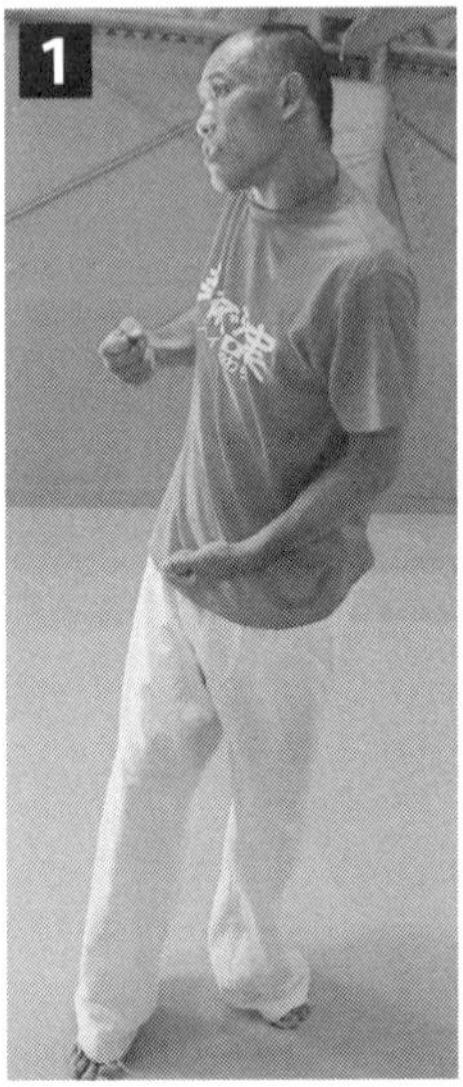

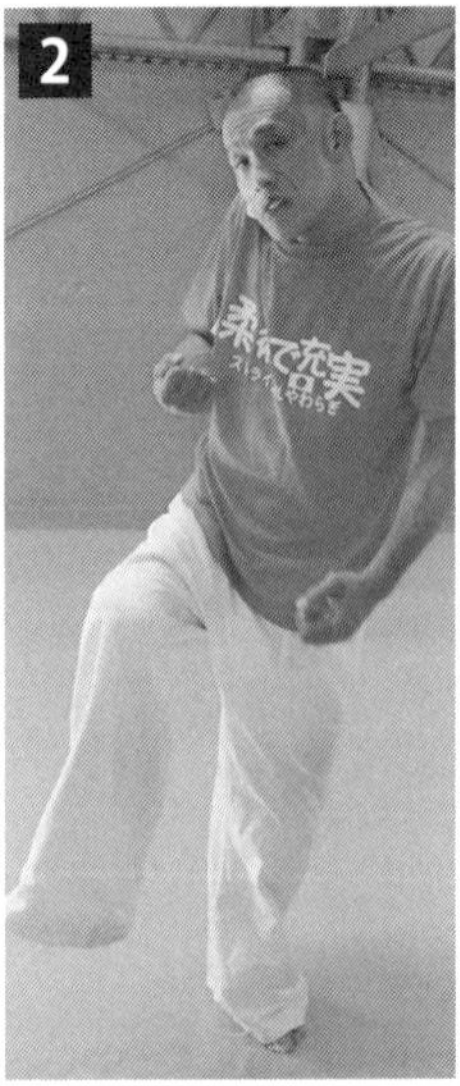

だ。この状態で首を動かしたり、肩を動かす。上手にできるようになったら脇にスポンジを挟んで、首にも挟み、両方一緒に動かす。無意識的運動は動作が複雑になればなるほどに、勝手に奥から繋がり覚醒する。胴体を捻じったり片足に重心を移動したりすると、効果はさらに高くなる。決して無理をしないことがコツだ。体は無理な動きには、無意識に体の動きを止める感覚を持っている。無理な動きは勝手に体が固まって止めようとするのだ。それでも動かせば違和感が生じる。さらに無理に動かせば痛みを感じ、もっと動かせば壊れていく。この感覚は、速い動作では感じるのが難しい。体を覚醒させるための運動は、ゆっくり体を動かしながら、意識を集中して感覚を得ながら行なうと、無駄に体を痛めずに大きな効果を手にすることができる。太極拳などはこの原理を使って、健康に大きく貢献している武術なのだと思う。

スポンジによる肩の改善を行なっていると、ふとムエタイの強さの秘密が頭に浮かんで来た。立ちにくい場所できちんと立つ事で、無意識が体を奥から、よりきちんと立つための動きを勝手に出してくれる。そうか、人工芝とスポンジを重ねると、もっと大きな効果が出るのではないか？　やってみると効果がすぐに出た。気が付く事、閃く事は体がその段階に達した時に起きる。これから紹介する無意識的運動術は前章までの運動をやっても物足りなく感じ始めた時にやるのが、体を効果的に変える秘訣になる。

人工芝の上に乗って前屈をする。これだけで体は0秒で変化する。次に人工芝の下にスポンジを敷く。さらに前屈が楽に伸びるようになる。体を捻じる時も同じだ。開脚も同じ。上に乗って歩くようにしたり、キックをしてみると（この場合ゆっくり行なう事がポイント）、足指の動きがさらに拡大されて、体の奥の動きが大きくなっていく。

空手の突きや受けも同じだ。全ての動作がより奥から勝手に覚醒して動き始める。さらにビー玉を持って開脚をする。この場合、ビー玉を床に置いて掌で転がすようにしても、新しい刺激でいろいろな箇所が覚醒し、開脚が豊かな運動になっていく。歩く時、動作をする時も、キックの時も、ビー玉を持って行なうとさらに体の奥の動きが繋がって、動きが豊かになっていく。

体の動きは無限に広がるから、ここでは全部を紹介することはできないが、全ての動きにこの原理が働く。


地球は変化に富んだ豊かな惑星だ。地球で暮らす体の動きも実に多様で豊かな動きができるのだ。それだけ多様で豊かな体を、均一化した場所で動かすようになれば、何かの問題が生じてしまうのだろう。

地球のどこにいても、人はその恩恵を受けて暮らしている。地球の多様な環境と同じだけ、体の動きは存在する。その全部を行なう事は不可能なので、本書ではある程度限定して、読者の皆さまのお役に立てる異本的な運動を紹介した。第5章の無意識的運動で力を強くする〝6方向の運動〟を毎日続ける事をお勧めしたい。人工芝に乗ってやればこれだけで体が元気になっていく。そこから先は自分の体の状態を確認しながら、体の声を聞きながら本書で紹介した運動を取り入れていろいろと変化させ、毎日少しずつ続けるとさらに効果が高まっていく。

スポンジ＋人工芝併用による無意識的運動術１
（前屈、捻転、開脚）

人工芝の下にスポンジを敷き、その上に乗ってさまざまな運動を行なう。組み合わせる事によって刺激と不安定さ双方からの効果をもたらす。

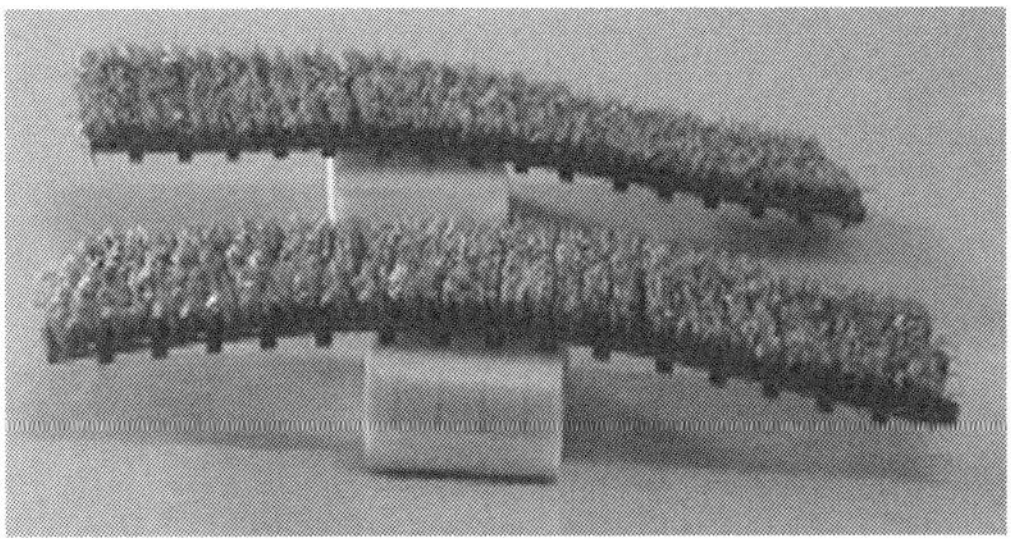

開脚

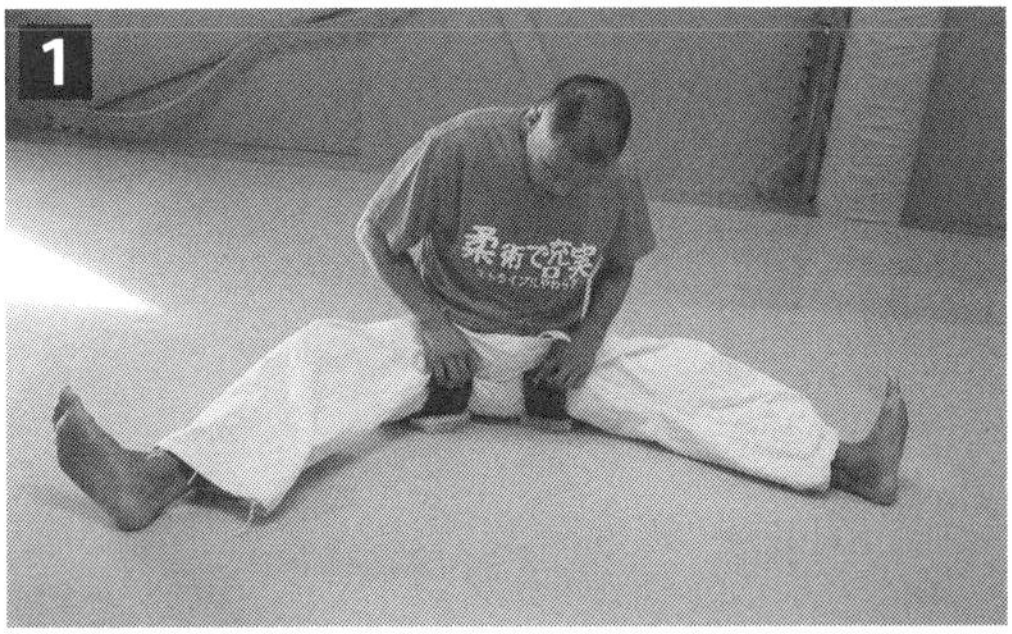
1

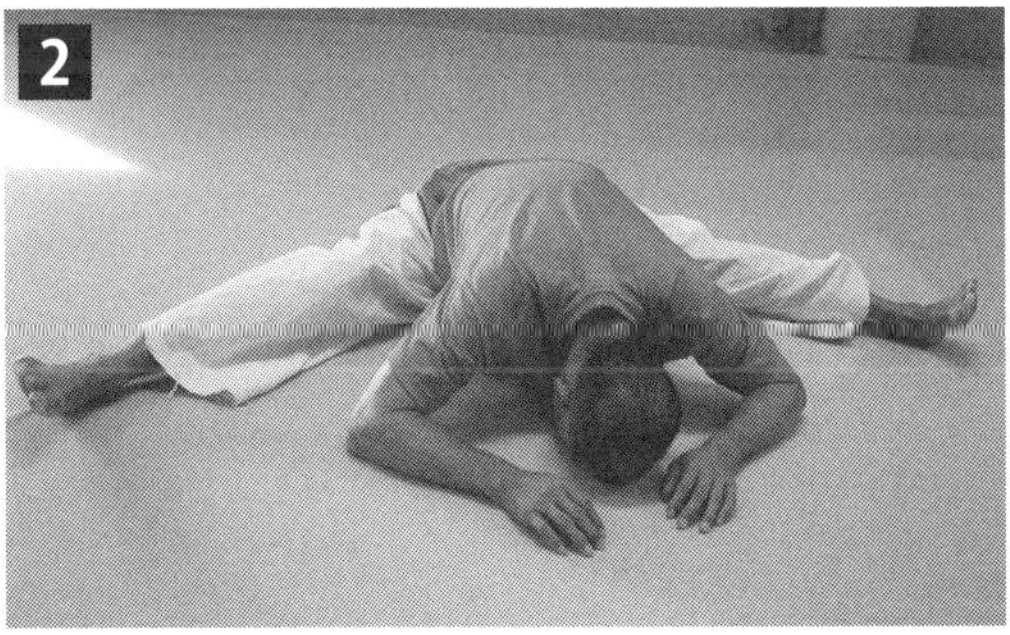
2

前屈

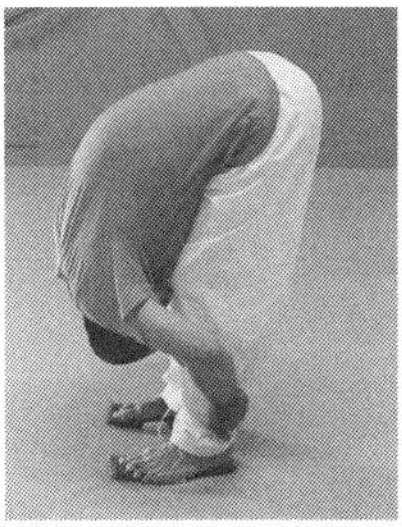

捻転

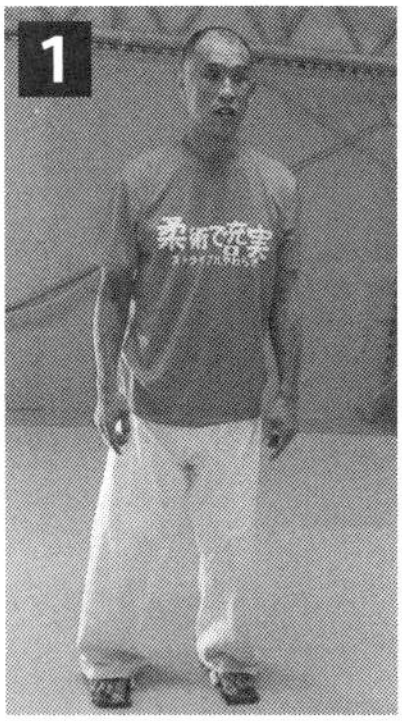
1

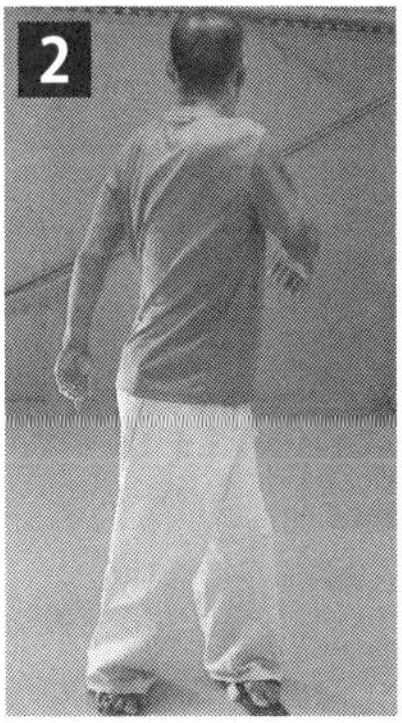
2

スポンジ＋人工芝併用による無意識的運動術２
（さまざまな動き）

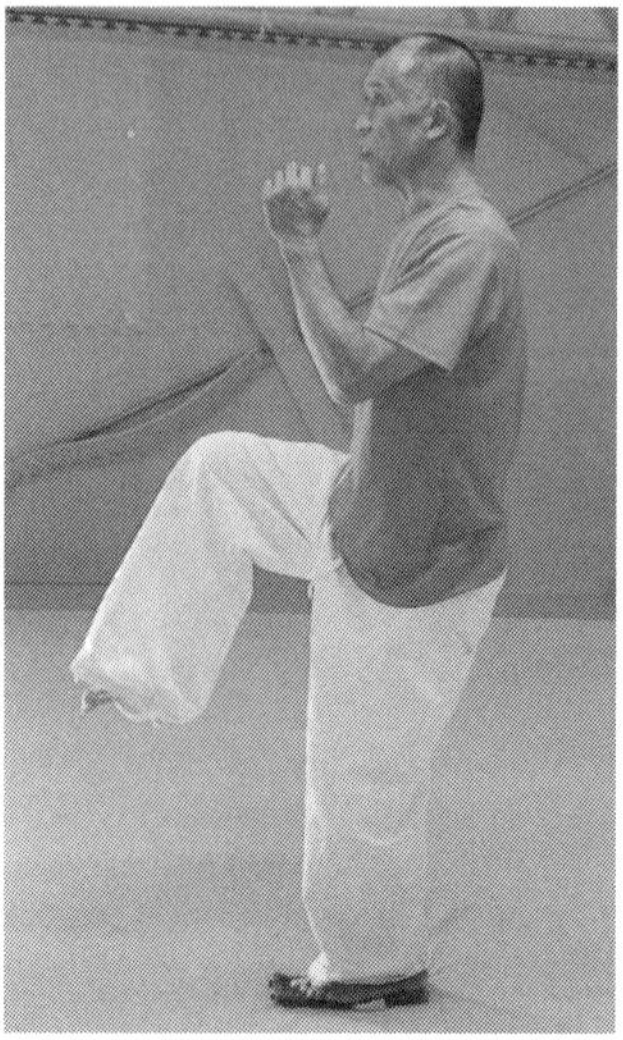
歩く動作

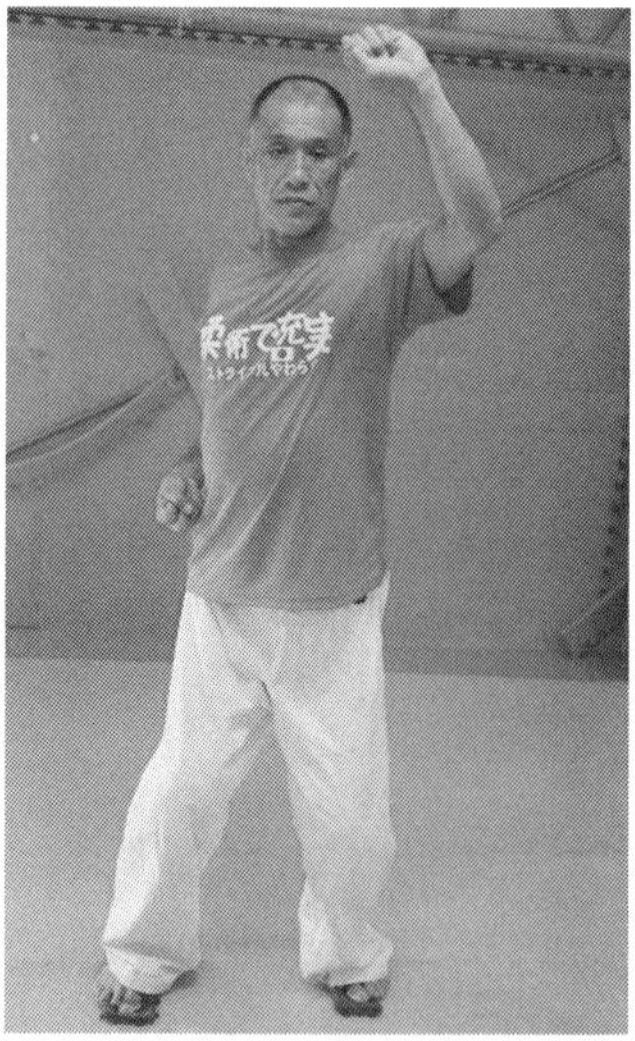
空手の受け動作

スポンジ敷きの人工芝の上でさまざまな動作を行なってみると、そのどれもが深く大きなものに変質してくるのが感じられる。

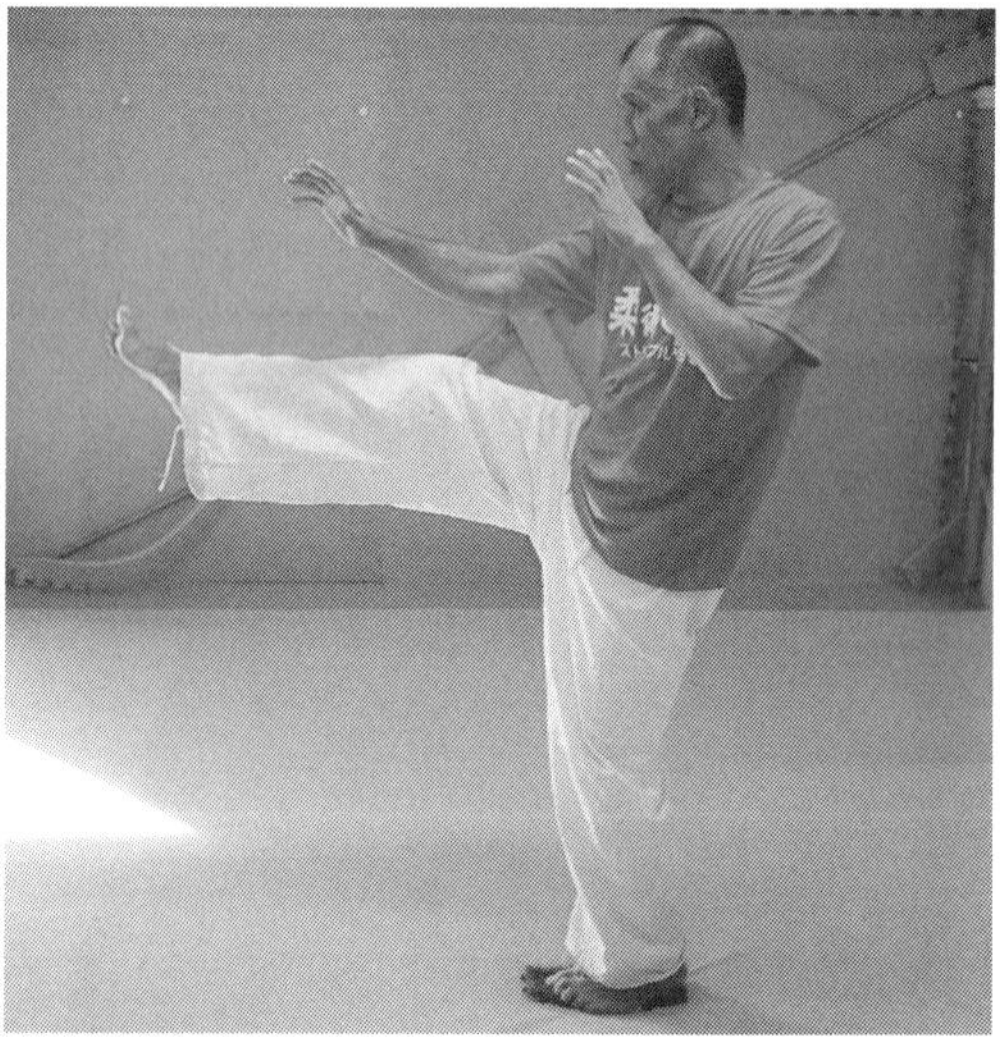
蹴り動作

スポンジ+人工芝+ビー玉併用による無意識的運動術
（開脚）

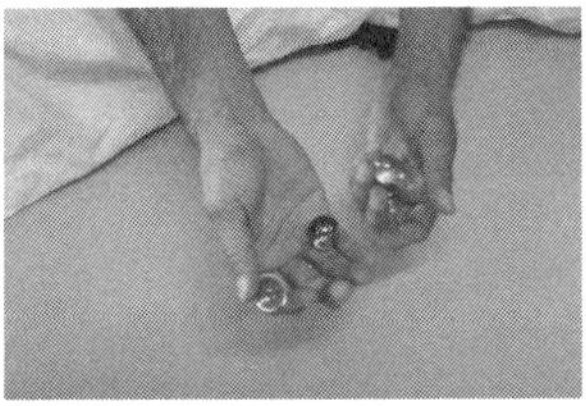
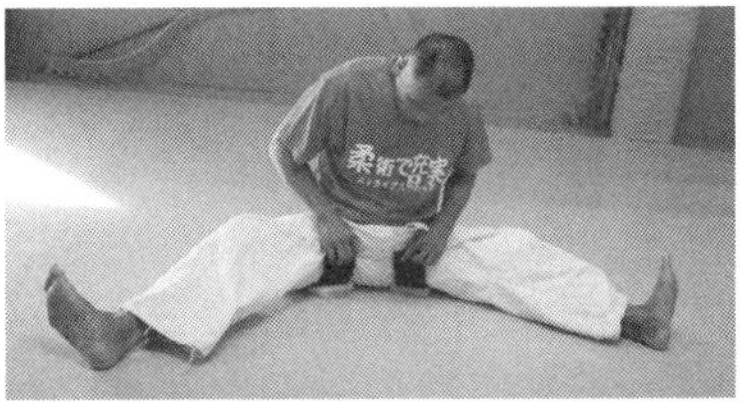
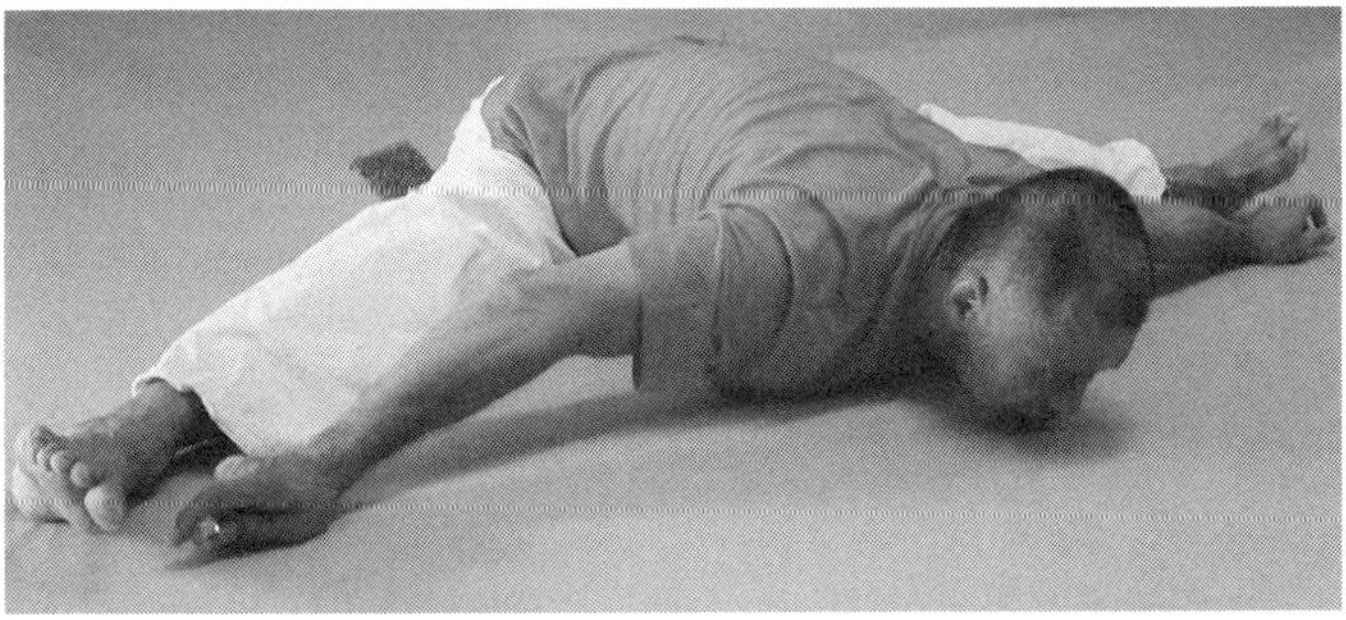

股関節下にスポンジに重ねた人工芝を敷き、さらにビー玉を持って開脚を行なう。その効果は非常に深い。

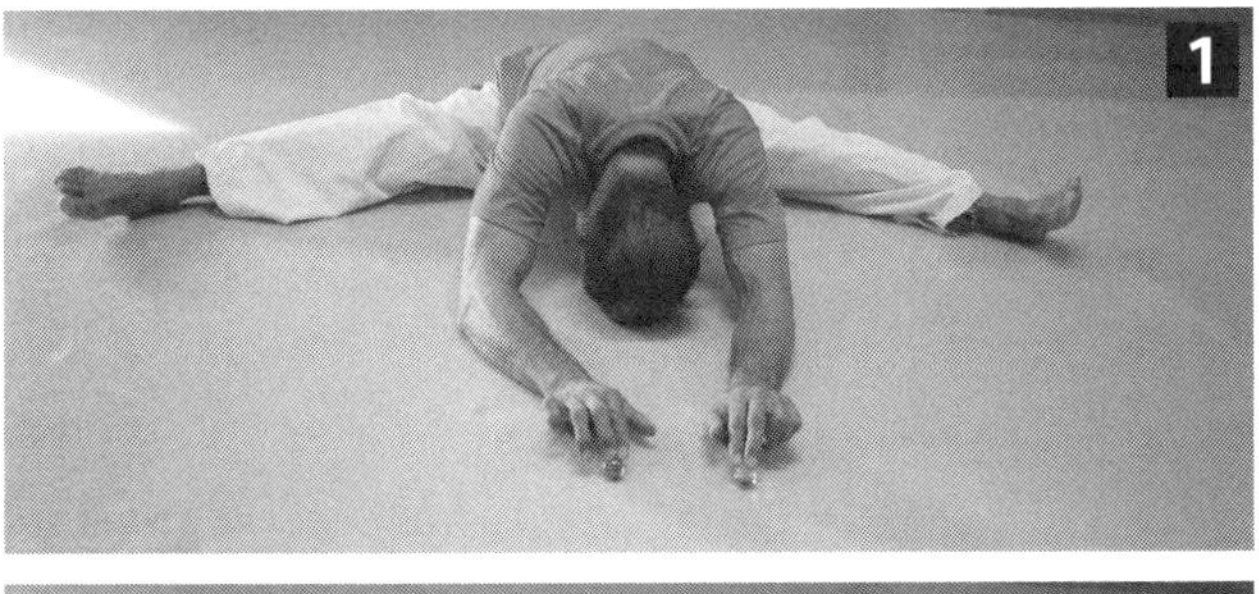

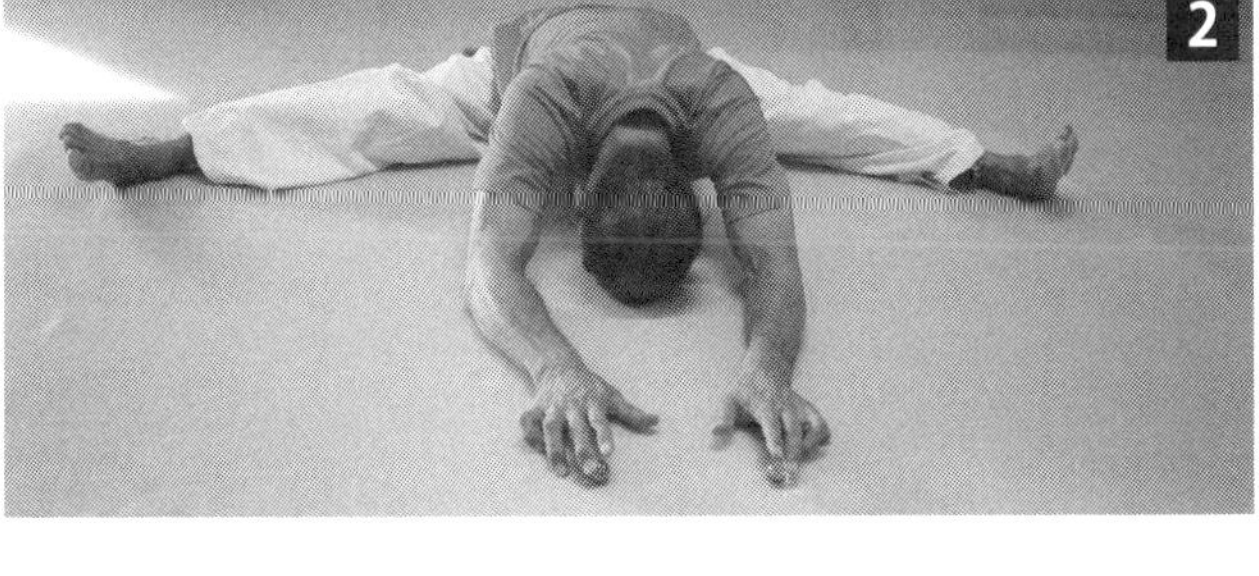

床にビー玉を置いてそれを転がすようにしながら上体を倒していく方法。

6 武術を現代に活かす

武術の身体論とは、おそらく人が持つ能力を最大限に引き出すための知恵であるのだと思う。原始の時代には、現代からは想像もつかないほどの高い身体能力を誰もが持っていた可能性がある。道具や武器のない時代に生き残った原始の時代の祖先は、想像を絶するほどの高い身体能力で、野性動物から身を守り、時には野生動物を食物とすべく狩りをして暮らしていたのだ。現代からは想像もつかないような高い身体能力がなければ、人類は原始の時代に滅びていたはずだ。

身体能力は地球の環境によって引き出される。全ての野性動物は、生まれた場所で最適な動きを成長と共に手にする。そこで暮らす最適の肉体と運動能力、そして食物まで、地球は無償で全てを与えてくれる。野生動物は、飲んでも大丈夫な水か否かが自然に分かり、食べられるものか否かも自然に分かる。間違える事なく自然の恵みを享受して生きている。そしてそこに何の不足もない事を知っているのだろう。地球がもっとも生命の力を効果的に引き出せるのは、生まれた場所だ。人も本当は野性動物と同じで何も変わらない、地球に暮らす生き物なのだ。

衣食住の全てを人は変えていった。全てが豊かで便利になった。頭（意識）で便利と考えている事はもしかしたら、無意識では不便と感じているのかもしれない。便利になった暮らしの一方で、環境の汚染が問題になっている。現在地球の環境を汚染している全ての原因は、実は人類が便利と考えて作ったものだ。

頭で考える事と実際に起きる事には、これだけの誤差が生じるのだ。

人は地球と繋がって生きている。地球は宇宙と繋がって存在している。月の満ち欠けが海の満潮干潮を作り出す。太陽の黒点が変化しただけで地球は大きな影響を受ける。


宇宙を存在させる根源は一体何なのだろう？　地球はどうしてその存在を維持しているのだろう？　地球が単なる集まり、泥団子のようなものだったらやがて壊れていく。何がしかの力が地球をまとめているはずだ。宇宙も何かの力で存在している。地球の恩恵を受けて生きる地球の生命も同じだ。

人の体は一体どうやってまとまっているのだろう？　どうやって人の形になるんだろう？　全てが謎のままだ。医学や化学が発達しても、そこは全くの未知の領域だ。人の細胞は生まれ変わる事で命を維持している。食物を食べて、一体どうやって間違える事なく、食べた物が再び細胞の一つひとつになって命を維持しているのだろうか？　なぜ間違えないで、意識さえしないで呼吸をして、内臓も動いているのだろう？　全てが未知の領域だ。


人の体は地球の力を借りて存在する。人の体をまとめている不思議な何か、それは電気的なものだと感じる。ただの電気ではない未知の領域の電気的な何か、それが人の体をまとめて存在させている。

宇宙も地球も同じような未知の電気的なものによって存在している。電気的なものはお互いに影響を与え合う。月と地球、宇宙と地球の関係のように人の体も細胞単位でお互いを支え合い、影響を与え合いながら人として存在しているのではないだろうか？　細胞は骨格、筋肉、皮膚そして内臓や神経や血管などの形になって人の体を構成している。物凄い数の集合体が人体だ。その全ては電気的な何かの力で存在し繋がり合って、1人の人間の体として存在している。その情報量はとてつもなく多い。頭では到底管理することなど不可能なのだ。考える事では到底及ばない何かの意識が人を存在させてくれている。

細胞の一つひとつは電気的な何かの信号によって存在し、お互いに電気的な信号のやり取りをしていると仮定する。筋肉が動けば電気的な変異が生じる。筋電図や心電図はこの現象をとらえたものだ。地球の引力が地表の凸凹に作用することで、体の細胞の一つひとつに圧力がかかる。圧力がかかる事で筋肉は作動する。寝ている時にも立っている時にも、もちろん体を動かす全ての動作において、筋肉に引力がかかるので、電気的な変異が生じる。

電気的な変異を、無意識を司る器官が受信し、体を動かす時に体の細部に適切な指令を出す。無意識は間違えることなく常に適切な指令を出してくれる。無意識が適切な指令を出す範囲は、本来の地球の地表だ。本来の地表で暮らす野生動物には、常に適切な情報によって出される適切な動きが起こり、体の問題、人を悩ませる腰痛や肩凝りが発生しないのだ。

一方で、人が作った人工的な場所では、それに対する適切な情報を持たないので、間違った指令を出してしまう。意識では快適と思える人工的な空間では、無意識はどういった指令を出して良いのか迷ってしまう訳だ。体の動きから発する電気的な指令が迷えば、内臓や思考、血圧などの正しい働きを司る電気的な指令にも迷いが生じる。人だけがなる症状疾患には、人工的な空間で体を動かす事によって生じる電気的な指令の乱れが、隠れた大きな原因の一つになっている可能性が高い。

東洋ではこの電気的な問題を鍼灸等で解決する。電気は熱により変異する。針を刺す事でも、針の刺激によって生じる筋肉の電気的な変異の影響で、指令を出している電気的なものが変異する。適切に鍼灸を用いる事で、電気的な異常を変異させて正常に戻せば、体の異常な指令が正常になり、体は元の状態に戻っていく訳だ。引力と体の姿勢（動く事によって生じる筋肉の電気的変異）によって変化する電気的なものは、動きと姿勢の工夫により変異させる事が可能なので、工夫した動きを行なう事によって電気的な変異を正常に戻し、体は改善されていく。その工夫が武術の動きの形なのだとも考えられる。

存在を司る不思議な電気的な力は確かにこの世に存在している。その存在は未だ計測できないので医学でも化学でも未知の領域であるだけで、存在を否定する事はできないのだ。東洋ではこの電気的な存在を氣と呼んできたのかもしれない。本来の地球で本来の暮らしを営めば、間違える事なく体に情報を与え、健康な体を維持できる。地球で最適な、健康に恵まれた暮らしができる機能を、人は生まれながらに持っている。それにも拘らず、人は環境を作り替えてしまったので、地球の恩恵を自ら放棄してしまっているのだ。

この電気的なものが正しく計測できて、電気的な異常を正すことができれば、人類を悩ませる全ての症状疾患に大いなる効果が期待できる。この分野は西洋医学では全く未知の領域で紀元前からこの存在を知り実用してきたものが本当の東洋の身体知識なのだと思う。21世紀でも全く届かない程の人類の英知が詰まったもの……それが東洋の英知なのだと思う。

後書き

東洋の身体理論、体の知恵が大きな効力を発揮した時代から時を経て、生活と環境が変わった21世紀。変化した分の知恵を重ねれば、東洋の知恵は昔と同じように人々の暮らしに大きく貢献する。これが私の考える21世紀の新しい身体論だ。

想像するに、東洋の思想と知恵が生まれた頃の人々の心に潜む根幹は、他者を征服するような驕った考えではなく、謙虚に恩恵を感じ、感謝して受け取るという思想だったような気がする。古い時代の日本は循環を大切にしていた。自然を破壊しなければ、自然の恵を取り過ぎなければ、翌年には自然の恵みをまた無償で頂くことができる。この事をわきまえた暮らし。そこから滲み出るように現れ、日常にあった感謝と大切にする心。自然のみならず、自らの体に対する思想も同じだったろう。それが古い時代の日本人だったのではないだろうか？　21世紀に古い時代の恩恵をお借りするためには、このような心構えを忘れない事が大切なのかもしれない。

無意識的運動術はＢＡＢジャパンとのご縁で発見した。１冊目の『骨絡調整術』、次に出版させて頂いた『筋絡調整術』は理論よりも手法の紹介だった。３冊目になる本書でようやく根幹となる理論が見えてきた。３冊お付き合い頂いたお陰で、発見できた理論だ。理論ができれば、そこから湯水のようにいろいろな閃きがやってくる。ここからが新しい始まりだと思う。

３冊お付き合い頂いた、ＢＡＢの原田さんありがとう。人は１人では何もできない。何もできないからこそ、ご縁が何かを運んでくれるのだろう。生きることはご縁を育むことなのかもしれない。

生きることは体を使う事だ。この一冊が皆さまの人生のお役に立てれば幸いだ。

全ての出会いとご縁に感謝しつつ。

２０１９年４月

平　直行

著者プロフィール

平 直行（たいら なおゆき）

1963年、宮城県生まれ。総合格闘技草創期にプロのリングで活躍。漫画『グラップラー刃牙』の主人公、範馬刃牙のモデルとしても知られる。著書：『平直行のリアルファイト柔術』（徳間書店）、『めざめよカラダ！ 骨絡調整術』『カラダのすべてが動き出す！ 筋絡調整術』『平直行が行く身体感覚の宝島』（BABジャパン）、DVD:『平直行 総合武術入門』（QUEST）、『古武術で奥から目覚める 骨絡調整術DVD』『高機能ボディになる！』（BABジャパン）

装幀：梅村 昇史
本文デザイン：澤川 美代子

皮絡《ひらく》調整術と無意識領域の運動

触れるだけでカラダの奥が動き出す！

2019年6月10日 初版第1刷発行

著者 平 直行
発行者 東口 敏郎
発行所 株式会社ＢＡＢジャパン
〒151-0073 東京都渋谷区笹塚1-30-11 4・5F
TEL 03-3469-0135 FAX 03-3469-0162
URL http://www.bab.co.jp/
E-mail shop@bab.co.jp
郵便振替 00140-7-116767
印刷・製本 中央精版印刷株式会社

ISBN978-4-8142-0204-1 C2075

DVD Collection

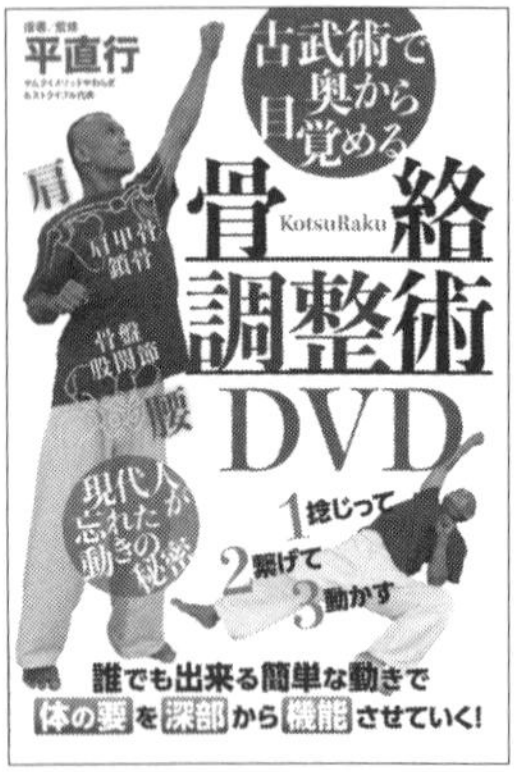

古武術で奥から目覚める

骨絡調整術 DVD

総合格闘家の先駆者・平直行が考案した「骨絡調整術」。古武術と伝統療術の知恵を活かした愛好家注目の身体調整法を、本作では丁寧に指導。骨と筋肉の働きに着目し、体を深部から動かしていくシンプルかつユニークな方法は、身体能力を100%発揮させる、まさに現代の " 秘術 " !

■指導・監修：平直行
■収録時間 70 分　■本体 5,000 円＋税

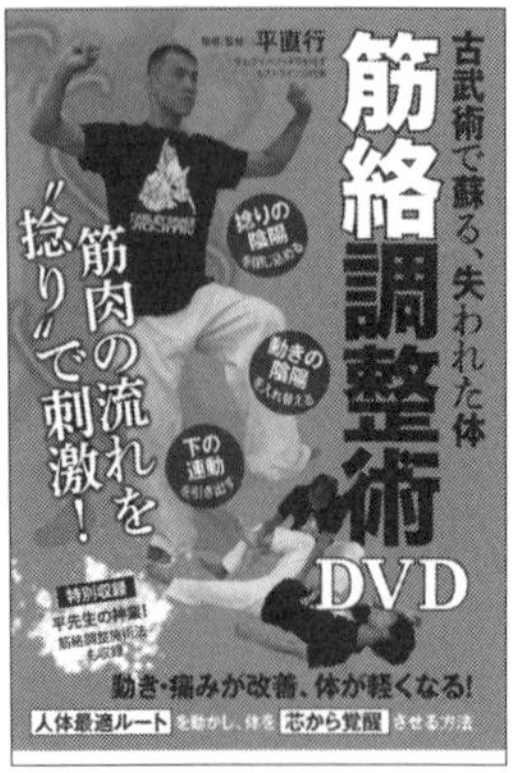

古武術で蘇る、失われた体

筋絡調整術 DVD

「筋肉の流れを " 捻り " で刺激！」　前作『骨絡調整術』（書籍＆ DVD）で熱い視線が集まる平直行先生の DVD。捻る（螺旋）、縮める・伸ばす（陰陽）で運動機能アップさせ、不調を改善！簡単で芯から活性出来る、平先生渾身の古武術式身体調整法が学べます！

■指導・監修：平直行
■収録時間 65 分　■本体 5,000 円＋税

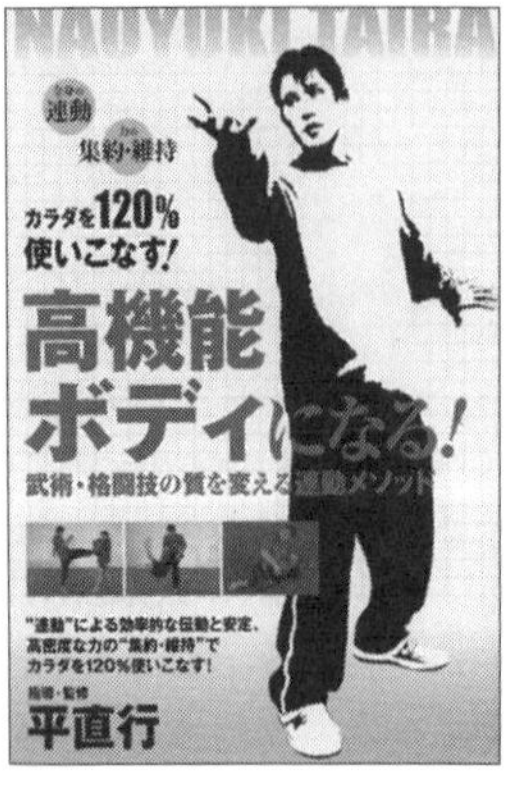

武術・格闘技の質を変える連動メソッド

高機能ボディになる！

プロ格闘家として名を馳せた平直行が身体追求の上に行きついた答えとは—。誰にでも無理なく出来るボディワークを通して、身体内部の変化を知覚し、全身を効率よく動かす感覚を身につける！　全ての武術・格闘技愛好者に贈る、注目の全身連動メソッドの登場 !!

■指導・監修：平直行
■収録時間 58 分　■本体 5,000 円＋税

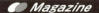

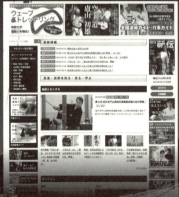